口腔临床修复材料学

杨华伟　著

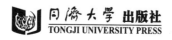
同济大学 出版社
Tongji University Press

内容提要

　　口腔临床修复材料学是一门与医学、生命科学、物理学、化学及工程学等多学科交叉的科学。现代生命科学与材料科学的不断发展和相互渗透及生物新技术的不断突破,显著推动了临床口腔修复材料的研究、发展与应用。而口腔临床医学又随口腔材料的更新而发生巨大的变革,尤其受到材料科学、物理学、化学、生物学及口腔基础科学的直接影响。在当今材料学飞快发展的浪潮中,新型材料陆续出现,给临床治疗修复技术带来了新的突破,也更加显出它对口腔临床医学发展的促进与推动作用。

　　本书综合分析以往各个口腔修复材料分类的优缺点,从材料科学的角度展开各个章节,最后对不同口腔修复材料的物理、化学和生物特性检测分析方法进行简要总结,达到材料—结构—性能三者相统一的目的。

　　本书适合临床口腔科医师、技师和口腔医学生阅读,也可供相关专业的医学人员参考。

图书在版编目(CIP)数据

口腔临床修复材料学/杨华伟著. -- 上海:同济
大学出版社,2016.6
　　ISBN 978-7-5608-6424-2

　　Ⅰ. ①口… 　Ⅱ. ①杨… 　Ⅲ. ①口腔科材料
Ⅳ. ①R783.1

中国版本图书馆 CIP 数据核字(2016)第 142645 号

同济大学学术专著(自然科学类)出版基金资助出版

口腔临床修复材料学

杨华伟　著

| 责任编辑 | 高晓辉　胡晗欣 | 审读编辑 | 辜　翔 | 责任校对 | 徐春莲 | 封面设计 | 陈益平 |

出版发行　同济大学出版社　www.tongjipress.com.cn
　　　　　(地址:上海市四平路1239号　邮编:200092　电话:021-65985622)
经　　销　全国各地新华书店
印　　刷　同济大学印刷厂
开　　本　787mm×1092mm　1/16
印　　张　14
字　　数　349 000
版　　次　2016年6月第1版　2016年6月第1次印刷
书　　号　ISBN 978-7-5608-6424-2

定　　价　56.00元

前　言

　　口腔临床修复材料学科是口腔临床医学的一门重要的学科,也是蓬勃发展的生物医用材料学科的重要组成部分。在临床口腔医学中,临床修复与治疗主要依靠材料,材料的质量很大程度上决定了口腔修复的质量,材料对口腔临床修复起着类似于药物在临床医学中的重要作用。

　　人类开发利用口腔材料已有几千年的历史,其自身发展也经历了不断改进完善的过程,但是口腔材料学作为一门真正独立的学科,则是最近几十年的事情。口腔材料学科是一个与医学、生命科学、物理学、化学及工程学等多学科交叉的领域。现代生命科学与材料科学的不断发展和相互渗透及生物新技术的不断突破,显著推动了临床口腔修复材料的研究、发展与应用。而口腔临床医学又随口腔材料的更新而发生巨大的变革,尤其受到材料科学、物理学、化学、生物学及口腔基础科学的直接影响。每当口腔材料更新一次,口腔临床医学必将产生一次巨大的变革。在当今材料学飞快发展的浪潮中,新型材料陆续出现,给临床治疗修复技术带来了新的突破,也更加显出它对口腔临床医学发展的促进与推动作用。

　　口腔临床修复材料经过近几十年的迅速发展,其种类已十分丰富。从不同的角度来看也可分为不同的种类。从口腔医学的角度来说,根据材料不同的用途可将其分为基托材料、义齿材料、充填材料、粘结材料和种植材料等;按材料的应用部位来分可将其分为非植入式材料和植入式材料两种;从材料与口腔组织接触方式的角度,则可将其分为直接、暂时与口腔组织接触的材料,直接、长期与口腔组织接触的材料,间接与口腔组织接触的材料等;从材料的性质角度也可将口腔材料分为金属口腔修复材料、高分子口腔修复材料与陶瓷口腔修复材料等。

　　本书综合各个分类的优缺点,从材料科学的角度展开各个章节,最后对不同口腔修复材料的物理、化学和生物特性检测分析方法进行简要总结,达到材料—结构—性能三者相统一的目的。

　　本书适合临床口腔科医师、技师和口腔医学生阅读,也可供相关专业的医学人员参考。

著者

2016 年 5 月

目　录

第 1 章

绪 论

　　口腔材料学科是口腔医学的一门重要的基础学科,也是蓬勃发展的生物医用材料学科的重要组成部分。在临床医学中,治疗疾病主要依靠药物;在口腔医学里,临床修复与治疗主要依靠材料,材料的质量很大程度上决定了口腔修复的质量,材料对口腔临床修复起着类似于药物在临床医学中的重要作用。所以在口腔医疗活动中,口腔材料的应用几乎是与其同时产生和发展的。口腔疾病发生在牙齿及其周围组织上,其发展后果,或多或少地造成这些组织的缺损或缺失,而目前的治疗手段仍主要是以各种天然或人工材料去恢复被破坏部分的形态与功能。这种治疗手段必然是建立在材料的基础之上。当然,对于不同种类的修复治疗过程应该选择与之对应的材料,如牙齿缺损修补、牙列缺失替代和颌面部组织器官缺损修补等需要不同体系的材料发挥作用。这也是选材的首要原则。此外还需遵循生物医学的原则,即充分地了解各种材料的成分及其所具有的主要理化及生物学性能等基本知识。而具体的修复效果还与口腔临床医生能否正确地实施操作程序规程密切相关。

　　现代生命科学与材料科学的不断发展和相互渗透,生物新技术的不断突破,显著推动了口腔材料的研究、发展与应用。而口腔临床医学又随口腔材料的更新而发生巨大的变革,尤其受到材料科学、物理学、化学、生物学及口腔基础科学的直接影响。每当口腔材料更新一次,口腔临床医学必将产生一次巨大的变革。在当今材料学飞快发展的浪潮中,新型材料陆续出现,给临床治疗修复技术带来了新的突破,也更加显示它对口腔医学发展的促进与推动作用。

1.1 概 述

　　人类对口腔医学的认识与实践已经有几千年的历史,而口腔医学材料的应用也可以追溯到公元前。在公元前 700 年至前 500 年就有人开始用黄金制造牙冠及桥体。1 世纪罗马的 Celsus 在拔除龋齿之前,也曾用棉绒、铅和书及其他物质充填大的龋洞,以防在拔牙过程中牙齿破碎,这可能是最早的龋洞充填材料[1]。在中国古代,很早就有用银膏补齿的记载。资料记载银膏的主要成分是银、汞和锡,它与现代的银汞合金很相似。在 1050 年至 1122 年间,人们开始用研碎的乳香、明矾和蜂蜜充填龋洞。大约在 1480 年,意大利人 Johannes Arculanus 开始尝试利用金箔充填龋洞,稳定性金属填充物的引用可以被看作是修复领域中的一大进步。到 1548 年 Walter Herman Ryff 撰写了第一部口腔医学专著,它对口腔修复材料的发展产生了重要影响。人类从龋齿填充材料的不断尝试到口腔医学专著的出现,经历了不断的探索与研究,同时也积累了大量的宝贵经验,为后续口腔医学与材料的发展奠定了一定的基础。

随着基础科学的不断完善与发展,在18世纪口腔医学材料也迎来了新的发展机遇。1728年Pierre Fauchard发表了关于口腔医学的最新专著,在其专著中较详细地介绍了不同的口腔材料及其应用。这部专著的问世标志着人类进入了现代口腔医学时代。其中许多修复材料与操作技术对后来口腔医学的发展具有较大的启发意义,如利用象牙制作义齿的方法,也可以说是现代假牙的最初模型。1756年,Pfaff发明了以蜡为原材料制备口腔印模,而后采用煅石膏进行浇注模型。这也是比较早的口腔模型制作工艺。在口腔医学后续的发展中,各种不同的材料越来越多地被引进来。1770年Jean Darcet第一次尝试将低熔点合金用于牙科治疗中的填充与修补,这也拓宽了金属材料在口腔医学方面的应用。陶瓷材料由于成型较难,其在牙科医学上的应用略晚于金属材料。直到1792年法国人De Chemant才发明了比较合理的陶瓷牙制作方法,并获得了第一个瓷牙制作方面的专利[1]。

到了19世纪,人们对于口腔医学材料的研究已不仅仅局限于寻求新的修复材料或辅助材料,而逐渐开始寻求与之对应的科学理论,并希望以原理来指导医学实践,从而使口腔医学这一新兴的学科更好地发展。在19世纪中后期,Gv Black对前人的研究工作进行总结,使得关于口腔医学的理论发展更加完善。在此期间也有不少新的口腔材料被开发出来,如银汞合金被用于牙齿填充材料并被沿用至今,氧化锌丁香酚水门汀和磷酸锌水门汀相继出现,此外还有被沿用近百年的硫化橡胶制的义齿基托,这种材料至1937年才逐渐被甲基丙烯酸甲酯所取代。同时在此阶段陶瓷与贵金属在牙科上的应用理论也有了进一步提高。总的来说在19世纪,口腔医学在其他学科逐渐健全发展的基础上也得到了很大的发展,出现了现代口腔医学的雏形。

口腔医学及材料经过长期的发展,其理论与材料体系已日益完善,特别是在选材上已满足多样性的要求。进入20世纪,口腔材料的发展开始更加倚重于物理与化学的发展,主要体现在以明确的目的对原有的口腔材料进行物理改性或化学合成,进而实现对传统材料的精制与改进。人们有目的地来合成或改进某些材料体系,这样就极大丰富了口腔医用材料的种类,也可以实现更为苛刻的条件或要求。同时口腔材料的成本也被综合考虑进来。例如在此期间丙烯酸树脂取代硫化橡胶制备总义齿和局部义齿基托,克服了硫化橡胶原有的种种缺点;用非贵金属铸造局部义齿基托和修复体,不锈钢制作正畸矫治器及各种弹性印模材料的应用等,都大大地降低了口腔临床治疗的成本,极大程度上促进了口腔医学技术的推广。而20世纪中后期,化学合成法的成熟使用极大地促进了口腔材料的发展。1937年出现的丙烯酸酯树脂基托材料是合成高分子材料在口腔医学领域应用的最早实例。在1960年聚羧酸水门汀被开发出来,1971年英国学者Wilson综合了磷酸锌水门汀和聚羧酸水门汀的优点而开发出玻璃离子水门汀。1963年美国学者R.L.Bowen取得牙科复合树脂的专利。随着复合树脂的应用逐渐扩大的同时,合成材质类牙科粘结剂及粘结技术也迅速发展。经过该时期的发展,高分子材料在口腔医疗方面的应用开始吸引越来越多学者的重视与关注。与高分子复合材料不断应用的同时,金属或金属基口腔医用材料也有所突破。1940年纯钛和钛合金被相继开发出来,钛合金具有优良的组织相容性,较大的弹性模量及强度从而引起医学界的重视,并在制作人工牙齿方面得到广泛应用。1960年多孔氧化铝陶瓷及其组织学研究报告的发表,促进了模拟人体组织成分和结构材料的发展。

人们开发利用口腔材料已有几千年的历史,其自身发展也经历了不断改进完善的过程,但是口腔材料学作为一门真正独立的学科,则是最近几十年的事情。口腔材料学科与医学、生命科学、物理学、化学及工程学等多种学科交叉,不仅在口腔医学中占有特殊重要的地位而且对其他学科的发展也同样起到积极的促进和推动作用。随着该学科重要性的不断显现及我国从事该领域的学者不断增多,我国的口腔材料学已成为与口腔内科学、口腔外科学、口腔修复学、口腔正畸学、口腔组织病理学、口腔解剖生理学、口腔儿童预防学和口腔放射学并列的 9 大学科之一。而世界各国对口腔材料学的研究和应用不断深入,探讨的领域不断扩大,相信在不久的将来一批性能独特而崭新的口腔材料会展现在口腔医师的面前,将会给临床治疗技术带来新的突破。

1.2　口腔材料的发展

在当今材料学与科学技术飞快发展的浪潮中,口腔材料学科作为一门与临床修复和治疗效果紧密相关的基础学科,在口腔临床医学中也发挥着越来越重要的作用。尤其在近十年里,不同用途的新型口腔材料种类日益丰富,功能更加完善,给临床治疗修复技术不断带来新的突破,也更加显示口腔材料对口腔医学发展的促进与推动作用。

1.2.1　基托材料

基托是可摘义齿的主要组成部分之一,它覆盖在无牙的牙槽嵴上,能把义齿的各部连成一个整体,是排列人工牙的基础。它具有连接、传导、修复固位与稳定的作用。作为义齿基托材料必须要满足一定的机械、物理、化学及生物性能[2]。随着科学技术的发展及口腔修复学和口腔美容医学的发展,对义齿基托的机械性能、生物相容性、功能及美观也提出了越来越高的要求。目前按材料的不同可以分为金属基托、金属塑料基托和树脂基托三种。金属基托由铸造制作,具有强度高、体积小、较薄,对温度的传导性好,易于清洁,戴用较舒适的优点。缺点是难以垫底,调改较困难,制作难度较高,需要铸造设备。金属塑料基托兼有金属、塑料的优点,在基托的应力集中区设计金属板、金属杆或者放置金属网状物;在缺牙区牙槽嵴顶的支架上设计固位钉、环、网眼等固位装置,供假牙和基托附着,增加了基托的坚固性,又不失塑料基托的优点。

早在 1937 年,德国首先采用悬浮聚合法制成聚甲基丙烯酸甲酯聚合粉（Polymethyl Methacrylate,PMMA）并很快替代硫化橡胶始广泛使用。经过半个多世纪的发展,PMMA 的机械性能和美观性能得到进一步提高,目前临床上几乎所有的树脂基托材料仍是以 PMMA 类为主。我国于 20 世纪 40 年代后期开始使用甲基丙烯酸甲酯义齿基托材料,因其具有金属基托义齿所不能比拟的仿真美学效果,拥有各类牙列缺损缺失修复广泛适应性,具有良好的理化、机械和生物性能,易于加工成型等诸多优点,一直以来在临床上受到广大医师和患者的欢迎。但其韧性较低,脆性较大,存在着易折断的现象[3]。目前对于如何增强树脂的整体强度、减少细菌黏附、提高基托树脂与软衬材料的结合力等方面都是研究的热点。利用化学法对其改性是比较有效的一种手段,改性后的基托材料不仅改善了材料的冲击强度和韧性,而且其粘结性与抑菌性也有明显提升。有报道将疏水性的 Ribbond 聚乙烯纤维经表面等离子体蚀刻处理后转变为亲水性材料,从而与基托树脂产生化学性结合,并使基托负荷有效传递至纤维,达到提高 PMMA 的强度和弹性模量的目的。另外,采用等离子体表面处理技术去除弱边界层,可以提高材料润湿性,从而改善基托与软衬材料的粘结性;在树脂基托表面镀一层纳米非晶金刚石薄膜后,其表面形貌明显较镀膜前平整,细菌黏附的表面积相对减小,有助于减少变形链球菌和白色假丝酵母菌的黏附量,而且薄膜和树脂基托具有极强的结合力,可进一步保证抑菌的长期性[4]。此外还有研究者发现可以用纤维增强技术来改善树脂基托的强度以克服原有的不足。现已成功制备的硅基纳米晶须及碳纳米管、纳米丝等纳米材料,以其优良的力学性能成为复合材料的增强剂,具有潜在的应用前景[5]。同时在基托材料中加入一些无机及有机抑菌剂如纳米载银无机抗菌剂、壳聚糖、掺杂 TiO_2 纳米粉等可有效提高其抵抗白色念珠菌的能力,这也是复合改性的一种成功实例。

1.2.2　牙齿填充材料

牙齿填充材料是口腔医学材料中的一个重要分支,其主要指治疗龋齿时用于充填窝洞的材料。按其坚固性和在唾液中的溶解度不同,可以分为暂时性充填材料和永久性充填材料。暂时性充填材料充填时间为数日或几个月,例如氧化锌丁香酚水门汀和磷酸锌水门汀等。永久性充填材料的维持时间为数年或数十年,例如银汞合金和复合树脂等。用于永久性充填的材料,应具有良好的物理性能和机械性能,强度高,耐磨性好;有稳定的化学性能,不溶解、不腐蚀、不变色;还应具有良好的生物相容性,对人体安全无毒。近年来,复合树脂以其色泽逼真、操作简便、刺激性小等优点,已成为齿科美容充填的主要材料,在部分临床应用过程中填料的含量可高达 70%～80%。但是复合树脂固化时易产生聚合收缩,使牙体与修复体之间产生张力和/或剪切力,从而导致微渗漏,直接影响牙体疾病修复治疗的成功与否。对于如何减少充填材料微渗漏,防止继发龋齿是充填材料研发的重中之重。有研究证实添加纳米级填料的复合树脂其硬度、耐磨性、抗弯曲强度等性能都有很大的提高。近年来,一些高性能的复合树脂不断问世,采用复合树脂修复治疗后牙缺损已日益增多。有研究报道,采用 PPF 树脂应用于后牙的充填治疗,2 年良好率超过 96%。

在临床应用中,流动性充填材料也是窝洞充填的一种主要口腔材料。其特点是具有一定的渗透性和流动性,利于封闭窝沟,可用于小面积龋损的充填。其中,Dyract Flow 流动复合体是用于牙齿细微结构缺损的修复材料,该树脂与牙齿界面结合良好,但在极细窝沟内,由于粘结剂的表面张力阻止了流动树脂的进入,常存在微渗漏裂隙。有研究结果显示,采用预防性 Dyract Flow 流动复合体充填窝沟龋后,继发龋发病率低于银汞合金充填,但其长期保留率较低。同时该材料还存在耐磨性能差、抗折强度低等不足,所以仅适用于咬合面或颊面窝沟龋的预防性充填治疗。也有研究结果显示,流动性充填材料修复楔状缺损患牙 1 年后的成功率高于玻璃离子,是种较理想的楔状缺损充填材料[4]。

1.2.3　支架材料

口腔修复支架是口腔科常用的修复方法,且使用后在患者口腔中受到各个方面的摩擦和压力,因此支架的材料需要有良好的机械性能。同时,长期置于患者口腔中,口腔支架要具有良好的生物性能,不能对人体有不良反应。支架材料研究涉及的学科范围非常广泛,包括材料学、生物化学、生物物理、临床医学等。针对不同的情况及使用环境,不同的材料体系发挥着不同的作用。在天然高分子聚合物中,胶原、甲壳素、壳聚糖、脱钙骨基质、纤维蛋白和藻酸盐等这些天然聚合物生物相容性好,并有一定的抑制炎症的作用,但材料本身因素(如机械强度、降解速度)难以控制,因此难以单独作为骨组织工程中种子细胞的支架材。人工合成高分子材料可以满足骨组织工程支架材料形态、结构多样性和灵活性的要求,具有较强的实用价值,是组织工程领域研究的热点之一[5]。

从另外一个角度而言,目前应用在临床的组织工程支架材料可分为两大类:一类是人工合成材料,如羟基磷灰石、纳米羟基磷灰石、聚乳酸等;另一类是天然生物衍生材料,如天然骨、胶原、珊瑚等。近年来,具有较为优异综合强度的纳米羟基磷灰石的研究迅速发展。羟基磷灰石与人体硬组织的无机成分相似,与骨组织及软组织具有良好的结合性,但脆性大,因此限制了它的临床应用。纳米羟基磷灰石可以有效弥补这一不足进而得到了广泛的应用。Webster等将纳米 HA 陶瓷与普通 HA 陶瓷对比,纳米 HA 陶瓷在体外细胞培养 5d 后,出现明显的多形性成骨细胞 28 天后观察,碱性磷酸酶的活性明显显现在纳米 HA 陶瓷中,其矿化也明显高于普通陶瓷[6]。此外有学者研究表明镁合金具有良好的生物相容性和可降解性,它本身在生物体中可以逐渐降解,由新生骨组织逐渐代替原先的植入体,是理想的生物支架材料[7]。

1.2.4 粘结材料

所谓粘结是指两种不同质的物体接近并紧密结合在一起。此时,二者分子间的相互吸引力称为粘结力(Adhesive Force)。一般情况下,用于粘结目的的物质称为粘结剂(Adhesive),被粘结的物质称为被着体或被粘体(Adherend)。将粘结在一起的两个物体分开则需要一定的力量,这个力称为粘结强度(Adhesive,or Bond Strength),粘结力在本质上是不一样的。当然,粘结体系的破坏是由整个体系最脆弱部位的破坏引起的,因此,粘结强度并不一定总是代表粘结界面的结合力的大小。在口腔医学中,常利用界面处理方法和口腔粘结材料进行口腔牙颌疾病的预防和治疗。当牙体(牙釉质、牙本质或牙根质)表面经酸蚀处理后,可提高对粘结剂(粘合剂或复合树脂)固化后的粘结强度,并可通过粘结剂与其他口腔修复材料的暂时性或持久性的粘结完成修复治疗,同时还可结合一些辅助措施,例如各种固位钉、金属附件、支架、咬合垫、橡皮圈弹性牵引等,以达到对口腔牙颌疾病的预防或治疗的目的。口腔粘结技术已成为美容牙科的主要医疗技术。

在粘结材料方面,目前在临床上广泛使用的口腔粘结材料可分为两大类:一类为合成树脂类,即树脂粘结剂;另一类为水门汀类,其代表性的有玻璃离子水门汀和树脂水门汀等。理想的牙科材料应具有良好的生物相容性、无毒性及低致敏性。由于树脂粘结剂既具有最大的粘结强度,又能将牙髓的刺激降到最低,所以在临床中广泛使用。除了比较成熟的树脂粘结剂以外,其他新型的粘结材料也是目前口腔医学材料的研究重点与热点。二十多年来,粘结剂及粘结技术的演变使牙科医师的临床操作发生了转变,操作变得越来越简单,粘结修复效果越来越好。20 世纪 70 年代末的第一代粘结剂对牙釉质的粘结强度高,但牙本质的粘结强度很低,低于 2MPa;20 世纪 80 年代初的第二代粘结剂以玷污层为粘结基础,牙本质粘结强度为 2~8 MPa;20 世纪 80 年代后期的第三代产品为双组分粘结系统,明显提高了牙本质粘结强度,达到 8~15 MPa;20 世纪 90 年代初期的第四代粘结剂改变了牙科医学,对牙本质的粘结强度高达 17~25 MPa,混合层(由树脂与胶原纤维形成)、全酸蚀和湿粘结技术产生,该类产品的双组分需要混合;随后推出的第五代粘结剂为单瓶包装,粘结强度可达 20~25 MPa,是当今最流行的粘结剂;20 世纪 90 年代末出现的第六代粘结剂不需进行酸蚀处理,即自酸蚀粘结系统,对牙本质的粘结强度达到了 18~23 MPa;近期由贺利氏古莎公司研制的 iBOND 是一种新型的、简化操作的单瓶包装粘结剂,即第七代粘结剂,不需混合,可自酸蚀,对牙釉质和牙本质的粘结强度基本相同,达 18~25 MPa。美国 Dentsply 公司近期推出 Xeno Ⅲ 自酸蚀粘结剂,能释放

F^+,其 pH<1,对牙齿组织的粘结强度可达 20～30 MPa,,是一种全新的牙科多用途粘结剂[8]。口腔粘结技术是口腔临床最常用的技术之一,近些年来理论和临床实践相互促进,取得了比较快速的发展,新型的粘结系统和粘结理论新的阐释或发现对口腔医学的发展具有十分重要的推动作用。

1.2.5 植入材料

口腔植入材料是指部分或全部埋植于口腔颌面部软组织、骨组织的生物材料,用于修复口腔颌面部组织器官缺损并重建其生理功能,或为口腔颌面部组织器官缺失、缺损修复重建提供固位体,也可作为口腔颌面部疾患治疗的装置。口腔植入材料包括人工牙根材料及各种软硬组织的修复材料,尽管目前已有多种植入材料用于临床,但迄今仍没有一种理想的、与生物体的力学性能和生物功能相配的材料,因此,人们以生物功能型的植入材料为研究目标,开展了一系列探索性的研究工作。近年来,生物玻璃陶瓷、钛合金、新型复合材料等植入材料不断地涌现,这些材料不仅可以给患者带来舒适和美观,并能最大程度地恢复咀嚼功能,促进骨组织代谢,延缓牙槽骨的吸收,改善患者的生活质量,是一种极其重要的口腔医用材料。目前临床应用最广泛的种植体材料主要是钛及钛合金。钛具有良好的生物相容性,达到目前所有材料中最好的骨整合和生物结合性。为了进一步提高钛种植体的生物活性、生物相容性和骨结合能力,常考虑采用多种表面处理技术,其中包括机械方法、化学方法和物理方法。有报道对新型低弹性模量钛合金种植体表面分别进行微弧氧化和等离子渗氮处理,观察其表面粗糙度变化及成骨细胞早期附着行为[9]。结果发现,未处理组、等离子渗氮处理组与微弧氧化组材料表面的粗糙度值依次增加;细胞早期附着量和骨架蛋白量也随材料表面粗糙度的增加而增多。说明粗糙度的改变,会影响到细胞在其表面的早期附着量及其形态及骨架蛋白的表达量。还有学者发现采用微弧氧化锶磷灰石(Sr-HA)涂层钛种植体表面,通过兔股骨植入实验提示,锶元素的掺入可提高 Sr-HA 涂层的生物学活性,加速其表面生物类骨磷灰石层的形成,增强膜层的成骨能力,促进膜层与骨组织的结合[10]。此外新型生物陶瓷植入材料也开始在口腔医疗中逐渐被使用,例如磷灰石-硅灰石生物活性玻璃陶瓷(AW-BGC)已成功应用于临床,但其缺点是不能任意塑形,且颗粒状 AW-BGC 抗压性能较差和易变形,使其在牙槽嵴增高、增宽、拔牙窝充填等方面的临床运用受到很大限制。有学者将塑形性强的骨缺损填充材料——医用半水硫酸钙(CSH)与 AW-BGC 复合,制成了新型 AW-BGC—CSH 复合材料。结果发现:该复合材料的抗压强度随 CSH 含量的增加而增高,最高可达 9.3 MPa,远大于小梁骨的抗压强度 5 MPa。这种复合技术使得生物陶瓷作为植入材料提供了极大的发展空间。

此外新型成型工艺正在不断地应用在口腔植入材料的制备上面,目前比较成熟的当属 3D 打印技术。3D 打印是一项新型的快速成型技术,是信息网络技术与先进材料技术、数字制造技术紧密结合的产物。其原理以数字模型为基础,分层扫描,逐层堆积成形,通过对层片材料的点、线、面、体的堆积,快速制作出三维实物的一种非传统加工技术。由于不同口腔植入部位所需的结构和性能的多样化,运用 3D 打印技术可以改变材料的组成和试件的外形结构,通过定向的三维打印控制不同的孔隙率,可以达到植入体多样性的要求。相比于其他材料制备手段,其对于复杂形状的植入体的设计和制造,更有优势。而制备的植入材料,不仅满足医用植入材料性能的要求,与人体组织相容性优越,最重要的是,它运用的 3D 成型技术可以简便地改变材料的组成和外形结构,实现特异性制造,从而适应临床上各种不同特点的病例需求[11]。随着该技术的不断成熟,它将在生物学、医学范围内有更大的应用价值。

口腔材料学目前正逐渐由传统的牙科材料学向口腔生物材料学过渡,研究内容之一为牙科用材料,它主要用于治疗、修复口腔软硬组织的缺损和缺失,包括植入与接触材料;其二为仿生材料,该方面的研究为材料科学技术的发展开辟了一个新的天地,在自然界中有许多天然生物材料的形成及其性能是如此优异,以致让人难以置信和理解,如人类的牙齿釉质是非常耐磨的,研究结果表明,这是因为它是由具有定向生长能力的纳米微粒构成。有一些海洋动物(如藤壶、贻贝等)黏附能力极强,能黏附在船底或岩石上,常年受海浪冲击均安然无恙。这类生物所分泌的物质不仅具有水下粘结的特殊能力,而且其粘结力极强、耐水性极好。研究表明其粘结机理是通过其体内分泌黏性聚酚蛋白在体外经酚氧化酶等一系列酶催化反应形成坚韧耐水的蛋白能牢牢黏附于附着物上;研究还发现这种海洋生物分泌的在潮湿环境具有良好粘结性的生物粘合剂蛋白质为一种130000道尔顿的羟基化蛋白质且该蛋白可以通过生物技术制备、克隆与表达;目前已有美国、日本及新西兰等国科学家正在进行研究,在不久的将来这种生物粘合剂一定会研制成功,它不仅可解决潮湿环境的粘结,还将极大地改善耐水性,是一类向往已久的理想粘结材料[8]。

随着新兴学科的发展,学科间的交叉与相互作用也随之加强,口腔材料学不仅与材料科学及各分支科学紧密结合,而且与生物力学和信息科学联系起来。口腔材料学的发展,不仅是从材料到口腔医学的应用,而且是在生物医学的基础上,对生物信息测量、记录和处理、储存转录和复制,利用计算机按生物数学的处理方法获得活体的动态的准确数据来研究人体。将人体的结构和功能与材料的结构和功能结合起来,才能建立新的理论基础和丰富的学科知识。口腔材料学是建立在颅、颌、面、牙、关节、肌肉、神经系统、效应系统等信息的基础上,又按其生物体结构与力学设计,为口腔临床提供与人体解剖生理和功能相互适应的材料,其概念和内容得到全面更新。所培养的口腔医学专家,就能掌握这些知识,进行材料的选择和临床治疗设计而达到恢复患者健康的目的。

1.3 口腔材料的分类

口腔材料经过近几十年的迅速发展,其种类已十分丰富。从不同的角度来看也可分为不同的种类。从口腔医学的角度来说,根据材料不同的用途来分,可分为基托材料、义齿材料、充填材料、粘结材料、种植材料等;按材料的应用部位来分,可分为非植入式材料和植入式材料两种;从材料与口腔组织接触方式的角度来分,可分为直接、暂时与口腔组织接触的材料,直接、长期与口腔组织接触的材料,间接与口腔组织接触的材料。从材料的性质角度来分,可分为金属口腔材料、高分子口腔材料与陶瓷口腔材料。本书综合各个分类的优缺点,从材料科学的角度展开各个章节,最后对不同口腔材料的物理化学生物特性检测分析方法进行简要总结,达到材料—结构—性能三者相统一的目的。

1.3.1 金属口腔材料

金属材料在口腔医学中的应用历史悠久。公元前700年,已有用金属丝将人牙或象牙、竹、木等雕刻成的人工牙,与天然牙嵌固一起修复缺牙的记载。随着材料科学与金属学的不断发展,人们对金属的诸多理化性质也有了越来越多的了解,对其优势也有了更为明确的认识。如相比于陶瓷和树脂材料,金属与合金材料强度、硬度、韧性、延展性耐磨性和耐久性能明显优于它们。正是由于金属和合金材料具有良好的物理机械性能和一定的生物性能,目前已经成为广泛应用的口腔修复材料。口腔修复医学中应用的金属与合金材料种类很多,分类方法尚不统一。按照应用方式不同,可分为充填用合金,如银汞合金、镓合金;锻制用金属与合金,如镍基合金不锈钢、钛及钛合金;铸造用金属与合金,如钴铬合金、镍基合金、钛及钛合金、银钯金;烤瓷用金属与合金,如金合金、钯银合金、镍基合金、钛及钛合金;种植用金属与合金,如不锈钢、钴铬钼合金、钛及钛合金;正畸用合金,如不锈钢、镍钛合金。当然,随着新材料、新工艺的不断出现,口腔金属材料已不仅仅局限于上述传统的材料体系,具有优异性能的新材料的出现也会不断淘汰传统的金属合金材料。

金属口腔材料中还可以按照金属与合金的反应性强弱分为惰性金属与非惰性金属合金。惰性金属指化学性质稳定,对氧化和化学反应具有明显抵抗力的金属,这类金属主要包括金合金与钯银合金。由于其反应条件苛刻,一般在口腔环境中使用具有较强的耐蚀性,同时也具有金属材料的高强度、高弹性模量等特点。而非惰性金属主要指镍基合金、铜基合金、钴基合金等,这些金属口腔材料化学稳定性较差,易与周围环境发生化学反应,特别是在口腔这类复杂环境下很容易产生腐蚀现象。金属口腔材料从使用角度还可以分为贵金属合金,如金合金、钼合金等;半贵金属,如银钯合金、钯银合金等;贱金属合金,如镍基合金、铁基合金、铜基合金、钴基合金与镍钛合金等。在后来的发展过程中,逐渐淡化半贵金属的概念,而将半贵金属合并到贵金属中,统称为贵金属。这样金属口腔材料就被分为贵金属和非贵金属两类。在口腔材料中,贵金属一般为惰性金属,其化学性质稳定耐腐蚀,因此综合性能比较优异。但是惰性金属合金价格较高,多数牙科患者在经济上难以承受,从而限制了其广泛应用。从近几十年开始,关于新型金属合金口腔材料的研究与开发已经吸引了大量的学者。目前在临床应用中比较成功的是钛及钛合金材料。在1970年以前金属钛已经开始用于牙科制作种植体,到80年代,国外已经成功开发出近20种牙科钛精铸机与相应的辅助设备,然后经过近10年的发展牙科钛精铸工艺已经比较成熟。目前牙科钛合金的制作已经可以通过精密铸造、超塑性成形、放电加工等工艺来实现,并能对其进行有效的磨光、钛修复体表面烤瓷、烤塑等复合制作。在现代临床实践中,钛合金以其优异的综合性能已成为最普遍使用的口腔材料。

在口腔医学与金属材料不断融合发展的过程中,不断地有新的材料体系被用于口腔医学材料中。随着永磁性材料的不断发展,具有口腔修复功能的磁性固位体相继出现,并在增强义齿和颌面修复体的固位应用中表现出了良好的效果。最初使用的磁性材料为铁氧体和铝镍钴(Al-Ni-Co)磁体。50年代有铂钴磁体,但并不宜用于口腔修复体。1967年,Becker发现了第一代稀土永磁体即钐钴合金,磁化强度比铂钴合金高两倍,具有很高的永久性磁力,固有矫顽力比铂钴合金高5倍。第二代稀土永磁体钐钴合金(Sm_2-Co_{17}),它的最大磁能积为3 100T。它除具有磁体的一般共性,如侧方力弱、加热后退磁、不能铸造外,还存在着在口腔环境中易腐蚀氧化、脆件大易碎裂和不耐酸等缺点。1983年日本制成了第三代稀土永磁体钕铁硼磁体(Nd-Fe-B),它具有高磁能积3500T及更高的固有矫顽力,每单位体积的磁场强度较钐钴合金强30%以上[12]。由于它以铁为主要成分,故有良好的机械性能,如抗压强度和抗弯强度为钐钴磁体的1倍以上,硬度亦优于钐钴合金而且它的价格相对较低,便于推广。但钕铁硼在口腔环境中容易氧化,一般还需采用镀铬、镍,包裹树脂、不锈钢壳及喷烤塑料防腐蚀处理。目前以钕铁硼为材料设计的磁性固位体已成为提高口腔及颌面修复体固位力的有效手段。

1.3.2　高分子口腔材料

高分子材料从19世纪中期就已开始应用于口腔临床。最早是采用天然树脂及天然橡胶,而后出现合成橡胶、合成树脂,如聚甲基丙烯酸甲酯的广泛应用,至今已 60 年。近 30 年来,口腔合成高分子材料的研制与生产已取得飞跃发展,出现很多高性能的合成材料和具有功能性的高分子材料。这些新型高分子口腔材料具有优异的修复效果和良好的美观效果,在当今口腔材料中占有举足轻重的地位。此外,高分子口腔材料在可以更好地满足人们的美观要求的同时,又不含重金属类毒性物质,因此从发明至今已成为汞合金替代物的首选[13]。

高分子材料在口腔医学中有多方面的应用,最常见的是印模材料、牙用蜡、义齿基托材料、粘结材料与复合树脂等。口腔印模是记录口腔各组织形态及关系的阴模,所采用的材料称为印模材料。适用于口腔及颌面部缺损修复时,制作组织形态及关系的阴模。此外牙用蜡也多由有机材料制作。在口腔临床制作模型、印模和暂时粘结固定所使用的蜡称为牙用蜡,它适用于在制作修复体过程中作为蜡型、蜡基托、蜡支架及暂时固定等。牙用蜡的质量关系到所制作修复体的质量,因此临床对牙用蜡的要求比较高。而义齿基托材料是指在牙列缺损缺失的义齿修复中,制作义齿基托的材料,其中主要是塑料义齿基托材料。义齿基托材料曾经过聚硫橡胶、聚甲基丙烯酸甲酯粉等不断地演变,最终变为现在临床使用的塑料义齿基托材料。与之前的义齿基托相比,其具有性能优异和操作简便的特点。高分子材料在口腔医学中的还有一个重要的应用是作为粘结材料。所谓粘结材料是指能将两种固体表面牢固结合在一起的媒介物质,近年来涌现出了多种新型粘结剂,代表了当代的先进技术之一,其在口腔医学中占有重要地位。应用比较广泛的粘结剂主要包括牙釉质粘结剂、牙本质粘结剂、正畸粘结剂、龋病预防粘结剂、骨组织及软组织粘结剂、修复体粘结剂等。高分子材料除了上述方面应用之外,还可以与其他材料进行复合,从而达到兼具有各个组元优异性能的目的[14]。如将有机高分子黏性材料与无机填料进行复合,可形成新的高分子修复材料,其可以直接用于牙体缺损修复,在常温下几分钟即可固化,恢复牙体形态与功能,是一种具有生物安全性、粘结性、高强度和审美性的新型复合材料。

1.3.3　陶瓷口腔材料

陶瓷材料是无机材料的一种,其具有硬度高、优异的耐磨性与耐腐蚀性等特点,故在口腔医学临床上的应用十分广泛。目前所说的“陶瓷”材料已不仅仅是传统意义上的由氧化物、氮化物及碳化物制成的无机固体材料,更包括后来不断发现的新型功能陶瓷和生物陶瓷,这些新型陶瓷的出现极大地拓展了口腔医学材料的发展空间,推动了现代口腔医学的进步。在口腔医学中应用的陶瓷和口腔陶瓷材料按性质可分为单纯陶瓷和陶瓷基复合材料;氧化物系陶瓷和非氧化物系陶瓷;惰性陶瓷、反应性陶瓷和可吸收性陶瓷等。按临床使用部位分为植入和非植入体内的陶瓷;按临床用途分为烤瓷、铸造陶瓷、种植陶瓷、成品陶瓷牙及其他石膏制品、水门汀、切削和研磨材料等。

陶瓷材料应用于口腔医学有着十分悠久的历史,其作为口腔医学正式应用是在 1774 年法国的 Duchateau 采用陶瓷作义齿基托开始的。1820 年 Lindere 用陶瓷作充填修复,1880 年 Rollins 采用型片法进行了陶瓷嵌体修复的初步尝试,1887 年美国 Land 自制煤气炉进行陶瓷的烧结,并于 1889 年陶瓷冠试制成功,使陶瓷修复工艺取得了很大的进步。1895 年 Christensen 制作高熔陶瓷和 1899 年 Jenkins 制作低熔陶瓷成功,以及采用矿物色素使陶瓷的色彩接近天然牙,使陶瓷的审美修复推进了一大步。1919 年 WeIben 第一次试作了铸造陶瓷,虽然因陶瓷的流动性没有解决而未能推广,但为铸造陶瓷的研究奠定了基础。1920 年 Tompson 采用陶瓷牙而修复前牙唇面,因陶瓷为脆性而没有取得成功。1940 年 Woolson 开始将陶瓷烧结在金属上以增加强度,但由于两者的结合问题而未能推广。直到 1960 年,人们初步解决了金属陶瓷相互匹配以后,才使陶瓷修复进入了一个新的阶段。为了扩大其应用范围,1965 年 Mclean 在陶瓷粉中加入部分氧化铝混合烧结,技高了陶瓷的韧性,使陶瓷材料的应用日趋广泛。同期口腔种植陶瓷也得到了迅速发展,1969 年的多晶氧化铝陶瓷、1973 年的玻璃陶瓷、1975 年的单晶氧化铝陶瓷、1978 年羧基磷灰石陶瓷相继研制成功,促进了口腔修复技术的发展。进入 20 世纪 80 年代以后,各种精细化、功能化的陶瓷基复合材料的大力开发,使口腔修复迈进了一个新的时期,尤其是近年来模拟人体硬组织结构的生物陶瓷的深入发展,将使目前的口腔临床修复产生新的飞跃。

1.3.4　口腔材料的标准与标准化组织[1]

口腔材料的标准(或称质量规格)是评价特定的口腔材料性能的技术文件,即对某种特定材料的性能提出具体的技术要求,当某种材料的质量标准确定之后,各生产厂家要向有关的质量管理部门申报,经测试确实符合标准后,方可给予注册、投放市场。而口腔医师必须对这些标准所提出的各项要求充分了解之后,才能发挥该材料的临床效果。口腔材料的标准化首先是从西方国家开始的,第一项标准是由美国国家标准用于 1920 年制定的银汞合金标准,口腔医学界对该标准予以充分的肯定和接受。因此美国牙科协会率先开始进行了这一领域的工作。自从 1928 年以来,已经制定 66 项美国牙科协会标准。由于目前还存在尚未制定质量规格的材料和器械,因此口腔医学标准的数目仍在不断地增加。此外,现有的技术规格也需要定期修订,以适应产品制造技术的改变及有关知识的更新。

多年以来,人们一直对于建立国际水平的口腔材料标准给予极大兴趣。国际牙科联盟(Federation Dentaire International,FDI)和国际标准化组织(International Standards Organization,ISO)等机构均为此目标进行了大量工作。FDI 首先积极地支持制定口腔材料国际标准的项目计划,并制定了 9 项口腔材料和器械的技术规格。ISO 是一个国际性的、非政府性的组织,它的主要目标是制定国际级的标准。ISO 由 84 个国家的标准化组织构成。中国国家技术监督局(China State Bureau of Technical Supervision)代表中国作为 ISO 的成员。鉴于 FDI 的牙科材料技术规格常常被误认为是 ISO 标准,在 FDI 的建议下,ISO 成立了牙科技术委员会,即 ISO/TC106 Dentistry,作为 ISO 的分文机构。该委员会的责任是为各种口腔材料、器械和设备,制定标准化的专业技术术语、测试方法和质量规格。这些技术规格对于口腔医学的贡献是巨大的。它们为口腔医师提供了正确而可靠的选择标准,只要口腔医师选用符合标准的产品,而且操作得当,就可能得到满意的临床效果。

中国是国际标准化组织牙科技术委员会(ISO/TC106 Dentistry)的正式成员。全国口腔材料和器械设备标准化技术委员会(简称 TC99)成立于 1987 年 12 月,它承担与 ISO/TC106 对口的业务工作。该委员会负责我国口腔材料和器械设备的国家标准和行业标准的规划、制定和管理等工作。我国现已制定口腔材料国家标准 9 项,此项工作仍在继续开展之中。其他国家也有相应的负责开发和验证标准的组织机构。例如英国、澳大利亚、加拿大、日本、法国、德国、以色列、印度、波兰、南非和瑞典等。另外,根据瑞典、丹麦、芬兰、挪威政府间的协议,成立的斯堪的纳维亚牙科标准研究所(NIOM)负责用于这四个国家的口腔材料和器械设备的检测、验证和研究工作。

参考文献

[1] 陈治清.口腔材料学[M].北京:人民卫生出版社,2008.

[2] 凌泽志,临床常见几种可摘局部义齿基托材料的比较[J].新医学导刊,2008,7(3):70-73.

[3] 张冬梅,张少锋.义齿基托材料丙烯酸树脂20年研究进展[J].中国美容医,2010,19(6):928-931.

[4] 孙皎,谢广平.我国口腔材料研究五年回顾[J].口腔材料器械,2009,18(1):5-10.

[5] 郭睿,农晓琳.复合支架材料在口腔骨组织工程领域的研究与进展[J].口腔生物医学,2012,3(3):155-157.

[6] 韩冰,孙春彦.口腔材料的发展现状研究[J].中国高新技术企业,2015,2:11-12.

[7] 吴婕,吴凤鸣.新型口腔生物医用材料——镁及镁合金[J].口腔医学,2007,27(3):159-161.

[8] 唐立辉,漆家学.口腔材料学的新进展与展望[J].医疗卫生装备,2004,9:93-93.

[9] 魏艳,张玉梅.新型钛合金2种不同表面处理对成骨细胞早期附着的影响[J].华西口腔医学杂志,2010,28(6):603-606.

[10] 闫钧,张玉梅,憨勇,等.锶磷灰石涂层钛种植体骨结合的动物实验[J].中华口腔医学杂志,2010,45(2):89-93.

[11] 姜杰,朱莉娅,杨建飞,等.3D打印技术在医学领域的应用与展望[J].机械设计与制造工程,2014,43(11):5-8.

[12] 田民波.磁性材料[M].北京:清华大学出版社,2000.

[13] SHAH M B,et al. R-curve behavior and micromechanisms of fracture in resin based dental restorative composites[J]. J Mechan Behav Biomed Mater,2009,5(2):502.

[14] 许乾慰,王薇.高分子口腔材料的新进展[J].材料导报,2010,24(9):79-83.

第 2 章
口腔材料的生物相容性

　　由于社会的进步及卫生状况的不断改善,人的寿命不断延长。因此,开发能代替那些已经失去生理功能的组织,并行使其功能的生物医用材料变得越来越重要。大部分口腔植入材料属于用于人体的生物医用材料,主要用于替代缺损、缺失的人体硬组织,并行使其功能。因此材料的良好生物性能是保证临床应用的安全有效的重要保障。而口腔材料的主要可以包括生物安全性、生物相容性和生物功能性三个方面,其内涵各不相同,三者之间既存在密切关系,又有所区别,在进行生物材料评价时不能混淆。在材料应用前,应该对材料的相关生物性能进行有效安全的测定[1]。

2.1　生物安全性

　　生物安全性(Biological Safety)是指生物材料制品在临床使用前是否具有安全有效的性质,亦即材料制品对人体的毒性,人体应用后是否会因材料的有害成分对人体造成短期或长期的伤害。材料的毒性是指材料通过化学手段损坏生物系统的能力。局部毒性,即在应用部位发生的不良反应,有别于全身毒性,后者是不良反应出现在远离应用部分的区域。口腔修复材料的局部反应主要发生在牙髓、根尖区牙周组织和牙龈/口腔黏膜。

　　口腔生物材料应用于人体后,与人体组织相接触的,因此,材料对人体应该具有无毒性、无刺激性、无致癌性和致畸变等作用。在人体内的正常代谢作用下,应保持稳定状态,无生物退变性,代谢或降解产物对人体无害,无积蓄性[2]。而从狭义上而言,对材料的生物学评价主要指安全性评价。任何用于人体的材料在临床应用前均需进行生物安全性评价,该评价主要由一系列生物学试验构成,不同的材料选择不同的试验项目,因此在评价前需对口腔材料进行分类。

　　根据 ISO 7405—1997 *Dentistry-Preclinical Evaluation of Biocompatibility of Medical Devices Used in Dentistry-Test Methods for Dental Materials*[3],口腔材料可按与组织的接触性质及接触时间分类。

　　1. 按接触性质分类

　　表面接触器械:与完整或破损的皮肤表面,与完整或破损的口腔黏膜及于牙齿硬组织包括牙釉质、牙本质及牙骨质外表面接触的器械。

注意:牙本质及牙骨质可认为是表面,如牙龈退缩后。

外部接入器械:穿过并与口腔黏膜、牙齿硬组织、牙髓组织、骨或这些组织的组合相接触,且不暴露于口腔环境中的器械。

植入器械:部分或全部埋植于软组织、骨或牙齿的牙髓牙本质组织或这些组织的组合内,且不暴露于口腔环境中的牙科器械及植入体。

2. 按接触时间分类

短期接触:一次或多次使用接触时间在 24 h 以内的器械。

长期接触:一次、多次或长期使用接触时间在 24 h 以上 30 d 以内的器械。

持久接触:一次、多次或长期使用接触时间超过 30 d 的器械。

表 2-1 所列为应考虑的试验。

表 2-1　　　　　　　　　　　　口腔材料的生物学评价试验

接触部位		与表面接触的器械			外部接入器械			植入器械		
	接触时间	≤24 h	24~30 h	>30 h	≤24 h	24~30 h	>30 h	≤24 h	24~30 h	>30 h
第一组	细胞毒性	×	×	×	×	×	×	×	×	×
第二组	急性全身毒性——经口途径				×					
	急性全身毒性——吸入途径	×	×	×	×	×	×			
	亚慢性全身毒性——经口途径		×	×		×	×		×	×
	皮肤刺激及皮内反应	×	×	×	×	×	×	×		×
	致敏	×	×	×	×	×	×	×		×
	亚慢性全身毒性——吸入途径		×	×		×	×			
	遗传毒性			×					×	×
	植入后局部反应					×	×		×	×
第三组	牙髓及牙本质应用				×	×	×			
	盖髓							×	×	×
	根管内应用							×	×	×

口腔材料的生物学评价试验分为三组[4-5],如表 2-1 所示。

1) 第一组:体外细胞毒性试验

细胞毒性试验包括检测细胞损伤、细胞损伤测定、细胞生长测定和细胞代谢特性测定等,采用体外组织细胞培养的方法,观察材料对细胞生长繁殖及形态的影响,评价材料的体外细胞毒性。有中性红试验、^{51}Cr 释放法、分子滤过试验(膜效应),甲噻唑四唑氮(Methyl Thiazolyl

Tetrazolium,MTT)比色试验、细胞计数试剂盒(Cell Counting Kit,CCK)-8 试验(细胞代谢活性评价)、乳酸脱氢酶试验、红细胞溶血试验、流式细胞计数(细胞形态学及增殖率评价)等。此试验是检测材料的浸出或扩散成分毒性的一种简便快速灵敏的方法,并与材料在体内的毒性作用有一定的相关性。而且此方法虽然与直接在体内的试验会有一定的差异,但对毒性的敏感性高,且试验周期短,重复性较高,无损伤,已经成为毒性初步考察的有效方法。

2) 第二组:主要检测材料对机体的全身毒性作用及对局部植入区组织的反应

此试验可从整体上进行生物学评价,优点在于其较第一组的试验结果更接近人体的实际情况,此可以产生免疫反应或补体激活,这在用培养细胞的试验中是很难模拟的。但是此试验的主要缺点在于难以解释和控制,费用高,而且费时,其中包含的对动物的道德关怀和文书工作。此外,试验与材料的体内用途的相关性并不明确,特别是在评估——动物物种替代人的适合程度方面。

全身毒性试验——经口途径:将固体材料打碎研磨后,取材料的浸出液,用灌胃的方法,进行动物消化道染毒,然后观察动物死亡时间及数量,进行比较分级,评价此试验材料所引起的全身毒性。

全身毒性试验——静脉途径:将材料浸出液经过静脉输入试验动物体内,观察动物全身死亡时间及数量,进行比较分级,评价此试验材料所引起的全身毒性。

全身毒性试验——呼吸道途径:用于了解材料内挥发性成分在室温或使用状态下的毒性。采用液体或含高挥发性的材料,连续不断地将新鲜空气和有毒气体送入装有试验动物的密闭染毒柜,并排出污染气体,观察动物全身死亡时间及数量,进行比较分级,评价此试验材料所引起的全身毒性。

遗传毒性试验:用于评价材料的致畸、致癌、致突变的试验,又称三致试验,以了解材料对机体的长期作用。致突变性是指 DNA 的碱基序列发生了基因突变,染色体结构畸变或数量畸变。致癌性是指这些基因突变导致了细胞的异常分化生长,变成恶性细胞。大部分基因突变或染色体畸变不一定会导致癌变。致突变性可以在体内外试验中进行检测,而致癌性则需要较长时间的动物致癌试验及人群流行病学调查。一般采用 Ames 测定法。若结果为阳性,即材料存在三致的可能性;若结果是阴性,也不能排除材料存在三致的可能性。因此还需要配合其他试验,如微核试验、姐妹染色体交互试验和重组试验,人体细胞转化试验和急性显性致死试验等。若仍旧呈现阴性,就可判断为无致癌性,若为阳性,则还需考虑慢性致癌动物试验,最后才能判断是否存在着致癌的问题。本实验需要大量的人力、物力和时间,而且慢性致癌的动物试验时间长,动物变化大,难免会影响试验结果。

致敏试验:用于评价材料潜在的过敏原引起的机体变态反应的试验,以评价材料的致敏能力。一般采用两次法,使得动物染致敏源后,再用敷贴法(外敷法)进行致敏原攻击试验。

皮肤刺激及皮内反应:用于评价材料对机体产生刺激性作用的试验。

植入后局部反应试验:用于评价了解材料对机体组织的直接作用的局部反应试验。将材料埋入试验动物的背部皮下组织或骨内一定时间,然后观察动物死亡时间及数量,并对致死动物通过病理组织切片观察或通过扫描电子显微镜观察,进行比较分级,评价此试验材料所引起的局部毒性。

3) 第三组:临床应用前试验

主要用于检测材料对拟应用部位的组织的毒性作用。

牙髓及牙本质刺激试验:用于评价牙髓和牙本质对试验材料的反应。将材料填充进试验动物或人体已备好的牙齿窝洞中一定时间,通过病理组织切片观察材料对牙髓组织的中毒反应,进行评价。

盖髓及活髓切断试验:用于评价已备好的牙齿窝洞中一定时间牙髓对盖髓材料及活髓切断术后治疗材料的反应。将试验材料填充进实验动物,观察牙髓的组织病理反应,进行评价。

根管内试验:用于评价牙髓及根周组织对根管内材料的反应。

由于口腔材料,乃至生物材料的复杂性,因此在进行生物学评价试验选择时应遵循一些基本的原则。首先,所有需进行评价的材料应该是在专业实验室(应通过国家有关部门的认证),由经过培训并具有实践经验的专业人员来进行试验的,其试验结果应具有可重复行。其次,一般是首选进行体外试验,然后再进行动物试验。这样的话,就可尽量减少动物的使用数量并节约大量的试验时间。第三,应考虑到材料的灭菌可能对材料产生的潜在作用和随之可能产生的毒性物质,在制备试验样品或浸提液时应使用最后灭菌完成的材料。第四,由于材料的复杂性和使用的多样性,在生物学评价前,应明确生物材料的使用形式和与人体的接触性质、程度、时间等。第五,当生物材料进入市场后,如果材料的生产来源、生产技术发生改变时;或者材料的配方、工艺、初级包装或灭菌条件有所改变时;储存期内材料发生变化时;材料的用途发生变化时;有迹象表明材料用于人体会产生不良反应时,都必须要重新进行生物学评价[6]。

2.2 生物相容性

2.2.1 概念

生物相容性(Biocompatibility)又称生物适应性和生物可接受性,是生物材料的最基本的特征,它是材料评价的核心,也是设计和改进生物材料的基础,通常它是指在特定应用条件下,与宿主直接或间接接触时所产生相互反应的能力,是材料在生物体内处于静动态变化过程中,使用材料与宿主各系统作用之间保持相对稳定而又没有被排斥的生物学性质[7-9]。主要包括生物化学相容性、生物物理机械相容性、生物电学相容性三大方面,包含两个方面的含义[10]:

(1)组织对材料的影响(Influence of Tissue to Materials),即材料不产生对机体的毒害作用。

(2)材料对组织的影响(Effect of Materials to Tissue),即机体环境对材料也无不良影响。

影响材料的生物相容性因素[11]主要可以分为两个方面,分别是材料的理化性能和生物学环境的影响。而材料的理化性能又主要有:

(1)材料的化学组成,材料可能会是多种材料混合而成的,其成分会是复杂的,其中的各种含量甚微的元素都可能会对机体产生影响。

(2)材料的相结构(这里尤其是指合金金属),合金的相是指合金内具有相同成分和晶格的区域,单相合金基本上具有相同的成分和结构,多相合金不同区域成分不同。相结构影响合金的腐蚀性和元素析出。

(3)材料的腐蚀降解,材料的腐蚀降解性对生物特性及其重要,比如说合金,腐蚀发生于合金元素离子化时,离子化金属元素析出是合金毒性、过敏反应、诱导突变等不良反应的必要条件,析出元素的种类、数量、与组织的接触时间等影响反应。

生物学环境的影响主要体现在口腔内局部环境的 pH 值变化导致材料的腐蚀或降解及机

体的敏感性——不同的个体对同一种材料的反应不同,存在着个体差异,这就是说有些个体更容易对某种材料发生生物学反应,这种个体差异在过敏反应方面更明显。

通过体外试验揭示材料与组织之间的反应性质,即在离体试验中,常利用对基因、细胞、血液及蛋白质等各种生理物质进行观察分析,了解材料与组织的反应关系。体内试验是为了近一步对材料在处于动态时的生物学行为进行生物相容性检测。

评价生物相容性应从微观至宏观、从局部至整体、从静态至动态等反应过程的规律和结果进行综合性评价。

2.2.2 口腔材料的生物相容性

Wataha J C[12]在 *Restorative Dental Materials* 中,较详细地讨论了有关口腔材料的生物相容性。他认为:口腔材料的生物相容性是依据其成分、应用部位,和与组织的相互作用来决定的。金属、陶瓷和聚合物材料因其不同的成分而引起不同的生物学反应。此外,材料形形色色的生物学反应是根据其是否释放组分和其组分在释放浓度上是否具有毒性、致免疫性或诱变性。材料在窝洞中的应用部位对其生物相容性起部分决定作用。当材料与口腔黏膜表面接触时是具有生物相容性时,而假如材料被植入黏膜下则可能引起不同的反应。当材料直接与牙髓接触显示有毒性时,而假如置于牙本质或牙釉质时则可能显示是基本无毒的。最后,材料和人体的相互作用影响材料的生物相容性。材料的 pH 值的变化,力的应用,或生物液体的降解作用都能改变其生物相容性。材料的表面特征有助于或不利于细菌、宿主细胞或生物分子的附着,这决定了材料是否将促使菌斑的固定,与骨的整合或与牙本质的黏附。

2.2.2.1 牙髓组织

牙髓是疏松结缔组织,它包含有细胞、纤维、神经、血管、淋巴管和其他细胞外基质。

1. 微渗漏(Microleakage)

虽然在此领域有持续的进展,但有证据显示,修复材料不可能有对牙釉质或牙本质足够的粘结强度来抵御因聚合,磨损,或热循环方面的收缩力。粘结材料和牙体组织间形成强大持久的粘结力是齿科粘结修复成功的保障,不仅关系到修复的机械学原则,而且关系到生物学原则和美学原则。如果粘结剂发生不成形或无粘结性,细菌、食物碎片或唾液可能会通过毛细吸引作用而掉入修复体和牙体之间,此过程称为微渗漏[13]。

在牙体缺损修复中,嵌体是一种边缘线较长的修复体,嵌体修复体是否成功,它的密合度是最重要的指标之一。修复体良好的边缘密合性可以降低边缘微渗漏、牙髓刺激征和继发龋的发生[14-16],现在的粘结剂在粘结强度实验中多数都有良好表现,修复体早期脱落已经不是主要的问题[17],由于牙及修复体位于冷热温度交替变化的口腔环境中,微渗漏的产生是一个不容忽视的问题[18-20],进而边缘微渗漏和继发的边缘着色将成为影响修复体成功率的重要因素[21]。

微渗漏是一个包含许多因素的复杂过程,其中有些因素是可以控制的,而另一些则是无法人为控制的。不可控制的影响因素包括:

(1)口腔中的温度变化:由于牙齿与修复体不断经受冷热饮食造成的温度改变,这就引起了修复体热胀冷缩的体积变化,从而破坏了修复体与牙体组织及粘结剂之间的结合,发生微渗漏[22]。

(2)牙体组织自身结构决定的性质:多数研究报道,牙本质边缘微渗漏广泛,而釉质边缘则很少乃至观察不到。即使发生在釉质边缘,其程度也比发生在牙本质边缘的要轻得多。也就是说,在牙釉质与牙本质边缘,微渗漏的形式也很不一样[23]。

(3)牙齿的生理功能:微渗漏起始于修复体边缘表面的渗入点,通常有两种形式:一是沿粘结剂-牙界面渗漏;另一种形式则是经牙本质小管向牙髓渗漏。Shane N. White 等[24]认为,后者可能比前者的危害更大。而从牙髓向外的牙本质液流,可以机械性地阻止细菌向小管内长入,从而减少微渗漏。这也从一个角度说明了保持牙髓活力,对全冠修复体成功的意义。

(4)口腔微生物因素:多数微渗漏的研究,都是使用低分子量的染料或同位素,但实际上与临床相关的能引起牙髓炎症反应的,通常都是一些大分子的细菌产物,如脂多糖(Lipopoly-saccharide,LPS)和胞壁物质。Colemm[25]的研究表明,LPS 对渗漏点有更高的亲和力,并能阻止葡聚糖的渗漏。在口腔中有大量的分子竞争渗漏点,它们之间的相互作用也影响着微渗漏。

(5)其他影响因素:包括咬合力、唾液流量、流动性与不良的口腔异常功能等[13]。

可控影响因素包括以下几种:

(1)粘结剂

临床上常用固定修复体永久粘结剂有磷酸锌、聚羧酸锌、玻璃离子、复合树脂等粘结剂。由于各种粘结剂的理化性能不同,其影响固定修复体边缘微渗漏的形成也不同。

① 溶解性:粘结剂在冠边缘的溶解,会破坏冠的边缘封闭,引起微渗漏。

② 尺寸稳定性:体积的稳定,是衡量粘结剂性能的一个重要因素,会影响修复体边缘封闭。

③ 粘结剂对所涉及表面的粘结程度:Lindquist 和 Connolly[26]认为,修复体或粘结剂对牙体结构的粘结程度可以影响微渗漏。一般来说,牙-粘结剂界面,相对于粘结剂内和粘结剂-金属界面是最弱的。讨论粘结剂的粘结性能,通常应研究牙-粘结剂界面。

④ 粘固过程中的唾液污染:在讨论粘结对微渗漏的影响时,修复体对潮湿或污染环境的反应也是值得考虑的。Fritz 等[27]发现,处理后的粘结层污染,不影响釉质剪切强度,但使牙本质剪切强度减少了 50%,并形成了大的边缘裂缝。

⑤ 粘结层厚度:粘结层厚度代表了冠边缘的开放程度。它在冠就位和 Fick 扩散定律方面都与微渗漏的发展有关。它的大小与粘结剂黏度、湿度有关,还与就位力大小相关。

周丽晶等[28]评价三种牙本质粘结剂对 V 类洞边缘的封闭效果。三种粘结系统分别是 Scotchbond Multi-Purpose,Adper Prompt L-Pop,Contax 和相应的修复树脂修复 V 类洞缺损并成形和抛光后,在 37℃水中存放一周,然后进行 300 个冷热循环(5℃/55℃),最后将牙齿浸泡在 2%的甲基蓝溶液中(37℃)24 h,立体显微镜观察边缘微渗漏的染色情况,结果显示三种粘结剂在 V 类洞的釉质均没有微渗漏发生,Adper Prompt L-Pop 牙本质边缘的微渗漏评分结果较 Scotchbond Multi-Purpose 差,差异有显著性($P<0.05$),其他两组间无显著性差异。釉质边缘的整体评分明显优于牙本质边缘。三种粘结系统对釉质边缘的封闭效果相对更稳定,釉牙骨质界下方的特殊预备体边缘结构可能造成边缘封闭效果不良。

周磊等[29]评价 4 种牙本质粘结剂的边缘封闭效果,在 4 组牙齿窝洞上分别应用 4 种粘结剂,然后充填光固化复合树脂抛光后,所有牙齿进行冷热循环 200 次(4℃~60℃),之后放入 1‰碱性品红中浸泡 48 小时,然后立体显微镜观察边缘微渗漏的染色情况,结果显示,Xeno Ⅲ组微渗漏最高,Single Bond2 及 Excite 次之,Clearfil SE Bond 组最低。4 种粘结剂中 Clearfil SE Bond 可能是临床修复牙体缺损较好的粘结剂。

(2)冠边缘预备形式

Goldman 等[30]比较了不同冠边缘预备形式(肩台、带斜面肩台、凹形)对微渗漏的影响,未发现显著差别。临床上对金属铸造全冠边缘预备形式的考虑，也多是从操作与观察方便的角度，选择凹形边缘预备形式[31]。

（3）核材料的影响

由于龋或外伤而严重受损的牙齿，在进行全冠修复前常需进行桩核或钉核的基底恢复，从而为修复体提供合适的基础并增强固位。常用的核材料包括铸造合金、银汞合金、丙烯酸树脂等。

朱镇等[32]讨论了常用的粘结材料与核材料对修复体边缘微渗漏的影响，对离体牙进行标准的铸造金属全冠及固定尺寸的Ⅱ类洞牙体预备后，分别用 3 种不同的核材料（树脂、银汞、铸造合金）充填窝洞，用 3 种不同的粘结材料（锌汀、聚羧酸、玻璃离子）进行粘固，结果显示银汞核与树脂核下微渗漏小于铸造核（$P < 0.05$），玻璃离子粘结剂抗微渗漏性能优于聚羧酸和锌汀（$P < 0.05$）。玻璃离子抗微渗漏性能优于锌汀与聚羧酸。树脂核在预先对粘结面处理后，其抗微渗漏性能与银汞核近似，优于铸造合金核。粘结剂的选择对微渗漏有影响。

而且，微渗漏另外一种概念，如纳米微渗漏（Nanoleakage），得到了广泛的关注，它是指唾液、细菌或材料组分通过材料和牙结构之间的界面而泄漏。纳米级泄漏和牙本质的粘结特别有关，它可发生在非矿化胶原基质极小空间中的矿化牙本质和粘合材料之间，而粘合材料却无法渗透进入此非矿化胶原基质。材料和牙本质之间的粘结完好时也同样能发生。目前还不很清楚纳米微级泄漏对材料的生物反应有多重要，但起码它发挥了一些效应，同时有人认为它在牙本质材料粘合的水解中起作用，并最终导致较严重的微渗漏。

李奉华等[33]以离体前磨牙为研究对象，运用扫描电镜观察不同酸蚀体系、粘结剂和时间对牙本质粘结界面纳米渗漏的影响，评价粘结剂边缘封闭性，以期寻找合适的酸蚀时间与方法，为口腔临床选择实用、坚固、持久的粘结修复提供实验依据。结果显示酸蚀粘结系统与自酸蚀粘结系统均能产生纳米渗漏；全酸蚀粘结中，牙本质粘结界面的纳米渗漏随酸蚀时间的延长而显著增加，全酸蚀粘结剂 SB 受酸蚀时间影响的程度较 PB 大；自酸蚀粘结剂 AP 与全酸蚀粘结剂 SB、PB 在酸蚀 15s 后产生的纳米渗漏无显著差异。赵三军等[34]观察并评价 3 种自酸蚀粘结剂（ClearfilTM SE Bond、AdperTM PromptTM、ONE-UP Bond F）牙本质粘结界面的未封闭结构，结果显示在电镜和光学显微镜下均观察到 3 种自酸蚀粘结剂牙本质粘结界面混合层底部的纳米渗漏。自酸蚀粘结剂牙本质粘结界面中存在部分脱矿的未封闭牙本质结构。

修复材料在牙髓上的生物学反应至今仍不是很清楚。修复材料可以直接影响牙髓组织，或起辅助作用导致牙髓细胞次致死量变化，使其对细菌或中性粒细胞敏感。无论如何，测定材料对牙髓的刺激性实验设计必须包含需预先消除细菌，细菌产物和其他微渗漏。此外，牙本质仍然显示有减少微渗漏方面的作用。

2. 牙本质的粘结剂（Dentin Bonding Agents）

牙体及牙列缺损如果通过间接修复方式进行修复，如贴面、嵌体、部分冠、全冠、固定桥等需要靠粘结剂将其固定在基牙上以恢复其美观、咀嚼、发音等功能。修复体能否长期稳固地发挥功能，修复体修复效果的好坏与粘结剂粘结力的大小有直接关系。修复体与粘结剂之间，粘结剂与基牙之间是两个不同的粘结界面，粘结界面的表面状况直接影响粘结强度的大小。粘结强度是指粘结接头在单位面积上所承受的最大破坏力。牙本质的结构主要为牙本质小管和细胞间质，其中牙本质小管贯穿整个牙本质，小管间充满细胞间质。细胞间质是有机成分聚集的主要场所，主要为胶原纤维，大部分与牙齿表面平行排列，少量与牙齿表面垂直，彼此交织成网状。这种网状结构为粘结剂所渗入,从而为机械锁结固位提供了物质基础[35-36]。

虽然近年来牙本质粘结剂已明显改进,但用于牙本质的粘结剂由于其组成成分(有机的和无机的)、润湿剂和矿物质而存在有许多缺陷。矿化的牙本质胶原蛋白基质的亲水性也同样是个问题的。由于牙本质小管和其中的成牙本质细胞与牙髓相连,所以用于牙本质的粘结剂也应具备组织的生物相容性。

当牙本质表面被切削时,例如当制备窝洞时会破坏清洁的表面而形成一个涂层,称为沾污层(Smear Layer),牙体制备产生的有机物和无机物组成的碎片层,沾污层厚度为 $0.5\sim5\,\mu m$[37-38]。另外覆盖牙本质表面的沾污层碎片也可沉积于小管中以形成牙本质栓。电子显微镜对于粘结界面的研究十分重要,在牙本质粘结界面的观察和分析研究中发挥极大的作用[39-40]。当在电子显微镜下可观察到沾污层和牙本质栓是非渗透性的,从而明显减弱液体流动。不管怎样,研究表明当大到如清蛋白(66Kda)的分子扩散时,将会通过沾污层,沾污层的出现对用于修复材料的粘结剂的强度和粘结材料的生物相容性有非常重要的影响。

从生物相容性观点来看,沾污层的去除可对牙髓组织构成威胁,理由有三个[6]:第一,树脂材料也会一并被去除而使牙本质失去了屏障,因此增大了材料渗出和牙髓刺激的危险;第二,沾污层的去除会使细菌或细菌产物向牙髓扩散的屏障也被去除,从而造成更明显的微渗漏;第三,用于去除沾污层的酸蚀造成刺激的潜在因素。然而,由于使用粘结剂能获得更佳的强度,沾污层的去除现在已成常规。

暂时粘结剂种类较多,通常分为两大类:一类为含丁香酚的暂时粘结剂,一类不含丁香酚。临床上最常用的为氧化锌丁香酚粘固剂。氧化锌丁香酚是以氧化锌为主要成分的粉剂与丁香酚或其改性物为主要成分的液剂反应而成,此反应是可逆的,且短期内封闭性较好。当氧化锌丁香酚与水接触后,表面可发生水解释放出丁香酚。丁香酚对牙髓组织具有安抚镇静的作用,对刚制备完的牙髓组织具有保护功能。Eoaunel 等[41]认为牙本质表面应用了氧化锌丁香酚后丁香酚可以渗透到牙本质小管的内部。张丽君等[42-45]研究结果也表明机械地清理和流水冲洗不能完全去除氧化锌丁香酚等暂时粘结剂,用扫描电镜观察及表面能谱分析显示牙本质表面上存留一些氧化锌丁香酚等残留物,但量非常少。

闫晶等[46]比较 3 种粘结剂对正常和龋损内层牙本质的粘结强度,分别是 Prime&Bond NT、AdperPrompt、Contax。并在拉力试验机上测定粘结强度,扫描电镜观察断裂模式。3 种粘结剂龋损内层牙本质的粘结强度与正常牙本质无显著差异。

另外,自酸蚀粘结系统也较为热门,其理论的核心内容是应用无须冲洗的酸性底涂剂,它可以同时酸蚀和渗透到牙本质表层[47]。与传统的粘结剂相比,自酸蚀粘结剂具有自身的优点:操作简便,无须额外的冲洗,技术敏感性低,对牙髓的刺激很小[48]。在临床上使用方便,很受口腔医师欢迎。自酸蚀粘结剂广泛地应用于牙本质和牙釉质的粘结、正畸托槽和金属冠、烤瓷全冠的粘结。依其临床操作步骤,自酸蚀粘结剂可分为两步法和一步法。特别是一步法自酸蚀粘结剂,它将酸蚀剂、预处理剂和粘结剂三者合为一体,操作步骤更为简单。但是在临床操作中,如涂粘结剂前、粘结剂光固化前、粘结剂光固化后都可能受到污染。

张帼等[49]评价全酸蚀牙本质粘结剂和自酸蚀牙本质粘结剂对人牙髓细胞的毒性作用,用人牙髓细胞为实验细胞,采用 MTT 比色分析法,对 4 种牙本质粘结剂(Prime&Bond NT,Single Bond,XenoⅢ,iBond)进行体外细胞毒性研究,不同浓度的粘结剂稀释液均可使人牙髓细胞的形态有所改变。4 种牙本质粘结剂的细胞毒性有显著性差异,且作用时间和浓度的改变对其细胞毒性有影响。全酸蚀粘结剂比自酸蚀粘结剂的细胞毒性强。4 种牙本质粘结剂在体外对人牙髓细胞均有一定程度的细胞毒性,其中 Single Bond 的毒性较强,临床使用粘结剂时应合理选择粘结剂和掌握固化时间。

3. 复合树脂材料

复合树脂是在丙烯酸基础上发展起来的,主要由树脂基质和不发生任何反应的无机填料组成的新型的材料,其无机填料的含量、粒度、固化方式及色彩等方面进行了不断地改进与完善,是目前临床常用的齿科修复材料[50]。美观是齿科树脂最突出的特点之一,可与牙齿的颜色相匹配,随着粘结材料的不断更新,牙科技术的不断发展,用复合树脂充填窝洞,洞型预备简单,磨除牙体组织少,从而提高牙齿的使用寿命,防止牙体磨除过多而折断。机械性能较高的牙科复合树脂受热膨胀与牙体较为接近的充填材料,高度抛光,与唾液互不相容,接近于牙体颜色。近几十年来,此类树脂,能与牙釉质和牙本质产生牢固结合的优点,被广泛应用于龋洞的修复充填。但由于这种材料仍然聚合收缩率高,缺点是机械强度低,不能满足临床要求。

填料是复合树脂的重要组成成分之一,是复合树脂中的增强剂,它是以独立相态分布在基质连续相当中的分散相,可以是颗粒状或是纤维状。复合树脂中的填料使复合树脂的刚性、硬度和强度增加,耐磨性提高,热胀系数减小,且填料占一定体积比时复合树脂的聚合收缩会明显降低。填料的种类、粒度、分布和硬度等都会对复合树脂的性能及其临床表现产生很大影响[51]。

复合树脂的特点很多,有其自身的优缺点,流动性好,能够在室温下固化成型,并且耗用时间较少,在促进剂和引发剂的作用下,固化更为迅速,近年来,齿科复合树脂的不断改革,主要是从不发生任何反应的无机填料、树脂单体、固化方式等方便进行的不断改革与创新[52]。其自身的特点给临床操作带来了很大的便利,提高了临床操作性能。不足之处就是此种材料聚合收缩,增加了继发龋和边缘微渗漏的发生。

雷丽珊等[53]对临床常用的 3 种修复充填材料 FiltekTMZ350 纳米复合树脂(Z350)、TPH复合树脂(TPH)、Dyract-AP 复合体(AP)的生物相容性进行比较,评价 3 种材料表面的贴附、生长和增殖效果。25% 标准浓度条件下 Z350 的细胞毒性为 0 级,小于 AP 和 TPH 的细胞毒性($P<0.05$)。扫描电镜观察到人牙髓成纤维细胞在 3 种材料表面的贴附、生长和增殖均未受影响。体外细胞毒性检测实验表明 Z350、TPH 和 AP 这 3 种临床常用修复充填材料均具有良好的生物相容性,Z350 的细胞毒性小于 AP 和 TPH。动物实验结果表明 Z350 的生物相容性与 AP 和 GIC 相似,优于 TPH。

黄晓晶等[54]评价纳米复合树脂(FiltekTMZ350)与犬牙髓组织的生物相容性,分别用FiltekTMZ350、Dyract-AP 复合体、TPH 复合树脂及玻璃离子水门汀充填犬牙颊面近髓 V 类深窝洞模型。手术后 7d,大部分样本的牙髓组织均出现轻度炎症反应;术后 30d 及 90d,除TPH 复合树脂组外其余各组大部分样本的牙髓组织恢复正常,TPH 复合树脂组组织结构紊乱指标的评级高于其他组($P<0.05$)。该实验条件下,FiltekTMZ350 纳米复合树脂的生物相容性和 Dyract-AP 复合体及玻璃离子水门汀相似,优于 TPH 树脂。

周如一等[55]牙体缺损患者 132 例共 178 颗牙齿,采用光固化复合树脂进行修复,术后随访 0.5～5 年,观察修复效果。178 颗修复的牙齿中,达到成功标准的共 160 颗,占 89.89%;到良好标准的共 12 颗,占 6.70%;修复失败共 6 颗,占 3.41%。光固化复合树脂作为新型的牙体修复材料,具有美观、色泽及透明度好、磨光性好、粘结性较强等优点,比较适合牙体各类缺损,尤其是前牙切角缺损修复。

邱志刚[56]68 例患者合计 102 颗牙体严重缺损的患牙,用玻璃纤维桩制作桩核,制作金属烤瓷金冠或全瓷冠修复,随访 24 个月,观察修复效果。68 例 102 颗复查的患牙中,有 1 颗修复体松动,但桩核稳固未松动,重新修复后效果良好,其余病例均未见玻璃纤维桩折断及牙根折裂等情况。玻璃纤维树脂桩的强度高,色泽好、操作方便,是牙体缺损修复中是一种较好的支撑材料。

一种纤维加强复合树脂材料也已成功应用于临床[57-59],它具有薄、轻、高强度、有粘结性、生物相容性好、美观、易操作、无色透明等优点。

Christensen[60]对纤维加强复合树脂夹板的临床表现和物理性能进行了评价。结果发现,所有纤维材料均显著提高了复合树脂的抗弯曲强度和弹性模量,所有夹板均成功应用一年以上。Nicholls 将 Ribbond 纤维埋入自凝甲基丙烯酸甲酯,发现抗折强度较未加 Ribbond 的对照组提高 22%,同时还发现,在实验棒已折裂后,仍未分离,裂缝止于纤维处。Ramols[61]等将直径 0.4 mm 的聚乙烯纤维加入聚甲基丙烯酸甲酯(PMMA)制成 60 mm×5 mm×5 mm 的实验棒,作抗折强度实验,发现实验组构件抗折强度达到 12.56 MPa,而对照组(未加聚乙烯)仅为 9.81 MPa,PMMA 的平均抗折强度增加 28%,有显著差异性($P < 0.001$)。SEM 观察,在 PMMA 和聚乙烯纤维间产生化学结合并有相互的机械锁结。Ramols 认为,在临床应用中,用纤维加强的丙烯酸树脂修复体的折裂失败率低于未加强修复体,即使折裂,由于未断开,也易修理。Samadzadeh 等[62]的试验也报告了类似结果,将 Ribbond 加入 Provipont DC(一种类似丙烯酸树脂的修复材料),抗折强度显著提高。当加强的 Provipont DC 折裂时,裂缝止于纤维处,构件未分离,而未加强 Provipont DC 折裂后,则完全断开。Strassler 等[63]用网状聚乙烯纤维条制作牙周夹板,并进行了 12~48 个月的观察,结果发现,应用 Ribbond 纤维固定的 54颗牙齿无一出现粘结脱落和继发龋,所有牙周夹板均获得了满意的效果。

Altieri[64]等用玻璃纤维加强复合树脂材料制作了 14 例三单位粘结固定桥,前后牙均有,不做牙体预备,直接用酸蚀粘结术将其粘固于两侧基牙。结果发现,两例维持了 3 个月,大部分病例在 7~20 个月,最长为 24 个月,12 个月的 Kaplan-Meier 概率接近 50%。提示纤维加强用于粘结桥有良好应用前景。Vallitlu 等[65]用玻璃纤维加强复合树脂作为支架制作 31 例粘结桥,前牙 19 例,后牙 12 例,分别采用表面固位(24 例)、嵌体固位(4 例)、混合固位(3 例)形式,追踪观察 6~24 个月,平均 14 个月。发现期间有两例松脱,分别为 7 个月、9 个月,平均维持时间为 22.71 个月,24 个月的 Kaplan-Meier 概率为 93%。无支架折裂。取得满意效果。

Duncan 等[66]采用预浸型纤维加强复合树脂(Fiberkor)加强基托制作覆盖义齿,结果发现,加强基托树脂的抗弯曲强度达到 936 MPa,而未加强基托仅为 79~86 MPa。Duncan 认为,此种方法有下列优点:①患者就诊时间短,费用低;②不接触合金,避免了损害;③美观;④纤维与基托树脂有物理、化学结合;⑤义齿抗弯曲强度大。

Ag^+ 的杀菌能力在很长时间以前已经得到学者们的认可,它对众多口腔病原菌都具有良好的抗菌活性,应用于复合树脂中可发挥良好的抗菌作用,纳米载银抗菌性复合树脂主要依靠释放 Ag^+ 起到杀菌的作用,具有抗菌谱广,安全无毒,不产生耐药性等特点。

余文君等[67]比较研究了 6 种国内外知名品牌纳米级载银无机抗菌剂对口腔病原菌的抗菌活性的影响,发现纳米级载银无机抗菌剂对变形链球菌、乳酸杆菌、黏性放线菌、白色念珠菌、金黄色葡萄球菌、大肠埃希菌均有良好的杀菌效果,且综合抗菌实力相当。Catherine Fan等[68]利用不同浓度的苯甲酸银,在复合树脂中成功合成纳米银。纳米银均匀地分布在树脂中,在试管内浸泡四周后,仍释放大量的 Ag^+。对比研究质量分数为 0.2% 和 0.5% 的苯甲酸银的抗菌效果,分别具有 52.4% 和 97.5% 的抗菌效果。Cheng Y J 等[69]利用一种独特的方法制备了纳米银,发觉纳米银能均匀分布在复合树脂中,质量分数为0.08%时,树脂修复体表面的菌斑减少了40%。

季铵盐的细胞毒性低,具有极高的抗菌性能,广泛应用于饮水消毒、食品、药品和医疗保健产品中。小分子季铵盐因为存在易挥发、化学稳定性差、易产生耐药性、分解产物常带有毒性等缺点现在研究较少,主要集中于高分子季铵盐的研究。

有研究发现,在复合树脂中混入质量分数低于0.4%的MDPB时,完全不会引起离子的析出,但是由于浓度过低,对菌斑抑制作用很弱。Nobom Ebi等,将MDPB含量增至2.83%,发现单体析出量很少,且能很好地抑制菌斑的聚集,但对细菌增殖的抑制作用不明显[70]。Nurit B等[71-72]发现,在复合树脂中加入1%纳米季铵盐后,对树脂的挠曲强度没有影响,同时对变形链球菌具有很强的抗菌性能,且一个月内没有离子析出,保持了原来的机械性和抗菌性。

4. 金属合金修复材料

随着越来越多的试验研究和临床应用,钛及其合金在作为牙科材料方面越来越突出其优越性,被广泛应用于临床试验[73-74]。

黎红等[75-76]在改进的微动摩擦磨损试验台上,模拟人体牙齿摩擦,考察了天然牙及牙科用高分子、金属和陶瓷修复材料与GCr15钢球对磨的摩擦磨损性能。结果表明:天然牙的摩擦学性能优良,拜尔牙、热固塑料、铜基合金、钛及钛合金是较为理想的牙科修复材料,尤其是钛及钛合金,不但生物相容性优异,而且与天然牙摩擦学性能匹配,是最具有发展前景的牙科修复材料。在前期工作的基础上,黎红等[77]在改进后的高精度自控微动实验台上,对牙用钛金属TA2与天然牙组成的摩擦组进行人工唾液润滑工况下的摩擦磨损实验。实验结果表明天然牙摩擦学性能优良,与纯钛的耐磨性匹配;咀嚼过程中,应该避免较大的咬合力。

郑靖等[78]对天然牙釉质与TA2纯钛球组成的摩擦组进行了实验研究,结合显微分析,研究了牙釉质的摩擦磨损行为。结果表明牙冠外层釉质的摩擦学特性与釉质的基本结构釉柱的排列方向密切相关,釉质在牙合面上的耐磨性明显优于垂直方向。

Kedici SP等[79]研究了29种牙科合金在不同介质中的电偶腐蚀情况,有利于建立牙科合金的电偶序。ReclaruL等[80]研究了Ti-Au、Ti-Pd和Ti-非贵元素等15种牙科合金在唾液中的电偶腐蚀,表明选用材料的腐蚀电位相近时才能降低电偶腐蚀的发生。

修复材料在牙科中细菌腐蚀问题,已引起国际和国内学者的重视,Vaidyarathan TK等[81]研究了牙科微生物对多种修复合金(Au、Ag、Pd、Ni、Cr、Cu、Al、Fe、Cu、Zn)的影响,发现口腔环境中修复合金对牙科微生物很敏感,Ni、Cr、Cu、Al、Fe、Zn均发生了失泽变化,且牙周袋中放线共生放线杆菌对金属失泽起重要作用。Screenivas等[82]研究了牙种植体微生物菌群有关,主要是革兰阴性杆菌引起的感染,种植体周围炎的生态环境与牙周病相似。种植体表面是否发生了失泽腐蚀、引起周围炎是否由于腐蚀产物的作用,这些与临床密切相关的问题有必要进行研究。Willershausen等[83]用扫描电镜观察发现材料变化与本身化学结构和细菌有关,细菌影响材料表面,牙科细菌对材料影响起重要作用。

Kovacs Paul[84]用定量分析了不含V的钛合金的生物安全性。Villarraga M L等[85]、Matsuno H等[86]分别采用犬和鼠进行了钛合金生物安全性的实验,结果表明钛合金具有良好的生物安全性。Kazuhiro Yamaguchi等[87]对Ti-6Al-4V合金制备的植入物进行生物安全性的评价。Denise Bogdanski等[88]对Ni-Ti合金及Ni-NiTi-Ti功能梯度材料在细胞培养液中的生物相容性进行了评价。

另外,研究者还采用表面处理的方式提高钛及其合金的生物相容性,如 Kim Byung-Ⅱ 等研究了碱处理和热处理前后的纯钛和 Ti6Al4V 及 SUS 316L 不锈钢种植在鼠腹部 3 个月后的细胞毒性,结果表明这两种处理方法有利于提高生物相容性[89]。Ortiz Celina R 等[90]和 Czarnowska E 等[91]的研究结果也表明采用表面处理有利于提高钛合金的生物安全性。有关学者还采用离子注入改善表面来提高钛合金的生物相容性[92-95]。

一般情况下,细菌在牙齿表面的积聚可形成菌斑,结果导致了牙龈炎等口腔疾病。Hannig[96]利用电子显微镜观察体内不同牙科修复材料(银汞、铸造合金、钛、瓷、玻璃离子水门汀、复合树脂等)24h 菌斑形成的超微结构,发现早期表面菌斑的形成与材料种类没有关系,而与修复体在口腔内的位置有关,颊侧区域的菌斑明显比舌侧厚。研究还发现,菌斑沉积在修复体上会导致 pH 值降低,从而加速了金属离子的释放,这种作用在镍基合金中尤其明显。Sardin 等[97]通过体外实验,观察口腔链球菌对目前常用的种植、修复材料及牙釉质的黏附能力,检查基底表面自由能(SFE)、极性非极性组分和细菌表面特性对细菌附着力的影响,结果显示:细菌附着与基底表面自由能、介质的黏附性呈正相关,这与热动力学理论一致,证明了菌斑沉积时细胞表面的酸性特征。

合金腐蚀是一个连续存在的过程,当金属离子的释出量超过生理耐受量时,就可能导致机体毒性。合金与口腔局部组织密切接触,在合金与组织之间形成微环境,金属离子释放到这些区域后,由于缺乏唾液的稀释,浓度逐渐升高,当达到一定浓度后,就能改变该区域细胞代谢,严重时可使该区域细胞代谢瘫痪。体外培养细胞研究证实了一些合金具有细胞毒性。Shettlemore等[98]研究发现:NiCr 合金腐蚀释出的金属离子 Ni、Be 可改变牙龈成纤维细胞的形态、生存能力及增殖能力。通过评价 NiCr 合金释出金属离子的毒性,发现其毒性大小分别为 $Be^{2+} > Ni^{2+} > Cr^{6+} > Cr^{3+} > Mo^{6+}$。腐蚀释出的金属离子,特别是 Cu、Ni、Be 及一些释出的微粒能够引起邻近牙周组织、口腔黏膜发生炎性反应[99]。Nelson 等[100]通过体外实验发现脂多糖(LPS)易黏附到牙科铸造合金上,并激活 THP-1 单核细胞释出 TNF-α,而 LPS 析出 120h 后就不能测到 TNF-α,说明了单核细胞仅在最初阶段被激活。这证明了牙科铸造合金腐蚀释出的金属离子能影响某些细胞产物的代谢活动,甚至可能产生炎症机制,从而保护某些细胞免受损害。另外,临床研究也观察到牙科铸造合金腐蚀引起的局部毒性反应,Faccioni 等[101]研究发现,戴用固定矫治器 2～4 年的正畸患者,颊黏膜细胞 DNA 发生了损害,颊黏膜细胞中可检测到矫治器释出的金属离子。

以牙科铸造合金腐蚀后释出的金属离子作为半抗原,然后结合到宿主的蛋白质、核酸、糖类分子上,从而成为致敏复合物。牙科铸造合金引起的过敏反应常以红、肿、痛、藓为常见症状,也有出现全身反应的报道[102]。个体对不同金属敏感性不同,如普通人群中 15％对 Ni 过敏,8％对 Co 过敏,8％对 Cr 过敏。女性 Ni 的过敏率明显高于男性,女性与男性比为 10∶1,此外 K、Co、Ag、Cu、Pd、Pt、Au[103]也可引起机体过敏。

银汞合金应用于牙体修复已有将近 200 年的历史,迄今仍是牙充填体常用的材料,虽然复合树脂和烤瓷材料在与牙齿组织的结合和美观方面优于银汞合金,但银汞合金操作方便,可以一次完成修复,抗压强度高,相对价廉,耐磨损,许多修复体经使用 14～20 年后仍完好[104]。银汞合金还有一定的抑菌作用,Netuschil 等[105]在对银汞合金及复合树脂体外抑菌作用时发现,用银汞充填牙本质龋,6 个月后复查,拆除银汞充填体,釉牙本质界下的龋坏牙本质经微生物学检验,总菌数、变形链球菌及乳酸杆菌明显减少。因而推测:银汞合金有一定的抑菌作用。Lindquist[106]等证明银汞合金充填体表面比正常牙表面菌斑里的变形链球菌数明显减少,差别有统计学意义。但关于其安全性的争论伴随着它的应用一直持续着。一般认为,在充填手术过程中,合金汞齐化尚未完成时有汞释出;口腔中数个牙齿的龋洞由银汞合金充填后,在长期的日常生活中有一定量的汞从合金中释放出来;银汞合金表面不如正常牙硬组织光滑,而使得牙菌斑易于附着,并且有研究发现菌斑内的某些细菌可促使口腔内的无机汞转化为对人体有害的有机汞,这些因素可导致慢性汞中毒,主要表现为神经衰弱症候群、肌肉震颤和口腔炎。郑成燊[107]通过收集7例银汞合金引起的口腔黏膜过敏患者,对其过敏原因、临床表现及治疗方法进行分析。结果,7例过敏患者均由银汞合金充填物中的汞导致,其中有5例临床表现为口炎-皮炎类型,2例为黏膜白色病变类型,去除银汞合金充填物后7例患者均治愈。银汞合金充填物致口腔黏膜过敏是由其中的汞引起,去除充填物是治疗的关键。

5. 水门汀

水门汀(cement)通常是指有金属盐或其氧化物作为粉剂与专用液体调和后能够发生凝固的一类具有奶黏固作用的材料,主要用于各种修复体的黏固、乳牙和恒前牙的充填、暂封、衬层、垫底、盖髓和保髓。

氢氧化钙水门汀的氢氧化钙悬浮液呈碱性,其中的氢氧化钙含量多在 45.5%~54.5%之间。氢氧化钙水门汀材料可分为两大类:不可固化的氢氧化钙糊剂和可固化的氢氧化钙制剂,后者又可根据固化方式分为化学固化和光固化,例如 Dentisply 公司的 Dycal 和 Prisma Dycal VLC。化学固化类通过材料中的钙、锌离子和水杨酸螯合剂反应生成螯合物而固化,光固化类则通过材料中所含的树脂基质的聚合而固化。氢氧化钙制剂由于不能硬化,调和物松散而缺乏强度,使用时难以充填,充填后又易于被压入牙髓中,对牙髓组织产生压力[108]。其中化学固化类的 Dycal 混合硬固后 1h 时的抗压强度为 21.1MPa,24h 后升至 36.0MPa,其 pH 值较单纯的氢氧化钙糊剂要低,在 10.8 左右。

王宏青等[109-110]观察玻璃离子水门汀和氢氧化钙联合修复髓室底穿孔的临床疗效,结果表明氢氧化钙碘仿糊剂加玻璃离子水门汀修复髓室底穿孔是一种方便经济,适合基层推广的方法。赵信义等[111]研制一种双糊剂型自凝氢氧化钙水门汀并对其物理、化学、力学和生物学性能进行评价,在活体狗牙上用 Calar 盖髓 70d 后可见盖髓点牙髓组织内形成较厚且完整的牙本质桥将露髓点封闭,显示出良好的盖髓效果,结论就是 Calar 自凝氢氧化钙水门汀是一种性能优良、安全可靠的氢氧化钙类盖髓、垫底材料,具有可凝固性,凝固后具有一定的强度,可在临床推广试用。

磷酸锌水门汀(Zinc Phosphate Cement,ZOP)又称恒久黏固粉、锌水门汀[112],作为粘结剂在临床上应用的时间最长,可适用于多种修复体粘结。磷酸锌水门汀由粉液双组分构成,粉剂主要含氧化锌,液体为含少量氧化锌和氧化铝的正磷酸缓冲溶液,调和后的粘结剂由酸碱反应激发固化[113-114],其优点是临床调和条件简单,操作简便,粘结效果稳定,价格低廉[115-117]。但由于其粘结作用主要靠较弱的机械锁结作用(Mechanical Inter-lock)而粘结力较弱,使得临床工作中常常因粘结不良导致固定修复失败[116-117]。现在许多学者研究新粘结剂的粘结强度时,通常将磷酸锌水门汀作为标准对照[118]。Rosenstiel 等[113]对大量的临床数据分析后得出,磷酸锌水门汀粘固的固定义齿 15 年的成功率为(74.0%±2.1%),可是,磷酸锌水门汀对牙体和修复体缺乏化学性粘结,仅仅是依靠机械固位,固位力受到很大影响。

陈芮娟等[119]探讨光固化玻璃离子与磷酸锌水门汀修复髓室底穿孔的临床效果。观察 1~1.5 年后,光固化玻璃离子治疗的效果远大于磷酸锌水门汀的,是修复髓室底穿孔一种较好的材料。

张楠等[120]通过扫描电镜形态学观察,探讨纳米氧化锌对磷酸锌水门汀结构的影响,用磷酸锌水门汀、1%和3%纳米复合磷酸锌水门汀各粘结3对镍铬合金试件,并用扫描电镜对粘结标本的横断粘结界面进行观察,结果显示纳米氧化锌含量为1%的复合磷酸锌水门汀组粘结剂内部结构致密,界面适合性较好;磷酸锌水门汀组和纳米氧化锌含量为3%的复合磷酸锌水门汀组粘结剂内部缺陷较多,结构疏松,界面适合性差。结论是适当的纳米氧化锌含量可以改善传统磷酸锌水门汀粘结剂的内部结构。张林祺等[121]观察纳米载银无机抗菌剂对牙科磷酸锌水门汀粘结系统粘结性能的影响,发现纳米载银无机抗菌剂对磷酸锌水门汀的粘结性能有一定的影响。

聚丙烯酸锌水门汀(Polycarboxylate Cement),其粉剂与磷酸锌水门汀类似,主要为氧化锌和适量氧化镁;液剂则不同,由30%～50%高分子有机聚丙烯酸组成。

在短期组织培养试验中,材料新制备时和制备完全时的细胞毒性,与锌及氟化物的释放以及pH值的降低相关。有一些研究者提出此细胞毒性是组织培养的人工效应产物,这是由于培养液中的磷酸缓冲液促使水门汀中的锌离子的滤出。假如将EDTA(锌螯合物)加入培养液中,材料造成的细胞生长抑制就可以抵消。并且唾液的缓冲和蛋白凝结作用可使制备初期材料所具有的毒性作用随时间而减弱,皮下植入和骨植入试验在材料植入1年以上的试验显示,这些水门汀不具有长期的细胞毒性。

传统玻璃离子水门汀(Glass-Ionomer Cement,GIC)主要由玻璃粉、多元酸、酒石酸和水四部分组成。GIC生物性良好,安全无毒,对牙体组织刺激轻微,所含F-与牙齿中羟磷灰石的羟基发生反应,生成氟磷灰石,增强了耐酸性。F离子还可使充填物周围的菌斑性质发生变化,从而增强了抗龋性。

Nicholson等[122]对于含有HEMA的玻璃离子水门汀的生物相容性进行了总结性研究。HEMA被认为是水门汀中可析出的对细胞毒性最大的一类小分子,它对口腔环境的生理学环境会产生较严重的危害,能够引起牙髓炎症和接触性皮炎等。因为即使按照说明,经光固化操作后,仍会有HEMA从材料中扩散出,直达牙本质,刺激牙髓,一旦到达牙髓后,就会引起负面的生化影响,如持续炎症、过敏等。除此之外,长期接触HEMA的牙医和护士们也会遭受渗透进乳胶手套的HEMA的危害,引起接触性皮炎等。但作者从超过50篇近期发表的临床研究表明,几乎只有很少的报告显示含有HEMA的水门汀对患者和操作人员有负面影响,但这并不意味着可以放松防范,在操作中仍然要注意其潜在的危害效果。

许多年来,氧化锌丁香油水门汀(ZOE)广泛地用于口腔医学。ZOE是以氧化锌为主要成分的粉剂与丁香酚或其改性物为主要成分的液剂调拌反应而成,并且氧化锌与丁香酚溶剂的反应是可逆的,当这种粘结剂接触到水,ZOE表面发生水解释放出丁香酚。正如其他的酚类化合物一样,丁香酚抑制树脂材料的聚合[123],在接触ZOE后发现这种阻聚作用增加了树脂表面的粗糙度,减少了树脂的显微硬度及颜色的稳定性。有研究认为复合树脂与牙本质黏结剂的聚合是由原子团诱导、化学引发或由光引发的,而丁香油酚分子含有的羟基趋向于使这些原子团质子化,抑制了原子团的活性,即使极小量的丁香油酚也会影响树脂的聚合[124-125]。因此,ZOE不再被提倡用作树脂修复体的垫底材料。

ZOE被用作暂时性充填或垫底材料,但是用机械的方法去除暂时性黏结剂已被证明不是100%有效。Davis[126]及Terata[127]已证明肉眼看上去表面很清洁的牙本质用显微观察其表面仍有残余的黏结剂残留,Hume等[128-130]研究发现丁香酚可以渗透到牙本质深层,而且渗透率随时间呈指数变化,对2mm厚的牙本质,应用ZOE后在接近ZOE的牙本质丁香酚的含量是

10^{-2} M,而一天后接近牙髓的牙本质丁香酚的含量为 10^{-4} M。Yap 等[131]通过实验得出用聚羧酸粘结剂和粉液比为 10 g : 1 g 的含丁香酚的粘固剂对牙本质粘结系统的剪切强度没有显著影响。而粉液比为 10 g : 2 g 的丁香酚粘固剂则对粘结力有显著的不利影响。这可能与粉液比例影响丁香酚的渗透速率有关。

6. 口腔用漂白剂[6]

漂白剂通常是含有一些过氧化物(一般为过氧化脲)的凝胶胶体,可供医师和患者使用。根据漂白剂的配方,可与牙接触数分钟至数小时。家用漂白剂在一般情况下可维持数周甚至数月。体外研究表明过氧化物能以足够的浓度快速(在数分钟内)地穿过牙本质并且具有细胞毒性。其细胞毒性很大程度依据漂白剂中过氧化物的浓度。另外较深入的研究进一步表明,过氧化物甚至能迅速地在几分钟内透过完整的牙釉质到达牙髓。体内研究已证明漂白能对牙髓具有不利影响,过氧化物长期、低剂量的使用对于牙龈和牙周组织的影响目前尚不得知。在临床研究中,使用漂白剂的牙体,过敏的发生非常普遍,而这些反应的起因还是未知的。假如漂白剂在漂白盘中没有充分地隔离,它同样也会化学性烧伤牙龈,而这对合适的漂白盘不是个问题。

2.2.2.2 口腔软组织

口腔修复材料可造成牙龈及其他口腔黏膜等口腔软组织的反应。目前,不清楚在牙体和修复体上有多少被发现的体内细胞毒性是由修复材料引起的,又有多少是由细菌斑产物引起的。但总的来讲,菌斑增多的条件是:材料粗糙的表面或边缘的开放,增大了这些材料周围牙龈组织的炎性反应。可是,修复材料的产物释放也同样直接和非直接地作用于炎性反应,特别是在唾液清洗较少的地方,深牙龈袋,或可移动的装置下。许多研究显示,炎症反应的增加或者靠近修复部位的牙龈退化,这些发生部位的菌斑指数是低的。在这些研究中,材料的释放物可引起在无菌斑或抑制菌斑生成的情况下引起炎症,并使牙龈发炎。一些体外的基础研究显示,最重要的是口腔材料的组成和菌斑可以协助增强炎性的反应。此外,修复材料的化学类型与口腔软组织对修复材料的反应有着重要的关系。

1. 口腔软组织对金属修复材料的反应

铸造合金的生物相容性与释放的元素有关。在离体实验条件下,大多数铸造合金的所释放的金属离子浓度都低于能造成这些细胞毒性所需的金属离子浓度。但有研究表明,长期接触低剂量的金属离子存在一定的生物安全性问题。金属修复体长期与局部组织密切接触,在合金与组织之间形成一层微环境,如边缘位于龈下的镍铬合金烤瓷冠,在牙龈与冠边缘之间形成的浅沟,以及活动义齿金属支架的组织面区域。元素释放到这些区域后,扩散到组织内,浓度逐渐升高,当到达一定的浓度后,就能改变细胞的代谢过程。

高宁等[132]以龈下有益菌和致病菌为实验对象,检测铍离子对牙周有益菌和牙周致病菌生长、代谢的影响,分析引起修复后牙周损伤的分子生物学机制。作为冠或固定桥固位体修复时,修复体边缘常伸入龈下,临床常见到修复后出现牙龈增生、红肿,龈沟液流量增多,牙龈指数增加的现象。学者们对修复后牙周损伤提出许多解释,但无确切的证据阐明机制。镍铬合金是常用于冠、桥修复的非贵金属材料,其成型通过铸造而成。在镍铬合金中加入铍(<2%)可降低其熔点,便于铸造;增加同饰面材料的结合;促进晶粒细化。在口腔湿润的环境中,合金易被腐蚀、溶解释放出金属离子,含铍镍铬合金耐蚀性明显低于不含铍的镍铬合金。含铍镍铬合会铸造成型后,铍主要局限在铸件表层,占表层成分的 30%。因此,铍离子成为主要析出成分之一。以往对修复材料的研究多集中于材料本身的理化性能对口腔组织器官生物毒性的影

响,对合金中析出的金属离子对牙周微生物群的影响研究极少。

刘春秀等[133]观察镍铬合金烤瓷冠修复6个月及1年后血清中镍铬元素含量的变化,并与健康对照者比较探讨镍铬合金长期存在于口腔中的安全性。选择在河北北方学院附属第一医院口腔修复科就诊的60例上颌前牙有3颗行镍铬合金烤瓷冠修复的患者为实验组,以60名同期到院健康体检者为对照组。无菌抽取对照组健康者及实验组患者修复后0.5年,1年空腹静脉血,采用石墨炉原子吸收光谱法测定血清中镍、铬元素的含量。观察实验组与对照组血清镍、铬元素含量变化,结果实验组上颌前牙修复后6个月血清镍含量与对照组比较差异无显著性意义($P>0.05$),修复后1年血清镍含量明显高于对照组($P<0.05$)。实验组修复后6个月及1年血清铬含量与对照组比较,差异无显著性意义($P>0.05$)。上颌前牙行镍铬合金烤瓷冠修复后在口腔环境中释放一定的镍、铬。血清镍含量随时间延长有增高趋势,但量很微小,在人体生物安全范围内,是否会随修复时间延长而持续增加,需要长期随访评定。

2. 口腔软组织对有机高分子修复材料的反应[6]

义齿基托材料,尤其是甲基丙烯酸酯类材料中的丙烯酸酯和二丙烯酸酯单体、某些愈合因子、抗氧化剂、胺和甲醛具有一定的细胞毒性和致敏性,容易引发牙龈和黏膜的免疫过敏反应。由于这些材料成分大多数在聚合反应中已经发生反应,因此患者发生过敏反应的概率相当的低。除了过敏,可见光固化的义齿基托树脂和义齿基托树脂封闭剂显示对于培养的上皮细胞具有细胞毒性。

由于义齿软衬和假牙粘结剂与牙龈之间的密切接触,这些材料的软组织反应是相当重要的。加入材料使其柔软和易弯曲的增塑剂,在体外和体内都具有释放性。细胞培养试验显示其中一些材料具有很高的细胞毒性并且影响细胞的代谢反应。在动物试验中,这些材料大多引起明显的上皮组织变化,推测起来是与释放出的增塑剂有关。在应用试验中,当材料置于组织表面后,材料释放出的增塑剂对该组织的影响通常可能被最先出现的炎症反应所掩饰。假牙粘结剂经体外试验评价,显示其具有重度细胞毒性反应。许多还具有实质性的甲醛成分。粘结剂还明显有助于细菌的生长。较新制定的配方中加入了杀真菌剂或抗菌剂,但尚未经过临床效验。

2.3　生物功能性

生物功能性(Biofunctionability)指材料的物理机械及化学性能能使其在应用部位行使功能的性质。材料除了应具有生物相容性外,应用于人体后还应能执行满意的功能。例如人工牙根应能承担正常的咀嚼功能等。因此材料应与机体的力学性能相匹配,即材料应具备良好的物理力学性能和与局部组织弹性模量相匹配的性能。材料的力学性能与应用部位的机体组织的生物力学性能应相一致或相似,并对组织不产生损伤和破坏的作用。在修复组织后能承受各种静力和动力的作用,以达到执行功能的需要。例如在植入材料—组织界面的力学关系中,植入材料本身的力学性能(如弹性模量)和在应力作用下的力学传导性能,应与骨的力学性能和力的传导性能相匹配,才能获得良好的力学相容性。相反两者力学性能不相匹配将会改变组织内的应力分布,从而影响组织的反应。又如填充材料的热膨胀系数、弹性模量、压缩强度等应尽量接近天然的牙齿才能发挥正常的功能。

参考文献

[1] MESSER R L W, LUCAS L C. Cytotoxicity evaluations of ions released from nickel-chromium dental alloys[J]. J Dent Res, 1996, 1(75): 1920.

[2] 谭兆军, 郭亚峰. 口腔修复用钛及钛合金的理化特性及其生物相容性[J]. 中国组织工程研究与临床康复, 2008, 12(19): 3721-3724.

[3] ISO 7405-1997 Dentistry-Preclinical evaluation of biocompatibility of medical devices used in dentistry-test methods for dental materials[s]. 1997.

[4] 聂蕾. 口腔贱金属合金修复体的生物相容性试验[J]. 国际口腔医学杂志, 2015, 42(1): 79-83.

[5] 王学. 五种牙体修复材料对 L929 细胞增殖、凋亡及凋亡相关基因的研究[D]. 南京: 南京医科大学, 2010.

[6] 黄玮, 薛淼. 口腔材料的生物相容性[J]. 口腔材料器械, 2009, 18(3): 156-161.

[7] 苏剑生, 乔广艳, 潘可风. 牙科铸造合金的腐蚀及生物相容性研究进展[J]. 口腔颌面修复学杂志, 2005, 6(3): 239-240.

[8] GRANDINI S, GORACCI C, MONTICELLI F, et al. Fatigue resistaace and structural characteristics of fiber posts: three-point bending test and SEM evaluation[J]. Dent Mater. 2005, 21(2): 75-82.

[9] 龚蕾, 肖虹. 金属及合金材料在口腔应用中的腐蚀性能[J]. 中国组织工程研究与临床康复, 2010, 14(21): 3961-3964.

[10] 左雅辉. 口腔修复金属合金生物相容性的探讨[J]. 中国医药指南, 2013, 11(35): 589-560.

[11] 张庆福, 汪大林, 周中华. 牙科铸造合金的生物相容性及影响因素[J]. 国外医学生物医学工程分册, 2002, 25(5): 234-238.

[12] WATAHA J C. Biocompatibility of dentalmaterials[M]//CRAIG R G, POWER J M. Restorative dental materials. 11th Ed. St. Louis: Mosby, 2002: 125-158.

[13] 周彬. 固定修复体的微渗漏[J]. 国外医学口腔医学分册, 2000, 27(9): 292-293.

[14] NAKABAYASHI N. Adhesive bonding with 4-META[J]. Oper Dent, 1992(5): 125-130.

[15] TORSTENSON B, BRANNSTRON M. Contraction gap under composite resin restorations: effect of hygroscopic expansion and thermalstress[J]. Oper Dentist, 1998, 13: 24-27.

[16] BOWEN R L, RAPSON J E, DICKSON G. Hardending shrinkage and hygroscopic expansion of compsite resins[J]. J Dent Res, 1982, 61: 654-655.

[17] VAN MEERBEEK B, PEUMANS M, VERSCHUEREN M, et al. Clinicalstatus of ten dentin adhesivesystems[J]. J Dent Res, 1994, 73: 1690-1702.

[18] 刘玉华, 尹亚梅. 嵌体修复体的微渗漏分析[J]. 口腔颌面修复学杂志, 2003, 4(2): 116-118.

[19] LUTZ F, KREJCI I, OLDENBURG T R. Elimination of polymerizationstresses at the margins of posterior composite resin restorations: anew restorative technique[J]. Quint Int, 1986, 17: 659-666.

[20] HANSEN E. Effect of cavity depth and application technique onmarginal adaptation of resins in dentin cavities[J]. J Dent Res, 1986, 65: 1319-1322.

[21] LEVITCH L C, BADER J D, SHUGARS D A, et al. Non-cariouscervicallesions[J]. J Dent Des, 1994, 22: 195-207.

[22] SAMER HAKIMEH, JAYALAKSHMI VADYANATHAN, MILTON L, et al. Microleakage of compomer Class V restorations: Effect of load cycling, thermal cycling, and cavity shapedifferences[J]. J Prosthet Dent, 2000, 83(2): 194-203.

[23] KAI CHIU CHAN, EDWARD J. Marginal seal of new generationdental bonding agents[J]. J Prosthet Dent, 1994, 72(4): 420-423.

[24] SHAN N White, RICHARD FURUICHI, SHARON M. Kyomen. Microleakage through Dentin after crown cementation[J]. J Endodon 1995, 21(1): 9-12.

[25] COLEMAN A J. Macromolecular leakage beneath full castcrowns. Part I: the diffusion of lipopolysaccharide anddextran[J]. J Prosthet Dent 1995,74 (2):187-197.

[26] TERRY J. LINDQUIST,LEFFREY CORONOLLY. In vitromicroleakage of luting cements and crown foundationmaterial[J]. J Prosthet Dent,2001,85 (3):292-298.

[27] FRITZ U B,FINGER W L,STEAN H. Salivary contaminationduring bonding procedures with on-bottle adhesive system[J]. Quintessence Int,1998,29 (9):567-572.

[28] 周丽晶,谭建国.三种牙本质粘结剂修复 V 类洞的微渗漏研究[J].现代口腔医学杂志,2006,20(3):256-258.

[29] 周磊,邓婧. 4 种粘结剂的微渗漏实验研究[J].青岛医药卫生,2007,39(5):334-335.

[30] MELVIN GOLDMAN,PINIT LAOSONTHOM,ROBERT R. Microleakage-Full crowns and the Dental Pulp[J]. J Endodon 1992,18 (10): 473-475.

[31] CHARLES J,GOODACRE,WAYNE V. CAMPAGNI,STEVEN A AQUILINO. Tooth preparations forcomplete crowns:Anart form based on scientific principles[J]. J Prosthet Dent,2001,85 (4):363-376.

[32] 朱镇,王云芬,王景云,等.粘结剂与核材料微渗漏的体外研究[J]. Joural of Oral Science Research,2003,19(6):466-469.

[33] 李奉华,冀琳静,阙国鹰.不同酸蚀体系、时间和粘结剂对牙本质粘结界面纳米渗漏影响的实验研究[J].中国现代医学杂志,2010,20(7):1016-1025.

[34] 赵三军,陈吉华.自酸蚀粘结剂牙本质粘结界面未封闭结构观察[J].口腔医学,2009,29(1):23-26.

[35] RIEHARDSON D,TAO L,PASHLEY D H. Dentinpermability:effectsofcrowns preparation[J]. Int J Prosthodnt,1991,4(2):219-225.

[36] YIM H N,RUEGGEBERG A F,CAUGHMAN W F,et al. Effect of dentine desensitizers and cement ingagents on retention of full crowns using standardized crown preparations[J]. J Prosthet Dent. 2000,83(4):459-6.

[37] COX C F. Evaluation and treatment of bacterical microleakage[J]. Am J Dent. 1994,7(5):293-295.

[38] PEUTZFELDT A,ASMUSSEN E. Influence of eugenol-containing temporary cement on efficacy of dentine-bonding systems[J]. Eur J Oral Sci,1999,107:65-69.

[39] VAN MEERBEEK B,GORET M. Comparative SEM and TEM examination of the ultrastructure of the resin-dentin interdiffusion zone[J]. J Dent Res,1993,72:495-501.

[40] SANTINI A,MITCHEEL S. A scanning electron microscopic study of the effect of Gluma CPS bonding system on dentinal smear layers[J]. Quintessence Int,1998,29:734-747.

[41] EUNNANUEL C,DAVIDE H,ROBERT J,et al. Effects of eugenol on resin bond strengths to root canal dentin[J].Journal of Endodontics,2001,27:411-14.

[42] ZHANG LIJUN, MA CHUFAN, WANG ZHONGYI. Influence of eugenol-containing temporary cement on efficacy of dentin-bonding systems[J]. Chin J Stomatol, 2004,39(3):230-232.

[43] TERATA R,NAKASHIMA K,KUBOTA M. Effect of temporary materials on bond strength of resin-modified glass-ionomer luting cements to teeth[J]. Am J Dent,2000,13:209-211.

[44] KANAKURI K,KAWAMOTO Y,MATSUMURA H. Influence of temporary cements on bond strength between resin-based luting agents and dentin[J]. J Oral Sci,2005,47(1):9-13.

[45] DUYGU SARAC D DS,et al. Effect of the dentin cleaning techniques on dentin wetting and on the bond strength of a resin luting agent[J]. J Prosthetic Dentistry,2005,94(4):363-369.

[46] 闫晶,赵信义,施长溪,等. 3 种粘结剂对龋损内层牙本质粘结强度的研究[J].实用口腔医学杂志,2006,22(1):87-90.

[47] MOSZNER N,SALZ U,ZIMMERMANN J. Chemical aspects of self-etching enamel-dentin adhesives:a

systematic review[J]. Dent Mater,2005,21:895-910.

[48] SCHMALZ G,SCHUSTER U,KOCH A,et al. Cytotoxicity of low PH dentin-bonding agents in a dentin barrier test invitro[J]. J Endod,2002,28(3):188-92.

[49] 张帼,黄翠,张智星,等.牙本质粘结剂对人牙髓细胞毒性的体外研究[J].实用口腔医学杂志,2005,21(6):808-811.

[50] 高伟,董祥林.临床教师基础医学再教育对提高其临床医学教学水平的作用[J].中国美容医学,2012(9).

[51] 马福军,王占红.复合树脂充填材料修复牙体缺损的应用价值及临床评价[J].中国组织工程研究与临床康复,2011,15(16):2957-2960.

[52] 平雅坤,孟令强,李建.树脂嵌体修复第一恒磨牙残冠[J].河北医科大报,2007,28(4):285-286.

[53] 雷丽珊. Filtek〈TM〉Z350 纳米复合树脂生物相容性的实验研究[D].福州:福建医科大学,2010.

[54] 黄晓晶,雷丽珊,钟声,等.纳米复合树脂(FiltekTM Z350)与犬牙髓组织的生物相容性[J].中国组织工程研究与临床康复,2008,12(41):8047-8050.

[55] 周如一,崔小英,赵建华.光固化复合树脂修复牙体缺损 132 例疗效观察[J].中国临床医学,2008,21(122):121-124.

[56] 邱志刚.玻璃纤维桩复合树脂联合修复牙体缺损的临床分析[J].西南军医,2010,12(6):1109-1110.

[57] STRASSLER H E,HAERI A,GULTZ J P. New-generation bonded reinforcing materials for anterior periodontal tooth stabilization and splinting[J]. Dent Clic Nouth Am,1999,43(1):105-126.

[58] GOLDBERG A J,FREILICH M A. An innovative pre-impregnatedglass fiber for reinforcing composites[J]. Dent Clin North Am,1999,43(1):127-133.

[59] SIEGEL S C,DRISCOLL C F,FELDMAN S. Tooth stabilization and splinting before and after periodontal therapy with fixed partial dentures[J]. Dent Clin North Am,1999,43(1):45-76.

[60] CHRISTESEN G. Reinforcement fibers for splinting teeth[J]. CRA Newsletter,1997,21(1):1-2.

[61] RAMOLS V J,RUNYAN D A,CHRISTENSEN C C. The effect of plasma-treated polyethylene fiber on the fracture strength of polymethyl methacrylate[J]. J Prosthet Dent,1996,76:94.

[62] SAMADZADEH A,KUGEL G,HURLEY E,et al. Fracture strengths of provisional restorations reinforced with plasmstreated woven polyethylene fiber[J]. J Prosthet Dent,1997,78:447.

[63] STRASSLER H E,SCHERER W,LOPRESTI J,et al. Long termclinical evaluation of a woven polyethylene ribbonused for tooth stabilization and splinting[J]. J Isr Orthod Soc,1997,5(1):11-15.

[64] ALTIERI J V,BURSTONE C J,GOLDBERG A J,et al. Longitudinal clinical evaluation of fiber-reinforced composite fixed partial dentures:a pilot study[J]. J Prosthet Dent,1994,71(1):16-22.

[65] VALLITLU P K,SEVELIUS C. Resin-bonded,glass fiber-reinforced composite fixed partial dentures:A clinical study[J]. J Prosthet Dent,2000,84(4):413-418.

[66] DUNCAN J P,FREILICH M A,LATVIS C J. Fiber-reinforced composite framework for implant-supported overdentures[J].J Prosthet Dent,2000,84(2):200-204.

[67] 佘文君,张富强. 6 种纳米级载银无机抗菌剂对口腔病原菌的抗菌活性比较[J].上海口腔医学,2003,12(5):356-358.

[68] CATHERINE FAN,LIANRUI CHU,RALPH RAWLS H,et al. Development of an antimicrobialresin — A pilot study[J]. Dental Materials,2011,27:322-328.

[69] YA-JUN CHENG,DIANA N. ZEIGER,JOHN A, HOWARTER,et al. In situ formation of silver nanoparticles in photocrosslinking polymers[J]. Journal of Biomedical Materials Research,2011,97B(1):124-131.

[70] NOBORU EBI,SATOSHI IMAZATO,YUICHIRO NOIRI,et al. Inhibitory effects of resin composite conaining bactericide-immobilized filler on plaque accumulation[J]. Dental materials,2001,17:485-491.

[71] IRA YUDOVIN-FARBER，NURIT BEYTH，ERVIN I，WEISS，et al. Antibacterial effect of composite resins containing quaternary ammonium polyethyleneimine nanoparticles[J]. J Nanopart Res，2010，12：591-603.

[72] NURIT BEYTHA，IRA YUDOVIN-FARBERB，RAN BAHIR，et al. Antibacterial activity of dental composites containing quaternary ammonium polyethylenimine nanoparticles against Streptococcusmutans[J]. Biomaterials，2006，27：3995-4002.

[73] 冯颖芳，康浩芳，张震.钛合金医用植入物材料的研究及应用[J].稀有金属，2001，25(5)：349-354.

[74] LEINENBACH C，FLECK C，EOFLER D. The cyclic deformation behaviour and fatigue induced damage of the implant alloyTi6Al7Nb in simulated physiological media[J]. International Journal of Fatigue，2004，26：857-864.

[75] 黎红，周仲荣，张杰，等.天然牙及几种牙科修复材料的摩擦磨损性能比较研究[J].摩擦学学报. 2001，21(3)：172-175.

[76] LI H，ZHOU Z R. Wear be haviour of human to othindry and article saliva condition[J]. Wear，2001，249：980.

[77] 黎红，张孟平，冯洁琳，等.钛修复体的口腔生物摩擦学特性研究[J].中华口腔医学杂志，2004，39(1)：63-65.

[78] 郑靖，周仲荣.天然牙釉质/纯钛摩擦磨损行为的研究[J].润滑与密封，2003，6：7-8.

[79] KEDICI S P，AKSUT A A，KILICARSLAN M A. Corrosion behaviors of dental metals and alloys in different media[J]. J Oral Retail，1998，25(10)：800-808.

[80] RECLARU L，MEYER J M. Study of corrosion between a titanium implant and dental alloys[J]. J Dent，1994，22(3)：159-168.

[81] VAIDYARATHAN T K，VAIOYANATHAN J，LINKE H. Tarnish of dental alloys by oralmicroorganisms[J]. Journal of Prosthetic Dentistry，1991，5：709-714.

[82] SCREENIVAS K，MICHAEL E R，THOMAS J B. Microbial colonization of dental implantsinpartiallyed entulous subjects[J]. Journal of Prosthetic Dentistry，1993，2：141-143.

[83] WILLERSHAUSEN B，CALLAWAY A，ERNAT C. Influence of oralbacteria on the surface morphology of various dental materials under invitro conditions[J]. International Dental Journal，1995，5：298-301.

[84] PAUL K，DAVIDSON J A. Chemical and electrochemical aspects of the biocompatibility of titanium and its alloys[J]. ASTM Special Technical，1996：163-167.

[85] VILLARRAGA M L，ANDERSON R C，HART R T. Mechanisms of titanium release from posterior cervical spine plates in a canine model based on computational and biocompatibility studies[J]. Key Engineering Materials，2001，198-199：69-100.

[86] MATSUNO H，YOKOYAMA A，WATARI F，et al. Biocompatibility and osteogenesis of refractory metal implants，titanium，hafnium，niobium，tantalum and rhenium[J]. Biomaterials，2001，22(11)：1253-1262.

[87] YAMAGUCHI K，KONISHI H，HARA S，et al. Biocompatibility studies of titanium-based alloy pedicle screw and rod system：histological aspect[J]. The Spine Journal，2001，1：260-268.

[88] BOGDANSKI D，KÖLLER M，MÖLLER D，et al. Easy assessment of the biocompatibility of Ni-Ti alloys by in vitro cell cultureexperiments on a functionally grades Ni-NiTi-Ti material[J]. Biomaterials，2002，23：4549-4555.

[89] Il K B ，HO L M，YONG C W. Biocompatibility of surface trated pure titanium and Ti-6Al-4V alloy [J]. Materials Transactions，2001，42(12)：2590-2596.

[90] ORTIZ C R，RUDY V，ELIZABETH T，et al. Biocompatibility of aged titanium-tantalum alloys[J].

Journal of Scanning Microscopes，2000,22(2)：103.

[91] CZARNOWSKA E. Properties of the surface layers on titanium alloy and their biocompatibility in vitro tests[J]. Biomaterials，2001,22(11)：203-214.

[92] MÄNDL S,RAUSCHENBACH B. Improving the biocompatibility of medical implants with plasma immersion ion implantation[J]. Surface and Coatings Technology,2002,156：276-283.

[93] KRUPA D,BASZKIEWICZ J,KOZUBOWSKI J A,et al. Effect of calcium-ion implantation on the corrosion resistance and biocompatibility of titanium[J]. Biomaterials，2001,22：2139-2151.

[94] KRUPA D,BASZKIEWICZ J,KOZUBOWSKI J A,et al. Effect of phosphorous-ionimplantation on the corrosion resistance and biocompatibility of titanium[J]. Biomaterials,2002,23：3329-3340.

[95] MÄNDL S,SADER R,THORWARTH G,et al. Biocompatibility of titanium based implants treated with plasma immersion ion implantation[J]. Nuclear Instruments and Methods in Physics Research B, 2003,206：517-521.

[96] HANNIG M. Transmission electron microscopy of early plaqueformation on dental materials in vivo [J]. Eur J Oral Sci,1999,107 (1)：55-64.

[97] SARDIN S,MORRIER J J,BENAY G,et al. In vitro streptococcaladherence on prosthetic andimplant materials. Interactionswith physicochemical surface properties [J]. J Oral Rehabil,2004,31 (2)：140-148.

[98] SHETTLEMORR M G,BUNDY K J. Assessment of dental materialdegradation product toxicity using a bioluminescent bacterial assay[J]. Dent Mater,2002,18 (6)：445-453.

[99] GEURTSEN W. Biocompatibility of dental casting alloys[J]. Crit Rev Oral Biol Med,2002,13 (1)：71-84.

[100] NELSON S K,WATAHA J C,CIBIRKA R M,et al. In vitroTNF-α release from THP-1 monocytes in response to dentalcasting alloys exposed to lipopolysaccharide[J]. J Prosthet Dent,2001,85 (5)：466-471.

[101] FACCIONI F,FRANCESCHETTI P,CERPELLONI M,et al. In vivostudy on metal release from fixed orthodontic appliances and DNA damage in oral mucosa cells[J]. Am J Orthod Dentofacial Orthofacil Orthop,2003,124 (6)：687-694.

[102] 刘丽,何福明.牙科合金的应用现状和存在的问题[J].口腔材料器械杂志,2002,11 (1)：11-14.

[103] TUFEKCI E, MITCHELL J C, OLESIK J W, et al. Inductively coupledplasma-mass spectroscopymeasurements of elemental releasefrom 2 high-palladium dental casting alloys into a corrosion testing medium[J]. J Prosthet Dent,2002,87：80-85.

[104] BENAMAR A,NORDENBERG D,LIBERMNA R. Marginal seal of composite in laysusing different polymerization techniques[J].Dent Aater,1987,3(1)：94-95.

[105] NETUSCHIL L,VOHRER K G,RIETHE P,et al. Antibacterial effects of amalgams on mutans streptococci in an in vitro biofilm test procedure[J]. Acta Stomatologica Belgica,1996,93(2)：73-78.

[106] LINDQUIST OF MUTANS B,EMILSON. Distribution and preyalence CG streptococci the human dentition[J]. J Dent Res,1990,69(5)：1160.

[107] 郑成燚.银汞合金充填致口腔黏膜过敏反应的临床研究[J].中国医药指南,2009,7(15)：129-130.

[108] 史俊南.现代口腔内科学[M].北京：高等教育出版社,2000.

[109] 王宏青,仲维剑.玻璃离子水门汀和氢氧化钙联合修复髓室底穿孔的临床观察[J].大连医科大学学报,2003,25(4)：268-269.

[110] 黄河平.氢氧化钙碘仿糊剂加玻璃离子水门汀修复磨牙髓室底穿孔的临床疗效观察[J].医学信息,2009,22(10)：2181-2182.

[111] 赵信义,陈萍,杨聚才,等.双糊剂型自凝氢氧化钙水门汀的研制和性能评价[J].牙体牙髓牙周病学杂

志,2002,12(9):483-486.

[112] G HAZY M H,M ADINA M M. Fracture resistance of metal and galvanoceramic crowns cemented with different lutingcements: in vitro com parative study[J]. Int J Prosthodont,2006,19(6):610-612.

[113] ROSENSTIEL S F,LAND M F,CRISPIN B J. Dental luting agents: A review of the current literature [J]. J Prosthet Dent,1998,80(3): 280-301.

[114] DUNCAN J P,PAEIJER C H. Retention of parallel-sided titanium posts cemented with six luting agents: An in vitro study[J]. J Prosthet Dent,1998,80(4):423-428.

[115] CHRISTENSEN G J. Are prosthodontics a vital part of dentistry? [J]. Journal of the American Dental Association,2002,133(133):647-648.

[116] DIAZ-ARNOLD A M,VARGAS M A,HASELTON D R. Current status of luting agents for fixed prosthodontics[J].Journal of Prosthetic Dentistry,1999,81(2):135-41.

[117] ROSENSTIEL S F,LAND M F,CRISPIN B J. Dental luting agents: A review of the literature[J]. Journal of Prosthetic Dentistry,1998,80(3):280-301.

[118] KYRIOS D M,DUKE E S,WINDELER A S. Glass ionomer cement film thickness and working time [J]. J Prosthet Dent,1998,62(5): 533-536.

[119] 陈芮娟,王永红.光固化玻璃离子与磷酸锌水门汀修复髓室底穿孔的疗效对比[J].中国校医,2009,23 (2):219-220.

[120] 张楠,刘庆,郭长军.纳米氧化锌对口腔科磷酸锌水门汀粘结剂结构影响的扫描电镜观察[J].山西医药杂志,2012,41(12):1188-1190.

[121] 张林祺,马钢.纳米载银无机抗菌剂对牙科磷酸锌水门汀黏结性能的影响[J].中国组织工程研究与临床康复,2007,11(22):4318-4320.

[122] NICHOLSON J W. CZARNECKA B. The biocompatibility of resin-modified glass-ionomer cements for dentistry[J]. Dental Materials,2008,24:1702-1708.

[123] TAIRA J,IKEMOTO T,YONEYA T,et al. Essential oil phenyl propanoids[J]. Useful as OH Scavenges Free Radic Res Commun,1992,16:197-204.

[124] PAUL S J,SCHARER P. Effect of provisional cements on the bond strength of various adhesive bonding systems on dentine[J]. J Oral Rehabil,1997,24:8-14.

[125] BACHMANN M,PAUL S J,LUTHY H,et al. Effect of cleamingdentine with soap and pumice on shear bond strength of dentine-bonding agents[J]. J Oral Rehabil,1997,24:433-438.

[126] WOODY T L,DAVIS R D. The effect of eugenol-containing andeugenol-free temporary cements on microleakage in resinbonded restorations[J]. Oper Dent,1992,17:175-180.

[127] TERATA R. Characterization of enamel and dentin surfaces temporary cement[J]. Dent Mater J, 1993,12:18-28.

[128] HUME W R. An analysis of the release and diffusion throughdentin of eugenol from zinc oxide-eugenol mixtures[J]. J Dent Res,1984,63:881-884.

[129] MERYON S D,Johnson S G,Smrrh A J. Eugenol release and thecytotoxicity of different zinc oxide-eugenol combinations[J]. J Dent,1988,16:66-70.

[130] KIELBASSA A M,ATTIN T,HELLWIG D. Diffusion behavior of eugenol from zinc oxide-eugenol mixtures through human andboving dentin in vitro[J]. Oper Dent,1997,22:15-20.

[131] YAP A U,SHAH K C,LOH E T,et al. Tan CC influence ofeugenol-containing temporary restorations on bond strengthof composite to dentin[J]. Oper Dent,2001,26(6):556-561.

[132] 高宁.口腔修复材料——镍铬铍合金中铍对龈下微生物影响的研究[D].成都:四川大学,2005:1-119.

[133] 刘春秀,李瑞平,安峰.镍铬合金烤瓷冠修复6个月及1年后血清镍铬元素含量变化:与健康对照者比较[J].中国组织工程研究与临床康复,2008,12(23):4583-4586.

第3章

口腔材料的物理机械性能

口腔材料是口腔医学的一门重要的基础学科,也是蓬勃发展的生物医用材料学科的重要组成部分。随着现代生命科学与材料科学的不断发展和相互渗透以及生物新技术的不断突破,显著推动了口腔材料的研发与应用。作为口腔材料必须明了的性质是物理性质、化学性质、机械性能及生物学性能。本章将主要讲述口腔材料的物理机械性质。

口腔材料的物理性能主要包括尺寸变化、热稳定性、固化时间、固化深度、色稳定性、抛光性能、对环境光线的敏感性、X线阻射性、复制再现性、密度、线胀系数、线热膨胀率、固化膨胀率和耐腐蚀性、流电性、表面张力、润湿特性等[1]。

口腔材料的机械性能主要包括抗压强度、拉伸强度、挠曲强度、剪切强度、冲击强度、粘结强度、屈服强度、弹性模量、延伸率、硬度、蠕变、形变恢复、压应变和耐磨性、热应力和裂缝扩展等[2]。

3.1 物理性质

3.1.1 密度

物质的密度是单位体积的质量,以 g/cm^3 为标准单位,国际通用的符号为 ρ。另外一个概念是比相对密度,它是相同体积的某种物质的质量与4℃纯水的质量之比,没有单位,所以密度和相对密度从严格的意义上讲不能通用,常见口腔材料的相对密度见表3-1。真正意义的密度是由构成物质的元素的原子量、原子半径和电子数决定的,但是由于材料中不可避免地存在空隙,所以一般意义上的密度多为散装密度(Bulk Density)。在机械强度足够的情况下密度小的物质更适宜作为口腔材料,因为在加工和固位方面会有一些方便之处。

表 3-1   常见口腔材料的相对密度

材料	相对密度
牙釉质	2.84~2.87
牙本质	1.96~2.20
聚丙烯酸树脂	1.2
石膏	2.3
金	19.3
银	10.5
氧化铝陶瓷	1.7~2.4

3.1.2 热膨胀

除极个别的情况,材料的体积在温度升高时将发生膨胀,即热膨胀(Thermal Expansion or Thermal Dilatation)。这是由于原子和分子的热振动加剧造成的。从物质结合方式的原理中可以分析出,离子化合物和共价化合物的热膨胀一般较小,而金属和通过分子间结合形成的物质,如高分子材料的热膨胀会较大。

评价热膨胀大小的是热膨胀系数(α),它是材料随温度增加长度增加的比率,也就是膨胀-温度曲线的斜率。具体计算公式为

$$\alpha = \frac{\mathrm{d}l/l_0}{\mathrm{d}T} \quad (\mathrm{cm} \cdot \mathrm{cm}^{-1} \cdot ℃^{-1}) \tag{3-1}$$

式中,$\mathrm{d}l$ 为长度变化;l_0 为原有长度;$\mathrm{d}T$ 为温度变化。

以上以长度变化表示的热膨胀系数(α)也称为线热膨胀系数,在实际应用中,测定某一温度范围的平均线膨胀系数更有意义。式(3-2)为计算温度从 T_1 变化为 T_2 范围内试样的平均线胀系数(α_L)的公式:

$$\alpha_L = \frac{L_2 - L_1}{L_1(T_2 - T_1)} \tag{3-2}$$

用体积变化表示时则称为体积膨胀系数(β),它是体积的相对变化 $\mathrm{d}V/V$ 除以温度的变化 $\mathrm{d}T$,公式如下:

$$\beta = \frac{1}{V}\frac{\mathrm{d}V}{\mathrm{d}T} \tag{3-3}$$

两者之间的关系可用 $\beta \approx 3\alpha$ 来表示。

热膨胀系数的匹配在口腔材料用于窝洞充填时意义重大,另外在开发用于烤瓷熔附金属冠修复的陶瓷时也具有至关重要的作用,常见口腔材料的热膨胀系数见表 3-2。口腔材料的热膨胀系数是材料性质的主要指标,对临床应用有很大影响。如包埋材料要求具有一定的热膨胀系数来补偿铸造合金在铸造过程中的修复体收缩,烤瓷材料和烤瓷合金热膨胀系数不匹配会影响瓷与合金的结合等。若充填体与牙体热膨胀系数有差别,也会在长期使用后出现充填体产生微裂纹或在充填体与窝洞之间产生缝隙,唾液及食物残渣等进入裂隙,引起继发龋及牙周炎[3]。

表 3-2 　　　　　　　　　　　常见口腔材料的热膨胀系数

材料	系数/($\times 10^{-6} \cdot ℃^{-1}$)
牙釉质	11.4
牙本质	8.3
聚丙烯酸树脂	81
玻璃离子水门汀	10.2～11.4
金	14.2
银	19.2
陶瓷	4.1
复合树脂	23～41
磷酸锌水门汀	0.32

3.1.3 热导率

热导率(Thermal Conductivity)的定义为单位截面、长度的材料在单位温差下和单位时间

内直接传导的热量,是衡量一种材料传热能力的量度,常用符号"k"来表示。导热的原理是物质在受热状态下温度上升时,原子和分子的不规则热振动显著加剧,这种振动会传导给相邻粒子。由于金属存在大量自由电子所以金属的导热性极佳。而有机高分子主要靠晶格传导振动,效率低下,故导热性不良。

物质温度升高快慢还要看热容大小。比如铜的热传导率大,大铜块热容大,仅对铜的大部件进行局部加热温升速度就慢。

义齿基托材料的热传导率过低时,黏膜对热的感觉迟钝容易造成烫伤,常见口腔材料的热导率参见表3-3。在牙体修复时,为避免充填后牙齿在口腔环境中出现冷热刺激反应,口腔充填材料应具备较小的导热率,特别是接近牙髓的部位必须选用导热率低的材料,以隔绝温度变化对牙髓的刺激。在使用银汞合金等这类导热率远远大于牙齿硬组织的材料时,必须用导热率较低的水门汀垫底后才可充填[4]。

表 3-3   常见口腔材料的热导率

材　　料	热导率/(cal·cm^{-1}·s·℃)
牙釉质	0.0022
牙本质	0.0015
聚丙烯酸树脂	0.0005
金	0.71
银	1.006
陶瓷	0.0025
复合树脂	0.0025

3.1.4　热扩散性

热扩散性(Thermal Diffusivity)是通过某种材料传递温度变化的比率,单位是 cm^2/s,常用符号"α"或"k"表达。它与导热系数 K、比热 C_p 以及密度 ρ 存在下列关系,比热 C_p 与密度 ρ 的乘积代表了单位容积热容量(Volumetric Heat Capacity)。热扩散性常与热导性一起用来衡量材料的散热能力。

$$k_{热扩散} = \frac{K_{热导系数}}{\rho_{密度} C_{p比值}}$$ (3-5)

3.1.5　比热

比热(Specific Heat)严格说来有两种意义:一是升高物体温度1℃所需要的热量与升高相等质量的水温度1℃所需要的热量之比;二是1g物质升高1℃所需要的以卡为单位的热量。知道材料比热值,就能计算出对它降温所需要除去的热量或升温所需要的热量。在天然物质中,水的比热是最大的,人工合成材料中比热大于水的数量也极少。比热还分定容比热(用 C_v 代表)和定压比热(用 C_p 代表),一般以1g水作为基准物。常见材料的比热见表3-4。

材料	比热/(cal·g^{-1})
牙釉质	0.18
牙本质	0.28
聚丙烯酸树脂	0.35
金	0.031
银	0.056
陶瓷	0.26

3.1.6 界面特性

在口腔材料的研究中,树脂和牙体组织的粘结、复合材料中无机填料的添加及印模材料在牙面的流动等都会遇到界面(Interface)问题。界面的定义是物质的两相之间密切接触的分界面,若其中一相为气相,则此界面习惯上为表面(Interface)。位于相界面上的微粒与位于相内部的微粒所处的环境不同,性质也不一样,因此在界面上就会产生某些特殊的物理现象和化学现象,统称为界面现象(Interface Phenomena)或表面现象(Surface Phenomena)。

1. 表面张力和表面能

物体内部分子的吸引力使表面上的分子总是处于一种向内的作用力之下,尤其在液体状态下,这种力使液体尽量缩小其表面积而形成平行于表面的力,称为表面张力(Surface Tension and Surface Energy)。表面张力的单位是 N/m。表面张力的大小与液体的性质、纯度和温度有关。表面张力乘以表面积即为表面能。表面张力越大,表面积越大,所具有的表面能也越大。

由于物质表面层原子或分子朝向外面的键能没有得到补偿,使得表面原子或分子比物质内部原子或分子具有额外的势能,这种势能称为表面能,单位为 J/m^2。单位面积表面能的数值和表面张力相同,但两者物理意义不同。具有较高表面能的材料有金属及合金、陶瓷、聚碳酸酯、聚酯、聚氯乙烯、聚氨酯,表面能较小的材料有聚乙烯、聚苯乙烯、聚丙烯、聚四氟乙烯。

表面能的存在是造成各种表面现象的根本原因。物体的表面能有自动降低的趋势。例如液体,由于它在一定温度下表面张力是一个常数,因此表面能的降低只能通过缩小表面积来实现。液珠总是呈球形,小汞珠相遇会自动合并成较大的汞珠等,都是液体降低表面能的例子。而固体表面具有很大的表面张力,这实际上就是一种过剩的自由能。由于无法自动缩小表面积,往往通过吸附、离子极化、变形、重排并引起晶格畸变等来降低表面能。

表面张力的方向和液面相切,如果液面是平面,表面张力就在这个平面上;如果液面是曲面,表面张力就在这个曲面的切面上。通常因为环境的不同,处于表面的分子与处于本体内的分子所受力是不同的。在液体内部,一个液体分子受到周围液体分子的作用力的合力为零。但在液体表面,因上层空间气相分子对它的吸引力小于液体内部分子对它的吸引力,所以液体表面分子所受合力不等于零,其合力方向垂直指向液体内部,结果导致液体表面具有自动缩小的趋势。通常所说的液体表面张力是指以空气与该液体为界面(液-气)的表面张力。

2. 润湿及接触角

润湿(Wetting)是固-液界面上的重要行为,是液体将气体从固体表面排挤开,使原有的固-气或液-气界面消失,而代之以固-液界面。其物理定义为固液接触后,体系吉布斯自由焓降低时就称为润湿。按润湿程度可分为附着润湿、铺展润湿和浸渍润湿。γ_{SG}为固-气的表面张力，γ_{SL}为固-液的表面张力，γ_{LV}为液-气的表面张力。

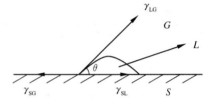

图 3-1　润湿前后的自由能变化

润湿前后的自由能变化(图 3-1)可以表示为

$$\Delta G = \gamma_{SL} - \gamma_{SG} - \gamma_{LG}$$

润湿性代表了一种材料流过另一种材料表面的能力，取决于两种材料的接触角(Contact Angle)。接触角(θ)指通过液体测量的固液/液体界面与液体/气体界面间的夹角。

$$\cos\theta = \frac{\gamma_{SG} - \gamma_{SL}}{\gamma_{LG}} \tag{3-6}$$

通过分析平衡状态下固体、液体、气体之间的表面能的关系可以得知，改善润湿可以通过降低 γ_{SL}、提高 γ_{SG} 或改变固体表面粗糙度等方法改善润湿。

自由能变化与接触角之间的关系为

$$\Delta G = -\gamma_{LG}(1 + \cos\theta) \tag{3-7}$$

一般对于牙科树脂和水门汀来说，湿润性能的优劣直接关系到材料的临床性能[5]。几种人体硬组织和人工材料与组织液的接触角参见表 3-5。接触角 θ 越小，液体在固体表面润湿性越好，反之，θ 越大，润湿性越差。当 $\theta = 0°$ 时，表明液体对固体完全湿润或理想湿润；当 $\theta = 180°$ 时，表明液体对固体完全不润湿。当 $\gamma_{SV} > \gamma_{SL}$，$1 > \cos\theta > 0$，$0° < \theta \leqslant 90°$，称润湿，表明液体的润湿性好；当 $\gamma_{SV} < \gamma_{SL}$，$\cos\theta < 0$，$\theta > 90°$，称不润湿，表明液体的润湿性差。因此，接触角越小，润湿性越好。

润湿是界面能降低的过程，润湿的先决条件是 $\gamma_{SV} > \gamma_{SL}$。

粘结剂对被粘物体表面的润湿是粘结的必要条件。金属烤瓷粉熔附与金属表面时也应有良好的润湿。

表 3-5　　　　　　　　几种人体硬组织和人工材料与组织液的接触角

材料	接触角/(°)
牙釉质-人体唾液	67.17
牙本质-人体唾液	65.83
牙骨质-人体唾液	63.35
羟基磷灰石-人体唾液	60.83
丙烯酸酯-人体唾液	68.33
钴铬合金-人体唾液	65.85
人体骨-人体唾液	51.17
牙釉质-生理盐水	65.33
牙本质-生理盐水	65.25
牙骨质-生理盐水	65.00
人体骨-生理盐水	57.37
羟基磷灰石-生理盐水	61.16
丙烯酸酯-生理盐水	63.83
钴铬合金-生理盐水	68.00

3. 粘结

两种物质通过某种材料结合在一起的现象在口腔治疗中是非常多见的。但是用水门汀固定冠桥与用粘结剂将复合树脂固定到牙齿表面在机制上是完全不同的。实际上在英语中两者的用词有明确的区别，即粘固(Luting)和粘结(Adhesion)。

粘固是水门汀浸透到粗糙的表面内部，主要依靠微机械嵌合和分子间范德华力发生作用，它要求液态的粘固剂对牙质和修复体表面具有良好的润湿，同时对具有极性的物质能够产生更好的作用。粘固剂固化后本身的强度也是非常重要的。

粘结则是牙质和修复物分别与粘结剂产生化学键从而结合到一起，从上面提到的化学键与分子间结合力的力量对比可知，粘结的力量远远强于粘固。牙质的无机成分主要是羟基磷灰石，修复物则多为金属或高分子材料，因此粘结剂多位具有亲水和疏水双功能基团的材料，分别与牙质表面的磷酸钙、修复物表面的高分子发生作用[6]。

3.1.7 尺寸变化

口腔材料在制作和使用过程中，由于物理及化学因素影响，引起长度或体积大小的变化，称为尺寸变化(Dimensional Change)。尺寸变化通常用长度或体积变化的百分数来表示。其表达式是

$$\varepsilon = \frac{L - L_0}{L_0} \times 100\% \tag{3-8}$$

式中，ε 为尺寸变化；L_0 为原长(mm)；L 为变化后的长度(mm)。

口腔材料的尺寸稳定是材料的基础性能要求，具有重要的临床意义，如印膜材料、模型材料的尺寸稳定性对修复体的制作精度有重要影响。充填材料固化期间的尺寸变化对充填体与窝洞之间的密合性也有很大影响。因而在研制印模材料、模型材料和充填材料时必须努力减少使用过程中尺寸变化。标准化组织根据临床需要对材料的尺寸变化也做了相应规定。对口腔材料的尺寸变化产生影响的因素有很多[7]，影响因素有：

(1) 汞合金粉比率，增加汞量，充填体产生膨胀；

(2) 调和研磨时间，调和研磨时间越长，银汞合金的膨胀越小；

(3) 充填压力，压力大变化越小；

(4) 合金粉粒度，合金粉粒度越细，膨胀越小；

(5) 污染会产生较大的膨胀。这种膨胀通常发生在充填后的 3～5 d，可延缓数月，膨胀可高达 4%，这种膨胀通常称为延迟膨胀。

3.1.8 流电性

在电解质溶液中，异种金属相接触，由于不同金属之间的电位不同，将会出现电位差，导致微电流，这种性质称为流电性(Galavnism)，该现象称为电流现象。流电现象产生的原理同原电池原理。

流电现象产生的原理与原电池原理相同。原电池是将化学反应的能量转变成电能的装置，它是由两个活泼程度不同的金属(电极)和连通两金属(电极)的电解质溶液所组成。当两个金属(电极)接触时(例如用导线连接)，闭合电路有电流通过。因为锌板浸在稀硫酸中，溶于酸的 Zn^{2+} 带正电，而锌板带负电，于是在锌板和硫酸溶液相接处便发生电位改变。电场力的方向是硫酸指向锌板，化学力的方向是锌板指向硫酸。化学力促进锌板溶解产生 Zn^{2+}，电场

力阻止 Zn^{2+} 产生。当电场力和化学力平衡时,并维持一定的电位差。金属、电解质溶液决定了电位差的大小。不同金属的电极电位不同,一般指定标准氢电极的电位为0,其他电极与标准电极比较得出它的电极电位,表3-6列出了一些金属的电位。

表 3-6　　　　　　　　　　　　　　一些金属材料的电位

元素	化合价	电位/V
金	Au^+	+1.50
金	Au^{2+}	+1.36
铂	Pt^{2+}	+0.86
钯	Pd^{2+}	+0.82
汞	Hg^{2+}	+0.80
银	Ag^+	+0.80
铜	Cu^+	+0.47
铋	Bi^{3+}	+0.23
锑	Sb^{3+}	+0.10
氢	H^+	0
铅	Pb^{3+}	−0.12
锡	Sn^{2+}	−0.14
镍	Ni^{2+}	−0.23
镉	Cd^{2+}	−0.40
铁	Fe^{2+}	−0.44
铬	Cr^{2+}	−0.56
锌	Zn^{2+}	−0.76
铝	Al^{3+}	−1.70
钙	Ca^{3+}	−2.87

在口腔环境中唾液就类似电解质,当口腔存在不同金属的修复体或金属填充物时,就会产生流电现象。表现为患者在咬合时,两修复体接触,相当于电池两极短路,有较大的电流产生即流电现象,患者感觉极不舒服,同时还导致修复体的不断溶解、锈蚀(出现电化学)。因此,临床上应尽量避免不同种金属在口腔中接触[8]。此外,同一种金属修复体由于加工过程中金属污染或不同部位所含各类元素浓度不同也会发生上述现象。金属材料在口腔中的腐蚀主要是电化学腐蚀。银汞合金充填体在口腔中与硫化物、氯化物反应所引起的锈蚀、失去光泽、变色的现象也属于流电现象。原电池工作原理示意图如图3-2、图3-3所示。

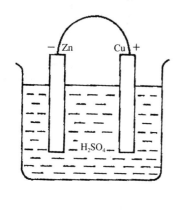

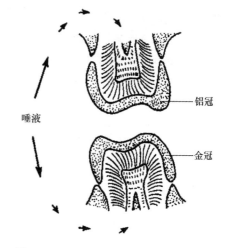

图 3-2　原电池工作原理示意图　　　　图 3-3　金冠铝冠伽尼电流产生示意图

3.1.9　色彩性

口腔治疗、修复的目的不但要恢复软、硬组织的形态和功能,而且还要达到美观、和谐的效果。随着人们对口腔治疗的要求不断提高,修复体的自然协调成为医师和患者关注的重要内容之一。

物体的颜色是不同波长的可见光作用于眼睛的结果,任何色彩具备三个基本要素,即色相、明度和彩度。

色相是指色彩的类型,明度是指色彩的明暗程度,彩度是指色彩的饱和度或纯度,它们相互作用而影响色彩。为了对色彩进行统一和规范,现多采用孟塞尔表色系作为国际上通用标准。

天然牙的色彩除了和牙齿自身组织颜色有关外,还受到牙周组织、黏膜、皮肤、年龄、环境等因素的影响。一般通过仪器色法或比色法来测量牙齿的颜色,从而确定修复体的颜色,在测量时还会受到生理、心理作用的影响。

在选择材料时候,必须考虑材料的色彩性,同时还要考虑影响色彩的各类因素。口腔修复体不仅要求能恢复缺损组织的形态和功能,而且还应符合审美要求。整体色彩的和谐是口腔修复体自然美的基本要素。如人工牙的颜色只有与患者的性别、年龄、肤色或邻牙的颜色相协调,才能获得逼真的自然美感。

颜色的测定一般采用分光光度色彩计、广电色彩计和视感比色板等测定。

常用三种方法对颜色进行描述:①颜色名词(如朱红、橙黄);②色卡、色片、比色板(用各种颜色组合制作色卡、色片、比色板,按一定分类顺序编号排列,通过字符和数码传递颜色信息);③CIE 标准色度系统。

对口腔材料颜色的定量描述常用 CIE 标准色度系统(CIE Color System)及孟塞尔色度系统(Munsell Color System)。

(1) CIE-XYZ 色度系统由国际照明委员会于 1931 年规定的。它是一种混色系统,是采用三个设想的原色 X(红),Y(绿),Z(蓝)建立的可对颜色进行数字化的定量描述,并能计算和测量的色度系统。X,Y,Z 统称为三刺激值,表示色彩中三原色所占的绝对分量,x,y,z 为相对分量(即百分比)。其中,X,Z 的明度规定为 0,只代表色调,Y 既代表色调也代表明度。X,

Y,Z 与 x,y,z 的关系：

$$X=X/(X+Y+Z);Y=Y/(X+Y+Z);\ Z=Z/(X+Y+Z);\quad x+y+z=1 \quad (3-9)$$

CIE 于 1976 年又推荐了 CIE(L^*,a^*,b^*)系统，一直沿用至今。L^* 表示明度，a^*,b^* 表示红绿度和黄蓝度。a^* 为红绿轴，b^* 为黄蓝轴。a^*,b^* 绝对值大小决定彩度大小。可以用下式计算两个颜色的色差。

$$\Delta E_{CIE}(L^*,a^*,b^*)=[(\Delta L^*)^2+(\Delta a^*)^2+(\Delta b^*)^2]^{1/2} \quad (3-10)$$

（2）孟塞尔色度系统是用一个三维立体模型将颜色的色调、明度、彩度三种特性全部表现出来（图 3-4）。按照各特征量的差值相同的原则制作色卡，并按大小排列，每个色卡有一标号，以色卡作为目视测量颜色的标准。

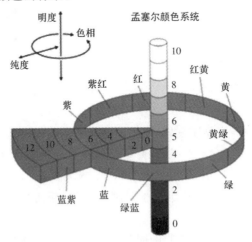

图 3-4　孟赛尔颜色系统示意图

孟塞尔系统中央轴分为 0—11 个等级，称孟塞尔明度值，代表无彩色黑白中性色的明度。离开中央轴的水平距离为孟赛尔彩度，代表彩度的变化，按偶数将彩度分成许多在视觉上相等的等级，中央轴上中性色的彩度为 0，离中央轴越远，彩度值越大。在立体水平剖面上的各个方向代表 10 种孟塞尔色调，即 5 种主要色调红（R）、黄（Y）、绿（G）、蓝（B）、紫（P）和 5 种中间色调黄红（YR）、绿黄（GY）、蓝绿（BG）、紫蓝（PB）、红紫（RP），每种色调从 1—10 分为 10 个等级，每种主要色调和中间色调的等级都定为 5。

孟塞尔系统由下式表示：色调明度/彩度，简写成 HV/C。孟赛尔系统可以与 CIE-XYZ 色度系统互换。

口腔修复体制作过程中常用比色板对照患者牙齿色泽来选择材料的色泽，如 Vita 烤瓷粉有许多种颜色，它有自己的比色板系统。该比色板共分 A，B，C，D 四个色系。A 为红棕色色系，它又根据饱和度的大小分为 A_1，A_2，A_3，$A_{3.5}$，A_4；B 为红黄色系，含 B_1—B_4 色；C 为灰色，也含 C_1—C_4 色；D 为红灰色，含 D_2，D_3，D_4 三色。

作为口腔医师，应根据患者的性别、年龄、职业、习惯及皮肤、黏膜、牙齿的颜色、光泽、透明性等要求，在不同光源、光线和位置的环境中，采用相适应的材料进行修复，才能获得人体的自然美。

有学者对不同口腔修复材料的颜色稳定性研究，下面就是山东中医药大学第二附属医院口腔科的研究。随着广大群众生活水平的逐步提高，人们对牙齿美容的需求也在同步增长，牙色已经成为口腔修复治疗的一个重要标准。虽然当前各类口腔修复的新技术较多，但牙体缺损或异常的修复依然以嵌体、高嵌体、嵌体冠、贴面、全冠为主。在牙体缺损及异常的修复过程中,因为合金等非牙颜色材料和牙齿的颜色偏差加大,修复后的牙色协调性较差。而瓷类及树脂类的口腔修复材料,由于较好的自然美观的色泽,已经成为口腔修复的主流。为进一步研究树脂、烤瓷、聚合瓷的颜色稳定性,他们进行了实验研究。

1) 实验材料

选择 A_2 瓷粉、A_2 树脂、A_2 聚合瓷作为研究对象。绿茶选择普通春茶;红酒选择张裕红酒;咖啡选择雀巢咖啡。

2) 实验方法

(1) 试件制备:烤瓷试件选择 A_2 色体瓷,在精确控制上瓷厚度的情况下,烧结成型。树脂试选择 A_2 色树脂,采用硅橡胶制成的模具进行双面固化。聚合瓷试件选取 A_2 色体瓷,同样采取硅胶模具进行光聚合固化。对所有实验备件进行水磨手工打磨,厚度控制在 (3 ± 0.01)mm 之间。对烤瓷试件完成打磨后,进行烤瓷上釉。对树脂试件沾牙膏用橡皮轮进行抛光。对聚合瓷试件沾抛光膏用绒轮进行抛光。做种制作成直径 10 mm 的不同材料试件员 12 个。

(2) 溶液配置:按照标准配方制作人工唾液,并置于保鲜冰箱中备用。用沸腾蒸馏水浸泡 5 min 备用。用煮沸的蒸馏水配置咖啡溶液备用。

(3) 着色试验:将试件进行超声清洗后放入 37℃ 水浴箱中进行 24 h 保持后取出并擦干。将配置好的唾液、红酒、咖啡、茶分别取出 5 mL 置入试管当中,取试件放入溶液,将试管置入 60℃ 的恒温水浴中保存。采用色差仪测量试件浸泡的色度值 $L^* a^* b^*$ 情况。

(4) 色差分析:对实验材料试件测得的色差采用 SPSS13.0 进行数据统计分析。先通过球形检验的结果,对数据相关性进行判断,$P \leqslant 0.05$ 为存在相关性,可以进行多元方差的相应分析,并通过计算各实验试件的因素变异,对处理因素是否有效进行分析和判断,并对同组内时间变化进行计算,分析时间因素的影响效果。时间和处理因素不存在交互的效应。同时采取重复测量数据并进行多重比较,对不同材料不同溶液在各个时间点上进行分别比较分析,并采取单因素方差分析,并在各个时间点对相同溶液及不同试件进行比较分析。目前对口腔修复材料色差容忍度普遍接受的标准为范围 $1.5 < \Delta E < 3.0$,该指标也是我国颜色体系的国家标准对色差宽容度给出的技术参数,本次采取的标准为 $\Delta E < 3.0$。

依据相应的公式 $\Delta E = [(\Delta L^*)^2 + (\Delta a^*)^2 + (\Delta b^*)^2]^{1/2}$ 对各周的色彩值进行计算,并对测试结果采用 SPSS13.0 进行统计分析。

3) 结果

比较结果显示,烤瓷组在茶、咖啡、红酒、唾液中随着时间的增加,色差均有所变化。在红酒中变化情况可视,ΔE 在 1.0~1.4 之间。L^* 呈降低趋势,a^* 值呈增加趋势。在其他溶液中,$\Delta E < 1$;树脂组在 4 种溶液中均随时间增加色差变大,ΔE 在 3.5~8.5;6.1~16.3;6.8~14.5;1.9~4.7 之间。在绿茶及咖啡中表现出 L^* 值有所降低,而 b^* 值呈现明显增加趋势,在红酒中呈现出 L^* 减少,a^* 及 b^* 均有所增加。在唾液中 b^* 值增加。聚合瓷在四组溶液中均随着时间增加色差增大,ΔE 在 2.8~4.1;3.4~8.6;3.0~10.7;1.1~1.8 之间,L^* 呈现减小趋势,b^* 值也有明显的减少,咖啡中 L^* 值有明显减小,而 b^* 值有明显增加。红酒中 L^* 值有所减小,而 a^*、b^* 值均有增加。在唾液中 L^* 有所减小,而 a^* 值有明显的增加。在相同时间,相同溶液的不同材料比较中,发现三组材料具有较大差异,其中树脂的色差变化最明显,聚合瓷次之,烤瓷变化最弱。具体比较数据见表 3-7。

本实验所选用的三种口腔修复材料在不同溶液中均有不同程度的颜色变化。树脂及聚合瓷的颜色随着浸泡时间的延长而有所增加,初始阶段的色差增加最为明显,随时间推移变化逐步平缓。在相同时间、相同溶液的不同口腔修复材料中也存在一定差异,烤瓷具有最好的色差变化情况,颜色稳定性最优。而树脂及聚合瓷的色差均较大。在相同时间、相同材料组不同溶液中,也存在着较为明显的差异,红酒和咖啡对树脂及聚合瓷均有较强的染色作用,唾液和绿茶不明显。

烤瓷在溶液中浸泡色差变化较小,处于临床可接受范围,且颜色稳定性较好。而树脂及聚合瓷的颜色稳定均较差,经过溶液浸泡后可有肉眼可见的颜色变化。本实验的溶液环境与口腔真实环境不同,口腔日常接触的着色饮料更多,环境也更为复杂,在真实口腔环境下的颜色稳定性还需进一步证实。

我们应当认识到烤瓷、树脂及聚合瓷的材料颜色稳定性的影响因素较多,材料背景色、工艺、厚度均会对其造成影响。在这些口腔修复材料真正处于口腔内环境时,实际环境也非常复杂,会受到酸碱、温度、湿度以及饮料和化学药品等诸多因素的影响。在口腔环境下,产生的颜色变化也包括变色和染色。其中变色是材料理性及成分变化导致的色泽改变,是内源性的改变,其颜色变化是不可逆的。而染色是由外源性染色剂造成的颜色改变,包括色素沉积、色素渗入、表面附着等,表面磨光及抛光可以改善[13-19]。

表 3-7   **颜色稳定性比较数据**

溶液	标本		基础	1 周	2 周	3 周	4 周
茶	1	l	76.8	77.2	76.3	76.7	76.7
		a	7.3	7.8	7.9	8.1	8.2
		d	25.2	25.4	24.3	25.4	25.5
	2	l	76.9	77.3	76.4	76.5	76.8
		a	7.1	7.5	7.7	7.7	7.9
		d	24.5	25.0	25.3	25.4	25.6
	3	l	76.8	77.3	76.3	76.6	76.7
		a	7.2	7.7	7.9	8.0	8.0
		d	24.8	25.3	24.4	25.1	25.1
咖啡	1	l	76.2	76.8	75.9	76.1	76.2
		a	7.3	7.7	7.3	7.8	7.9
		d	24.7	25.1	23.8	24.7	24.8
	2	l	76.1	76.7	75.8	76.0	76.2
		a	7.3	7.8	7.4	7.9	7.9
		d	24.8	25.2	23.7	24.8	24.9
	3	l	76.2	76.5	75.8	76.3	76.2
		a	7.4	7.8	7.4	7.8	7.8
		d	24.7	25.1	23.9	24.8	24.8

溶液	标本		基础	1周	2周	3周	4周
红酒	1	l	76.8	77.1	76.1	76.1	75.6
		a	7.2	7.6	7.4	7.8	8.0
		d	24.9	25.0	23.9	24.7	24.4
	2	l	76.8	77.2	76.3	76.3	75.7
		a	7.0	7.7	7.5	7.8	8.1
		d	24.9	25.2	23.8	24.6	24.5
	3	l	76.5	77.0	76.4	76.4	75.7
		a	7.1	7.3	7.3	7.6	7.9
		d	24.7	25.3	23.7	24.8	24.3
唾液	1	l	76.4	77.1	76.2	77.1	77.1
		a	7.2	7.7	7.5	7.8	7.8
		d	25.1	25.4	24.5	25.4	25.4
	2	l	76.4	77.2	76.2	77.2	77.1
		a	7.3	7.7	7.6	7.8	7.8
		d	25.1	25.4	24.5	25.4	25.4
	3	l	76.2	77.1	76.3	77.2	77.1
		a	7.1	7.7	7.5	7.7	7.7
		d	25.0	25.4	24.6	25.4	25.4

3.1.10 X线阻射性

X线密度是投射光强度与透射光强度之比[22]，表示X线照片上影像的光学密度。线照片上的影像完全是由不等的密度值所组成,影像深则密度值低,所以测定密度值可定量地评估X线摄片上影像。将所需测试的材料与牙齿薄片一起在相同的条件下拍摄X线照片,然后测定材料和牙齿影像的密度值。这样,既可评价每种材料是否具有X线阻射性,又可比较材料间X线阻射性的差异。运用这种方法评价材料的X线阻射性可避免目测法的缺陷,具有准确性和客观性。如果材料具有X线阻射性,则其X线密度值至少应低于牙本质的X线密度值。

材料具有X线阻射性,有助于临床医生判断材料的所在位置窝洞内有无继发龋形成和龋损的部位、范围[23]。对于盖髓剂和基底料的X线阻射性评价常用目测法,即用肉眼观察牙片上的材料影像和牙体硬组织的影像,通过比较而作出判断。这种方法有一定的缺陷,由于受拍片条件和各人主观因素的影响,常常使观测结果不能反映材料的真实情况。

有学者[24]使用图像分析仪测试8种盖髓剂和基底料的X线密度,以期对材料的X线阻射性作客观的评价。结果表明:所测材料均有一定的X线阻射性,其中可见光固化氧氢化钙、化学固化氢氧化钙和羟基磷灰石糊剂的X线阻射性略高于牙本质,氧化锌丁香油水门汀、磷酸锌水门汀、聚羧酸锌水门汀、Dycal和可见光固化羟基磷灰石的X线阻射性更明显。结果提示测定材料的 X 线密度是评价材料 X 线阻射性可靠、准确的方法。

X 线阻射性测试方法:取一牙体完整的离体牙,从釉牙骨质界处水平截除牙冠,对牙根完成根管充填。用 Pesso 钻去除牙胶,制备桩道,然后将完成的纤维棒磨至与桩道外形吻合,放入牙根内摄 X 线牙片,选取剂量为 7 mA,60 kV,0.16 s。

3.1.11　耐腐蚀性

耐腐蚀性是医师选择材料的又一个重要依据。金属的腐蚀有根据腐蚀情况原理分为化学腐蚀、电化学腐蚀和物理腐蚀。口腔内是一个较为复杂的电解质场所,多种物质的反应会产生酸性物质,而酸性物质会对金属材料的腐蚀性造成不良影响[25];合金在此环境中易与周围介质发生化学或电化学作用,引起多种类型的金属腐蚀:如均匀腐蚀、孔蚀、缝隙腐蚀、晶间腐蚀、应力腐蚀等。牙科铸造合金在口腔内导致的不良生物学反应几乎是因合金的腐蚀而引起的。贵金属材料化学性质稳定,耐腐蚀;但非贵金属的耐腐蚀性则较差,尤其是在酸性的环境下,金属会加速腐蚀。在 pH=3.8 时,即使是高惰性的 Pd 也会溶解析出。贵金属元素、惰性元素和容易形成氧化膜的元素耐腐蚀性较好。也有科学家研究发现,刷牙应力会使金属的耐腐蚀性降低,而牙膏和酸性溶液结合会影响合金材料的耐腐蚀性[26]。

腐蚀是指源自周围环境(大气和口腔液体)的侵袭性作用而引起的材料变质,如色泽、物理性能、表面结构、重量改变、不良生物学反应等。合金发生腐蚀会破坏修复体强度、影响美观、产生金属味、电流刺激痛等,重要的是在腐蚀过程中形成的可溶性金属离子会与局部组织细胞接触甚至扩散到全身,若这些离子的生物相容性差,则会导致局部或全身的损害,如过敏反应、毒性反应、致突变性、致癌性等[27-29]。低贵合金较高贵合金价格适中,但合金的机械性能、化学稳定性及生物学性能均低于高贵合金,因此低贵合金在口腔环境中的腐蚀倾向备受关注[30-31]。

目前国内外对合金的腐蚀研究现状集中于口腔内 pH 值的变化[32]、唾液中的蛋白含量[33]、刷牙与牙膏[34]等外界因素对合金的腐蚀影响,关于浓台氏液引起银铟合金的腐蚀尚未见报道。

扫描电子显微镜是检测腐蚀的一种手段,通过扫描电子显微镜将合金表面放大成像,观察表面腐蚀的部位、范围、显微形态等特征。经对各组合金表面进行扫描电子显微镜观察。另外,借助电子显微镜的高分辨率也可观察其腐蚀的程度。

口腔用金属及合金材料目前已广泛应用于口腔修复当中。合金的耐腐蚀性能非常重要。合金的腐蚀性能可对生物学、功能、美观上产生影响,其中生物学效应最为重要。金属材料的耐腐蚀性能是评价合金的重要指标之一。在金属腐蚀过程中产生的金属离子与组织细胞直接接触,若此离子不具有生物相容性,可直接造成细胞损害[35]。腐蚀是源自周围环境(大气和口腔液体)的侵袭性作用而引起的材料变质,如色泽、物理性能、表面结构、质量改变、不良的生物学反应等。而口腔内潮湿的环境、温度及 pH 值的变化等都非常容易使牙科铸造合金发生腐蚀。牙科铸造合金在口腔内导致的不良生物学反应几乎都是因合金的腐蚀而引起的[36]。目前认为材料的腐蚀过程主要决定于合金成分、溶液 pH 值、烤瓷过程、周围的理化等因素[37]。

合金化学组成:Sjogren 等[38]通过合金成分、预处理、操作等对牙科铸造合金腐蚀的影响进行分析,认为合金成分的改变明显影响了合金抗腐蚀的性能。Cu、Be、Ni、Ga 含量高的合金离子释出较多,而 Cr、Co、Mo、Mg 等元素能提高合金抗腐蚀的性能,减少金属离子释出。

烤瓷熔附处理:Roach 等[39]利用 X 射线电光子光谱、循环偏振评价 6 种 NiCr 合金经烤瓷熔附处理后抗腐蚀性能的变化情况,结果表明 NiCr 合金经烤瓷熔附烧烤、表面抛光后,抗腐蚀性能明显降低了,其原因可能是 NiCr 合金经过处理后,表面氧化物中的 Cr、Mo 含量降低了而导致的。另外也说明了高温处理可使合金金属离子释出增多。

pH 值:在体外实验,通过改变模拟溶液的 pH 值,观察 pH 值从 1 变到 7,牙科铸造合金抗腐蚀的性能变化情况。结果表明:非贵金属合金抗腐蚀的性能随酸性增强而降低,而高贵金属合金、中贵金属合金则没有影响[40]。

蛋白质:Wataha 等[41]实验结果表明,不同合金在不含蛋白质的盐溶液、含体积分数 3% 小牛血清蛋白的盐溶液及含体积分数 3% 血清的细胞培养液中,其抗腐蚀的性能不同。除了 NiCr 合金,其他各种合金在含蛋白质的盐溶液中比在不含蛋白质的盐溶液中抗腐蚀的性能差。孙佳凝等[42]的研究结果也证明,NiCr 合金在生理盐水中 Ni 的释出量明显多于在含小牛血清蛋白的人工唾液中的释出量。这说明了蛋白质可影响牙科铸造合金抗腐蚀的性能。

刷牙与牙膏:Wataha 等[43]研究刷牙对牙科铸造合金腐蚀的影响后发现,刷牙应力可使合金抗腐蚀的性能明显降低,而牙膏、酸性溶液结合刷牙等条件可进一步降低合金抗腐蚀的性能。异种金属与合金间的接触性腐蚀也引起关注。有研究测定了人工唾液中几种修复材料的电偶序及其与腐蚀倾向的关系,提出材料间的电偶序相差越大,电偶腐蚀的可能性越大,为防止电偶腐蚀,应尽可能选择同种材料或选择电偶序中稳态电位相近的金属或合金作口腔材料。

在体内测量金属的腐蚀性十分困难,且结果难以归纳,所以一般均采用体外法[44]。电化学腐蚀是指金属表面与介质发生电化学反应而引起的破坏,是最常见的腐蚀,口腔内的金属腐蚀主要为电化学腐蚀[45]。目前,研究金属电化学腐蚀最常用的手段是通过电化学工作站测量极化曲线,它是以腐蚀体系的极化动力学方程式为理论依据,可根据相应软件,在短时间内绘出极化曲线并得到定量参数,如自腐蚀电位 Ecorr、自腐蚀电流密度 Icorr、钝化膜击穿电位 Ebreak 等。Ecorr 是腐蚀体系在无外加电压的情况下测得的稳定电位,主要反映金属的热力学状态和表面状态。它能体现金属腐蚀倾向的大小,Ecorr 负值越大,金属的腐蚀倾向越大,越容易腐蚀;反之,腐蚀倾向越小,越难被腐蚀,若 Ecorr 为正值,则表示腐蚀倾向很小。但值得注意的是,腐蚀倾向大小并不能衡量腐蚀速度的快慢[46]。Icorr 可以反映腐蚀速度的快慢,Icorr 与腐蚀速度呈正比,即 Icorr 越大,腐蚀的速度越快,表明金属的耐腐蚀性能越差。Ebreak 是指打破维钝状态所需外加的电压值,在这一电压下,腐蚀电流迅速增大。Ebreak 越大,说明金属的耐腐蚀性越强。

3.1.12　抛光性能

口腔修复体适当的抛光是修复过程中的重要步骤,高质量的抛光能更好地体现树脂修复材料在美学性能方面的优势,同时还能延长修复体使用寿命,维持牙周组织健康[47]。不适当的磨抛将会增加临床医师二次操作的难度和时间,影响患者口腔组织健康,降低修复体口内舒适度。已经证实患者通过舌体就可感知 $0.25 \sim 0.5\ \mu m$ 粗糙度的差别[48]。不仅如此,表面粗糙度还是影响修复体临床使用的一个重要参数[49]。因此,修复体应尽可能抛光得像牙釉质一样光滑。

1. 修复抛光对组织的影响

(1)牙龈刺激:白桦[50]对 40 例光固化复合树脂修复引起龈炎的临床病例进行分析,认为引起龈炎的原因除了树脂形态恢复不良,压迫牙龈之外,修复体表面不光滑是很重要的因素。不够光滑的树脂修复体表面尤其是在龈缘处容易堆积食物残渣,进而刺激到牙龈组织。在对临床楔形缺损修复中发现未注意龈缘修整抛光的修复体会留下悬突,成为菌斑积聚和细菌繁殖的良好场所,引起牙龈刺激炎症,堆积在粗糙表面的细菌和食物碎块长时间后,会钙化成牙石,加重牙龈刺激,悬突处的龈沟液流量也有显著差异。

(2)继发龋:继发龋的产生与原发龋一样都与菌斑有密切的关系。修复体表面或界面上一旦形成牙菌斑,细菌及菌斑代谢产物可以通过修复体与牙体间可能存在的间隙或裂隙侵入,造成继发龋的发生。菌斑形成多少与修复体表面的粗糙度和材料种类有关,粗糙的表面更易堆积菌斑。Hinour 比较了细菌在银汞合金、复合树脂和牙釉质表面的黏附情况后,发现复合树脂表面细菌的黏附量最大,这提示临床医师在进行复合树脂修复时要更加注意对修复体的完善抛光。不同修复材料表面均可形成牙菌斑,并且菌斑量远远多于形成在牙釉质和牙本质上的菌斑[51],这也解释了戴入修复体后为什么继发龋的发生率高的原因。通过电镜观察发现在粗糙面上形成的菌斑结构致密、层次清楚,而在抛光面上形成的菌斑结构不规则[52]。因此,尽可能降低修复材料的表面粗糙度是预防菌斑形成、防治继发龋的关键步骤。

(3)修复体染色:染色是由环境中的污染物、色素等渗入或黏着而引起。陈吉华等[53]观察了 546 颗四环素牙瓷贴面 0.5~2.5 年期的临床效果,在全部病例中,有 26 个牙面在半年内有轻微着色现象,可能与邻面抛光不彻底有关,重新抛光后未再发生类似情况。树脂修复体的术后染色有外源性染色和内源性染色之分。内源性染色是复合树脂材料本身的变色,与树脂基质、填料及一些添加剂的化学降解有关。外源性染色的发生则与树脂本身的稳定性及树脂表面的粗糙度有关[54]。如果树脂表面粗糙不平,食物残渣及色素更易于存积,导致修复体的逐渐染色[55]。染色可以通过磨抛来改善,在抛光过程中表面粗糙度可下降 26%~74%,而且,抛光后的复合树脂材料更能抵抗着色剂的染色[56]。因此,重视修复术后抛光能有效地改善复合树脂的外源性染色。

(4)口腔组织健康:修复体边缘的磨光处理、表面粗糙度、表面完整性和修复材料自身的理化性质都能影响菌斑附着,进而影响牙周组织和口腔组织健康[57-58]。Waerhaug[59]认为修复体边缘对牙周组织健康的影响主要是由于附着在修复体的菌斑而不是机械刺激。Sayegh[60]也证实复合树脂材料本身并无刺激作用。因此,控制菌斑黏附量成为减少复合树脂修复体引起牙周组织健康受损的主要手段之一。修复体表面完善的抛光可以有效减少菌斑黏附量,达到维护口腔组织健康,延长修复体使用年限的目的。维持口腔组织健康还应注意口腔卫生。牙周正常的人在停止口腔卫生措施后,随着菌斑附着的增多,会逐渐出现边缘性龈炎。当恢复口腔卫生措施后,随着菌斑的去除,龈炎可逐渐消失。

2. 影响抛光效果的因素

复合树脂在固化后可进行磨改、修整和表面抛光。抛光效果主要由粗糙度和光泽度两项实验室指标来体现。粗糙度参考国家 GB 3505—83 标准,是用来衡量物体表面平滑程度的量化指标,常用的 3 个参数分别是:轮廓算数平均偏差(R_a)、微观不平度十点高度(R_z)、轮廓最大高度(R_y),如果图面没标注粗糙度选用 R_a,R_z,R_y 的情况下应选用 R_a。光泽度是表示物体表面光泽大小的数字化指标,以吸收入射光的百分比表示。

复合树脂修复体抛光效果受到树脂种类和研磨器械的影响:

1)无机填料

复合树脂材料的可抛光性和表面粗糙度主要由填料颗粒大小和种类决定。早期的复合树脂填料颗粒直径为 1~100 μm。其中大部分为 30~50 μm,称为大颗粒填料(传统填料),主要由石英、玻璃粉、硅酸盐和陶瓷粉构成。它弹性模量高、硬度大、刚性好、蠕变性小、透光度高、吸水性小,但脆性大、难抛光、表面磨损后颗粒易脱落使耐磨性减弱。20世纪70年代开始出现微填料复合树脂。无机填料平均粒度小于1.0 μm。这种复合树脂是将硅填料粒子和bis-GMA进行预聚合后,将20 μm大小的聚合粒子混入bis-GMA基质[61]。微填料复合树脂可以抛磨出比较光滑的表面,但是,强度和机械性能较差。伴随着加工工艺的不断发展,超微填料树脂出现,填料直径缩小到0.016~0.04 μm,同大颗粒材料相比,超微填料树脂颗粒不易脱落,耐磨性好,弹性模量及刚性减少,脆性略降低,透光性中等,吸水性增大,塑形性好。填料成分主要是无定形硅,因其粒度小于光的波长,所以具有良好的抛光性[62]。80年代中期新兴的纳米材料技术在近几年开始应用于口腔材料,逐渐出现了含纳米颗粒的复合树脂。纳米颗粒是经氧化全合硅石或硅石烷化处理后形成的大小20~75 nm的颗粒,纳米基团是纳米颗粒溶液经轻度煅烧,机械研磨,硅烷处理,将纳米颗粒与树脂基质混合制作而成,所有的基团都经过硅烷处理以避免与周围树脂基质交叉粘连。广泛的颗粒大小分布(基团和纳米颗粒)确保树脂中填料的高含量,增强了树脂的强度(相对于微填料而言)和操作手感。另外,纳米颗粒可以增加树脂的抛光持久性。它所具有的独特结构使其显示出独特而优异的性能。纳米树脂在临床特性如边缘封闭性、耐磨性、美观性、聚合收缩、术后敏感、抗折裂性、机械强度、持久性及与牙齿颜色的相容性等方面都具有优越性[63]。

无机填料的形状多种多样,有球型、片型、纤维型和不规则形等,对复合树脂的抛光性能有一定影响。球型填料对光线折射较一致,易抛光,但与树脂基质结合较差,较易产生界面剥离,或在界面边缘产生龟裂现象,采用复合球型填料能弥补此不足。

2) 抛光工具

复合树脂修形磨光的质量与治疗效果关系甚大,尤其是前牙,对美观的影响更为突出。已经有很多的材料和方法应用于修复体的外形修正和表面抛光。

(1) 机械抛光原理:抛光技术,又称镜面加工,是制造平坦而且加工变形层很小,没有擦痕的平面加工工艺。抛光不仅增加工件的美观而且能够改善材料表面的耐腐蚀性、耐磨性及获得特殊性能。抛光有机械抛光、化学抛光、电解抛光、超声波抛光、流体抛光和磁研磨抛光之分[64]。树脂修复材料的抛光以机械抛光为主。关于机械抛光的原理,填平论为大家所普遍接受,即在机械抛光时,抛光器械做高速旋转,在抛光试件表面操作者加以适当的压力于抛光器械上,在旋转的摩擦力作用下,一方面表面的某些突出部分被削去,另一方面突起部位被切削或压入或移动并填入凹陷部位。这种削突填凹的整平过程,以高速大规模地反复进行,配合抛光膏的光亮作用,使原来粗糙的试件表面变得平滑而光亮。

(2) 打磨抛光器械种类:抛光钻是一类工作端光滑无刃,由橡胶等一些弹性物质制成,表面覆盖研磨料涂层(不同颜色)的工具,有各种大小及形态,如锥形、倒锥形和柱形等,主要用于牙体修复体的研磨与抛光。磨石钻的工作端为磨石构成的直机头或弯机头用钻针,抛光钻的各种钻针形态均有,其中常用于调磨的为轮状、刃状和锥形磨石钻。

目前临床常用的磨、抛光工具有以下几种:

(1) 磨光工具:①金刚石,适用于对树脂或者陶瓷进行外形修正,咬合调整。车针的工作表面涂覆有工业金刚砂,粒度分布范围为8~50 μm。②碳化钨车针,有较多的形态,适用于龈缘处的打磨,有利于保护龈组织。③砂石,用于需要大量打磨处理的修复体,但打磨后的修复体表面不光滑,不易达到牙体解剖形态。

(2) 抛光工具:①橡皮轮、橡皮杯、橡皮尖,这一系列工具通常用来抛光复合树脂表面,有各种粒度、形状、大小和硬度。通常在器械表面涂覆碳化硅、氧化铝和金刚砂摩擦剂。使用橡皮抛光器械时,不能重压,并应用于慢速手机上。另外需要注意这些器械产生的乳胶残余。②抛光碟:可以应用于修复体的粗磨、修形和抛光,通常抛光效果较好。表面一般涂覆有氧化铝摩擦剂,使用时按粒度大小和顺序使用。③抛光带,塑料抛光带主要适用于复合树脂和水门汀的抛光,金属抛光带可用于树脂也可应用于陶瓷,而且在相邻牙咬合紧的情况下效率较高。④抛光膏,目前仍然是以氧化铝作为主要的摩擦剂。润湿条件下抛光牙面的效果较好,含金刚砂的抛光膏适宜在干燥条件下使用。但目前负载抛光膏的器械较厚影响了抛光膏的使用,不易进入邻间隙,还可能引起抛光膏的溅射等。市面上商品化的抛光系统是由以上一种或多种抛光器械组合而成,通常有不同的粒度可供选择。

3. 抛光方法与抛光效果关系的研究

抛光分磨光和抛光两部分[65],首先用磨料硬度大于填料硬度的磨光钻磨去除多余的树脂,但可能造成波浪状损伤,使表面高低不平,再用颗粒较细的抛光钻或抛光轮及抛光膏等工具进行仔细打磨,利用抛光材料反复摩擦修复体表面,使磨光产生的凹凸不平的表面相对一致,反射光角度均匀一致,达到表面高度光滑[66],完善的抛光应能彻底去除表面弥散层,获得与牙釉质光泽相似的效果。

曾有人提出在材料表面涂附黏衬剂代替传统的抛光,虽然这样做可以减少临床操作时间,但是 Lothar Borchers 等[67]通过比较这两种方法处理暂时冠树脂表面后认为,表面衬剂的润湿性能较差,改善树脂材料表面粗糙度的能力不及传统的抛光方法,并不能向临床推荐。

当研究发现树脂材料的表面粗糙度不仅由填料大小,硬度和数量决定,同时也受到抛光材料的柔性,磨料的硬度、尺寸得影响时[68-69],大量的磨抛工具开始被研究。表面涂布磨料的金刚砂石,氧化铝和碳化硅抛光钻;自身含有磨料的橡皮轮和硅树脂复合物;富含大量细磨料的抛光膏都被推荐到临床使用[70]。

对于磨光,大部分研究集中在对金刚砂牙钻或碳化硅砂石的比较上。任煌光[71]认为使用金刚砂牙钻或碳化硅砂石,其研磨效率高,可以很快去除大块多余的复合树脂,但是磨过之后复合树脂表面粗糙,有许多明显的刻痕,这些工具可用于充填物的修形和粗磨,再继用其他工具细磨和抛光。Jung[72]也建议金刚砂钻最适合大量的牙体外形修正,碳化硅由于较弱的切削能力的则更适合磨平。

国内外学者对树脂修复体的抛光都进行了大量研究,通过比较细颗粒和超细颗粒的金刚砂和碳化硅抛光效果后发现,涂覆金刚砂颗粒涂层的抛光钻比覆盖碳化硅颗粒涂层的抛光头获得了更加光滑的表面。Deniz Sen[73]等研究对双甲基复合树脂,甲基丙烯酸甲酯树脂材料使用金刚粉抛光法和氧化铝抛光法抛光也发现金刚砂粉的抛光效果比氧化铝好,材料能得到更光滑的表面。建议临床操作时如果修复物的边缘至龈缘或龈下,不再用其他工具作进一步细磨和抛光的话,这些部位的修形应尽可能使用细粒度的金刚砂牙钻。

近年来,很多学者提出没有一种抛光方法能和聚酯薄膜压接面形成的树脂光滑表面相媲美,即使是平均颗粒大小在 $15\sim25\,\mu m$ 的细颗粒和超细颗粒金刚砂牙钻。但是这种利用聚酯薄膜压接的方法受到的复杂牙体外形和不同修复方法的限制,不为临床所接受。更有研究[74]证实使用 Sof-lex discs 抛光工具能获得和聚酯薄膜压接成型相当的表面粗糙度。

Halim Nagem Filho 通过研究证实氧化铝磨头配合水进行抛光是很有效的抛光方法,除了能降温之外,水能滤出那些必须马上从修复体表面清除的腐蚀的碎颗粒,这结果与 Bouvier 等报道的相同[75]。

临床操作时术者应注意抛光要用低速,G. Theuniers[76]等指出,降低转速可增加抛光性能。Felix Lutz[77]也建议用 5 000~15 000 r/min 进行抛光较适宜。

3.1.13 固化特性

在临床应用中发现有的复合树脂修复体在短期内出现折断、脱落,其原因是多方面的,其中,复合树脂是否充分固化是其主要因素之一。复合树脂的固化程度的影响因素有树脂材料本身、固化灯以及临床操作等。如果某个或者某些因素不能达到要求就可能会影响树脂的固化程度,使其固化不充分,导致树脂充填体对牙髓细胞毒性增加[78-79],修复体折裂及边缘破坏机会增加[80-81],硬度降低[82-83],动态弹性模量减小[84]等。

下面以光固化复合树脂为例来讲述影响光固化树脂固化程度的影响因素。自 20 世纪 70 年代光固化复合树脂发明以来,光固化复合树脂以其美观的色泽、良好的物理化学性能及其容易操作在牙科治疗与修复领域中迅速被广泛应用。光固化复合树脂通过可见光启动光敏剂引发光固化,其敏感光波长在 400~520 nm 之间,是蓝光的光谱范围。

1. 光固化复合树脂类型

1) 填料大小和含量

为了开始一个光固化自由基聚合反应,需要有适当波长足够强度的光源以激活引发剂体系。由于复合树脂中填料粒子的存在,将会出现光散射。随着材料深度或厚度的增加,散射也增加,进入材料内部的光强度会逐渐降低。微粒物质的光散射由三种现象构成:表面反射、折射和衍射。光固化程度与复合树脂中填料粒子的大小直接相关。随着填料粒子的大小接近固化光波长的 1/2,光在复合树脂中的散射也增加[85]。这一散射降低了通过复合树脂的光量。混合填料型填料粒子尺寸比较大,受光散射影响比较小,因而其固化深度比较大[86],另外高填料浓度可能也有助于提高固化深度[87]。对于超微填料复合树脂,这种所含无机填料极细(平均 40 nm),其超微填料中亚微米二氧化硅粒子的丛聚作用形成了相当于催化波长 1/2 大小,其丛聚作用很容易使其形成最适于光散射从而降低固化深度。

2) 复合树脂的色泽和透明度

为满足临床上选色和配色的需要,可见光固化复合树脂的制造商总是将其产品制成由浅到深的颜色,以供临床医师的选择使用。一般而言,同等照射下,浅色树脂的固化深度要大于深色树脂,这一点在产品说明书中也加以注明。国际标准用 $L^*a^*b^*$ 来表示树脂的颜色,L 代表明度值,$-a$ —$+a$,$-b$ —$+b$ 分别代表绿到红的变化和蓝到黄的变化。N. TANOUE 等[88]的研究表明在相同的照射条件和相同彩度的情况下,L 值越大,固化深度越大。相比较 a,b 参数,L 值与固化深度的关系更加密切。复合树脂的颜色由下列因素决定:①复合树脂的吸收和内散射特性;②复合树脂的厚度;③背景材料的光反射性能。树脂颜色可以影响入射光在其中的穿透力,从而影响光固化树脂的深层材料的固化程度。Tirth 等[89]通过研究发现,可见光固化复合树脂的临界固化深度和透视系数受光的波长、树脂和填料的折射指数以及填料粒子大小、形状和数量的影响,较暗和较不透明色调的复合树脂透视系数较低。由此可见,由于深色复合树脂的透射系数较低,不利于入射固化光线的穿透,因而在应用中应予特别注意。临床上,不同色调的光固化复合树脂需要不同的固化技术,与浅色树脂相比,深色树脂的充分聚合可能需要采用分层填塑技术和延长照射时间或增加光源强度。

3) 光引发剂

复合树脂的光引发剂化学性质是有效固化聚合体达到满意物理机械性能的基础,是光固化复合树脂不可缺少的关键组分,对材料的光固化速率和程度起决定性的作用。最常用的光引发剂是樟脑醌(Camphoro Quinone,CQ),加入量通常为 0.05%～1%。CQ 也有一些缺点，如它的颜色是黄色的，用于对颜色有要求的牙科材料时其添加量是有限制的，这同时也限制了材料的固化程度[90]。因此有人研究新的光引发剂来代替它，PARK 等[90]研究了一种新的光引发剂 1-苯基-1,2-丙二酮以及(PPD,1-Pheny l-1 ,2-Pro Panedione)来代替 CQ，发现同时添加 PPD 和 CQ 作引发剂的样品，其聚合度要大于单独添加 PPD 或 CQ 的样品。SUN 等[91]也研究了用 PPD 和 2,3-丁二酮(BD,2,3-Butanedione)作光引发剂的光固化复合树脂，与使用 CQ 作光引发剂的样品相比力学性能有所提高。PPD 和 BD 是黄色黏性液体，而 CQ 在室温下是固体，所以 PPD 和 BD 与树脂有更好的相容性，同时 PPD 和 BD 的最大吸收峰 λ_{max} 要低于 CQ，这就使得 PPD 和 BD 在树脂中的允许加入量多于 CQ，所以 PPD 和 BD 可以作为新的光引发剂。光引发剂的吸收光谱波长要和光固化灯的发射光谱分布范围要相匹配。A. Og unyinka A等[92]通过研究 CQ、PPD、BZ(Benzil，为 BD 的同系物)三种引发剂两种固化灯卤素灯(Quart Z-Tungsten Halo Genlight,QTH)和发光二极管(Light-Emitting Diode,LED)绘制出各自的吸收光谱图和发射光谱图。

这项研究还比较 QTH 和 LED 在三个光照时间(10 s,20 s,40 s)固化分别含 CQ、PPD 和 BZ 的三种树脂。结果表明：①LED 在上述三个固化时间固化含 CQ 树脂固化程度高于含 PPD 引发剂的树脂；②LED 固化含 PPD 树脂在 10s,20s 两个固化时间固化程度明显低于 QTH；③用 LED 分别固化含 BZ 和 CQ 引发剂的两种树脂，前者固化程度明显低于后者。④LED 分别固化含 PPD 和 BZ 的两种树脂，其固化程度低于 QTH 固化。对于 LED 和 QTH，其发射光谱和 PPD 和 BZ 的吸收光谱的重叠不明显，但是与 QTH 相比，LED 的发射光谱与 PPD 和 BZ 吸收光谱的匹配性更差。上述结果提示，固化含 PPD 和 BZ 两种引发剂的树脂 LED 固化灯的固化能力低于用 QTH，所以在选择固化灯时要注意相应复合树脂的引发剂成分。

2. 光固化灯

光固化灯是牙科光固化复合树脂及黏结剂固化用的光源，其性能对复合树脂及黏结剂的固化有重要影响[93]。经过多年的发展，光固化灯的种类及性能有了很大进步，目前临床上应用的光固化灯有卤光灯、速效卤光灯、发光二极管、等离子弧光灯及氩激光灯。评价光固化灯的重要指标有光强、波长、发光热量、光源寿命、便携型等。光强又称亮度、功率密度，是光固化灯光出口单位面积每秒发射光子的数量，单位 kW/m²。光固化灯的品牌不同，输出强度不同。根据输出光强度将光固化灯分为高亮度、中等亮度和低亮度 3 个级别。高亮度光固化灯指光强大于 1000 mW/cm²，中等亮度光固化灯的光强在 400～1000 mW/cm²，低亮度光固化灯光强小于 400 mW/cm²。波长是光源发射波长的有效带宽，波长应与复合树脂中光引发剂的吸收波长相近或一致，光固化复合树脂常用光引发剂为樟脑醌(CQ)，其波长吸收峰值为 468 nm，光固化灯发射波长越接近这个峰值，激活 CQ 的能力越强，因此树脂的固化程度依赖于光固化等的发射波长质量。普通卤光灯光强为 400～650 mW/cm²，对各种复合树脂及黏结剂均能固化，但固化速度较低，需要较长时间照射(20～40 s)，其中一部分能量转变成热量，其光线热辐射相对 LED 较大，卤光灯寿命较短，40～100 h[94]，灯泡容易老化或烧坏，反光膜及滤光片也容易老化，老化后光强下降，固化效果亦变差。故临床上使用一段时间的卤光灯要注意检测其输出光强是否降低，以免固化的复合树脂修复体不合格。

LED 是以大功率发光二极管阵列芯片为光源，其光波波长分布窄(440～480 nm，波峰波长为 467 nm)，与复合树脂常用光引发剂樟脑醌的吸收波长吻合性好，引发率高且光强较高。2000 年投入市场的第一代 LED，是由多支普通 LED 作为光源，输出功率较低，一般为 250～

$350\,\mathrm{mW/cm^2}$,其固化深度也较小,第二代 LED 光固化灯功率可以达到或者超过卤素灯的水平,实验表明[95-96],在相同固化时间,可以得到比卤光灯优越的固化深度。郭斌等[97]通过临床随访得出结论:LED 光固化灯光强大于普通卤光灯,具有较大的固化作用,不对口腔软硬组织产生热刺激,特别是对牙髓组织的热刺激极小,还具备体积小,无电源线,携带方便;风扇功率小,产生噪声小;使用时间长等诸多优点[98],值得在临床上推荐。

等离子弧光灯是利用充满氙气的灯泡内电极间产生电弧而发光的,其光线比卤光灯的光线更强。等离子弧光灯泡需要安装在有基座的设备中,其光线通过较长且能弯曲的光导纤维束传出。等离子弧光灯输出光强很大,输出波长范围在 $380\sim540\,\mathrm{nm}$,且有效波长集中在光敏剂吸收范围,因而能量很高,甚至有厂商称等离子弧光可在 1s 内完成聚合[99]。但是近年来莫珩等[100]研究结果表明,等离子弧光灯至少照射 5s 以上才能达到临床应用的需要。同时在临床应用时应该考虑到长时间用高光强照射会产生较大热量,可能刺激口腔软硬组织,甚至牙髓组织。还有一些研究表明长时间用高光强照射复合树脂,会引起较大收缩,在修复体边缘产生张力,使边缘产生"白线",甚至会使紧邻的釉质边缘出现微裂纹。因此,临床应用等离子弧光照射复合树脂应控制光照时间,具体照射时间有待进一步研究。

氩激光灯由氩原子激活发出蓝绿色的光,形成一些不连续的波长,与大多数的光敏引发剂的吸收波长相匹配。氩激光灯输出光强较大,光强随距离增大几乎不衰减,而且波长与常用光敏剂(樟脑醌)吻合性好,因而固化速度快,照射时间短。但是由于其辐射波长范围窄且不连续,可能与个别复合树脂或黏结剂所用光敏剂的吸收波长吻合性差,反而固化程度差。

李振春等[101]的实验表明使用同一种颜色,同一品牌的光敏复合树脂,用不同强度的固化机,在相同的照射距离及固化时间,高强度的固化机对提高光敏复合树脂的单体转换率是有意义的,此实验还提示临床使用复合树脂时,如果照射强度小于 $1000\,\mathrm{mW/cm^2}$,每次充填的厚度在 1.0 mm 左右为宜,照射时间应在 20s 以上。

光固化复合树脂的固化深度与光固化灯的质量具有密切关系。Jandt 等[102]指出由于操作和固化树脂时卤光灯产生的热量使得灯泡、反光镜和滤光镜的质量下降老化从而降低了输出光强,同时很多卤光灯的最小输出光强并没有达到制造商要求,影响树脂的固化程度。另外需要注意的是灯泡与固化机的匹配问题,否则不仅容易烧坏灯泡,而且有时会使有效的光强大大降低,如 Densphy 的光固化机中,QH L75 型固化机需用 12 V、75 W 灯泡,而 Spect rum201 型固化机需用 9.8 V、49 W 灯泡。如果采用 75 型的光固化灯泡,可能不会烧坏灯泡,而且肉眼下光固化强度没有明显降低,但有效光强度可能会降至 $150\,\mathrm{mW/cm^2}$,甚至更低。临床应用时应该引起注意[103]。

3. 临床操作

1) 投照方式

温演演[104]做过这样一项临床调查,根据投照方式的不同分为两组,A 组光源距树脂表面 $2\sim4\,\mathrm{mm}$,对着树脂中心部位;B 组将光源置于不充填牙体表面,紧贴牙体,透过牙体照射树脂。光固化树脂的固化方式为趋光性分层固化,在树脂表面投照,由于树脂固化收缩,可能使树脂与牙体之间形成间隙。B 组采用的方法可使树脂与牙面紧密接触,不会形成间隙。由于照射要通过牙体,因此所需固化时间较长,对于要遮色处理的牙齿,必须在树脂表面加照使之完全固化。

刘蓉等[105]认为中心点照射方式存在远离光照区的周边难以完全固化的缺点,采用移动方式光照基本上可以达到完全固化,但要求操作者持固化灯来回移动,稍有不慎即可使光固化灯头触及树脂表面,使树脂黏附在灯头,造成光的强度减弱,从而影响树脂固化。

2)光照时间

施长溪等[106]的光固化复合树脂的固化深度测试结果显示,复合树脂的固化深度随光照时间的延长而加深,以照射时间20 s为起点,照射时间增加一倍,固化深度增加1/10~2/10,随着照射时间延长增加固化深度越小,至120 s已接近极限。还有实验表明,对于中低亮度的光固化灯适当延长光照时间可以提高复合树脂的转化率,对于1 mm厚的复合树脂光照60 s可以得到最大的转化率。

3)照射距离

作为临床医师可以控制的因素之一,照射时间在光固化复合树脂的固化中起着十分重要的因素。对于临床上较深厚(>2 mm)可见光固化树脂修复物,应将照射时间延长60~80 s,对于深色材料而言,照射时间还应更长些,以使深层材料充分固化,从而获得最佳的机械性能。施长溪等[107]光固化复合树脂的固化深度测试结果表明:固化灯导光头与复合树脂的照射距离在3 mm以内,距离延长,固化深度减小;照射距离在10 mm,其固化深度为3 mm距离内的9/10~7/10。在临床应用时,照射距离最好在3 mm以内,导光头难以接近的部位,应按其距离延长照射时间。

4)光固化灯的照射模式

常用的照射模式有快速模式、渐进模式照射和脉冲式照射三种。快速模式是持续用最大光强照射;渐进模式照射是前几秒光强逐渐增强光强至最大,剩余时间持续用最大光强照射;脉冲模式是间断用最大光强照射。

Pfeifer等[108]通过比较不同脉冲光照强度和不同延迟时间但有相同的光照能量来测量两种常用树脂的表面硬度得出上述两种因素均不会影响树脂的固化程度的结论。

4. 其他因素

1)电压影响

每个国家的常用电压不同,就我国而言,常用电压为220 V,但会出现电压浮动,上海地区的电压浮动于190~220 V之间,较大的影响光固化灯的输出功率,使得光固化树脂的固化程度受到影响,影响复合树脂的修复质量。徐晓等[109]认为电压会影响复合树脂的固化深度,在电压波动的情况下,使用光固化灯时,最好能加稳压器,使得树脂达到最大固化深度,以实现其最佳物理性能。在没有稳压器而电压略低的情况下,可适当地延长固化时间,也可达到较大的固化深度。Fan等[110]研究了输出电压的变化对固化灯输出功率的影响,对于一些固化灯当电压减小10 V时,可导致光强度减弱30%,从而降低固化程度。

2)固化时热效应

光固化灯产生的热量可能会增加复合树脂的固化程度,早期的研究就检测了不同的固化灯固化时会产生能量。Yap & Soh[111]在2003年就提到不同的固化灯固化时产生的热量在复合树脂聚合时发挥一定的作用。MS Soh等[112]用两种不同固化灯固化同一种树脂,一种是极高光强(1200 mW/cm²)的卤光灯固化10 s,另一种是低强度光强(350 mW/cm²)LED固化灯固化40 s,前者的固化总能量低于后者,但是前者固化程度高于后者,MS Soh等认为这可能是前者固化灯固化时产生的热能大于后者所引起的。

综上所述,影响光固化复合树脂的固化程度因素很多,除上述因素外,还有模具因素(例如通过塑料、金属及牙齿照射时,固化深度极不相同)、测试方法以及照射方向等因素。归纳起来可分为以下三种:①复合树脂产品质量控制因素;②照射器的有关参数;③临床医师控制因素。

前两者由厂家控制;后者由牙科医生掌握,例如,材料和固化器的匹配,为保证临床应用复合树脂修复质量,定期检测固化灯对不同类型不同颜色的树脂的固化程度,光源到照射面的距离,照射方向及照射时间等。只有严格控制以上诸因素,才能得到高质量的树脂修复体,获得满意的临床固化效果。

3.2 机械性能

材料的机械性能又称为力学性能,是指材料在不同环境(温度、介质、湿度)下,承受各种外力(拉伸、压缩、弯曲、冲击、交变应力等)时所表现出的力学特征。大多数修复材料在制作或咀嚼过程中,需要抵抗外力,因此,机械性能在了解及预测材料受力情况下的行为是重要的[9]。

口腔修复体在咀嚼过程时受到外力作用而变形时,其内部各质点之间的相互作用力发生了改变,这种由于外力作用而引起的固体内各质点之间的相互作用力的改变量,称为"附加内力",简称内力。内力与外力共同保持受载状态下的平衡。内力和外力总是大小相等方向相反。所以常通过对外力的研究来了解内力的规律。

口腔材料应具有良好的力学性能才能保证修复体在咀嚼应力的作用下保持正常的功能,因此,研究修复体和充填体的机械性能有重要的临床意义。

3.2.1 应力与应变

当物体在外力作用下不能产生位移时,它的几何形状和尺寸将发生变化,这种形变称为应变(Strain)。物体发生形变时内部产生了大小相等但方向相反的反作用抵抗外力,定义单位面积上的这种反作用力为应力(Stress)。如果外力均匀且垂直作用于受力面上时,应力(σ)可用下式计算:

$$\sigma = \frac{F}{S}$$

(3-11)

式中,F 为外力(N);S 为受力面积(mm^2)。

物体在不同外力作用下可产生不同的变形,例如拉伸或压缩、剪切、扭转、弯曲等,这些变形产生的应力可看作两种基本力的结合作用—轴向力和剪切力。物体受到的轴向力有拉伸力和压缩力,在物体内部相应产生拉应力(Tensile Stress)和压应力(Compressive Stress);当外力是剪切力时,产生的是切应力(Shear Stress)。

物体受到弯曲变形时,其内部产生多种应力。测定材料承受弯曲载荷时的力学特性的试验,是材料机械性能试验的基本方法之一。弯曲试验主要用于测定脆性和低塑性材料(如铸铁、高碳钢、工具钢等)的抗弯强度并能反映塑性指标的挠度。弯曲试验还可用来检查材料的表面质量。弯曲试验在万能材料机上进行,有三点弯曲和四点弯曲两种加载荷方式。试样的截面有圆形和矩形,试验时的跨距一般为直径的 10 倍。对于脆性材料,弯曲试验一般只产生少量的塑性变形即可破坏,而对于塑性材料则不能测出弯曲断裂强度,但可检验其延展性和均匀性展性和均匀性。塑性材料的弯曲试验称为冷弯试验。试验时将试样加载,使其弯曲到一定程度,观察试样表面有无裂缝。例如三点弯曲变形,是将标本放在有一定距离的两个支撑点上,在两个支撑点中点上方向标本施加向下的载荷,标本的 3 个接触点形成相等的两个力矩时即发生三点弯曲,标本将于中点处发生断裂。三点弯曲试验常用于各种材料的弯曲强度(抗折强度)的检测。三点弯曲试验并不是测量骨干抗弯曲性能的最薄弱区,而是在标本上的感兴趣区。

应变可以是单位长度的长度变化。如在拉伸状态下则表明试样的相对伸长,此时的应变是线应变(ε),可表示为

$$\varepsilon = \frac{\Delta L}{L_0} \tag{3-12}$$

式中,ΔL 为试样的长度变化(伸长量);L_0 为试样的原始长度;应变 ε 可以用绝对值或百分比表示,如 0.01 或 1%。

如果物体的几何形状、外形尺寸发生突变(如孔、裂纹),则在突变处局部应力会显著增大,应力峰值远大于由基本公式算得的应力值,这种现象称为应力集中(Stress Concentration)。对于受拉物体,当其中无圆孔时,物体中的应力流线是均匀分布的(图 3-5(a));当其中有一圆孔时,物体中的应力流线在圆孔附近高度密集,产生应力集中(图 3-5(b)),但这种应力集中是局部的,在离开圆孔稍远处,应力流线又趋于均匀。应力集中处往往是物体破坏的起始点,削弱了物体的强度,降低了物体的承载能力。

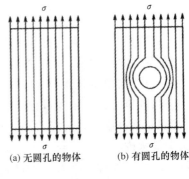

(a) 无圆孔的物体　　(b) 有圆孔的物体

图 3-5　有无圆孔时的应力曲线

物体产生应力集中的原因主要有物体表面的凹陷、沟槽、划痕、裂纹、缺口及外形突然变化,例如,卡环臂与义齿支架的点状连接处,物体内部的孔隙、裂纹、夹杂等。因此在临床上应尽量减少上述缺陷的发生,以防应力集中导致修复体破坏。

3.2.2　弹性变形和塑性变形

物体在外力作用下产生变形,外力去除后变形的物体可完全恢复其原始形状,这种变形称为弹性变形(Elastic Deformation);如果外力去除后变形的物体发生永久变形,不能完全恢复其原始状态,则称为塑性变形(Plastic Deformation)。

例如,局部义齿的卡环在超过弹性极限进入塑形区域后,去除外力后,仅有弹性变形(弹性应变)是可恢复的。在通过弯曲调整正畸丝、金属冠边缘或义齿卡环时,塑性变形是永久的,但可产生一定量的弹性应变恢复。又如弹性印模材料凝固后从口内取出时,希望材料的变形能完全回复(弹性变形),而永久变形(塑性变形)尽量小,这样取制的印模才更精确。

3.2.3　应力-应变曲线

研究材料力学性能常用的方法是测定应力-应变曲线(Stress-Strain Curves)。它是以应变(ε)与应力(σ)为坐标绘出的曲线。对物体施加拉力、压力或弯曲力均可得到相应的应力-应变曲线。图 3-6 为一个韧性较好的低碳钢等截面圆杆拉伸试验中的应力-应变曲线示意图。

在应力应变曲线中,可将材料的变形分为弹性变形阶段和塑性变形阶段。

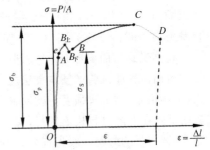

A—正比例极限;e—弹性极限;$B_\text{上}$—上屈服点;$B_\text{下}$—下屈服点;C—极限强度;D—断裂强度

图 3-6　低碳钢拉伸试验中
应力-应变示意图

1. 弹性变形阶段

在弹性变形阶段,材料的变形是弹性变形。

(1)(正)比例极限(Proportional Limit):当应力不超

过 σ_p 时,拉伸曲线 OA 是直线,说明在 OA 阶段应力 σ 与应变 ε 成正比例关系,即遵守胡克定律,此时应力与应变呈线性变化(成正比),应力/应变＝常数。当应力超过 A 点后,应力与应变不再成正比例关系,曲线也不再呈直线。图中 A 点所对应的应力值称为比例极限,以 σ_p 表示,它是材料应力与应变成正比的最大应力。应力超过 σ_p 时,其应变不再随应力成比例变化。

(2)弹性极限(Elastic Limit):应力超过 σ_p 时,应力与应变间不再是直线关系。Ae 阶段尽管应力与应变呈非线性变化,但卸载后变形仍可完全恢复,在 Ae 阶段试样仍处于弹性变形阶段。图中,e 点所对应的应力值称为弹性极限(值),它是材料不发生永久变形所能承受的最大应力值,也即材料产生完全弹性变形时所能承受的最大应力值。e 点的意义是材料的应力不超过 σ_E 时,不发生塑性形变(永久变形),去除应力后,材料的形变可以恢复。

(3)弹性模量(Modulus of Elasticity):是量度材料刚性的量,也称为杨氏模量,它是指材料在弹性状态下的应力与应变的比值,由下式表示:

$$E = \frac{\sigma_E}{\varepsilon_E} \tag{3-13}$$

式中,σ_E 为弹性极限应力(Pa);ε_E 为应变。

在应力-应变曲线上,弹性模量就是弹性变形阶段应力-应变线段的斜率,即单位弹性变形所需的应力。它表示材料抵抗弹性变形的能力,也称为刚度。

材料的弹性模量是一个常数,是从应力-应变曲线呈直线的区域测得的,与材料的组成有关,不受材料所受弹性或塑性应力的影响,也与材料的延展性无关。弹性模量越大,材料的刚性越大。但高弹性模量的材料其强度可以高也可以低。例如,一个正畸丝比另一个同形状、同尺寸的正畸丝更难以弯曲,需要更大的应力才能使其达到所需应变或变形,说明该材料具有相对更高的弹性模量。聚醚印模材料比其他弹性体印膜材料更坚硬(弹性模量高),因此需要更大的力使印模从口内倒凹区取出。

从表 3-8 可以看出高贵金属合金的弹性模量和釉质相近,磷酸锌水门汀和牙本质相近。无填料是丙烯酸树脂和氧化锌丁香酚水门汀的弹性模量小,显示出一定的柔性。各种合金、陶瓷、磷酸锌水门汀弹性模量较大,适合于作为修复材料或充填材料,可防止咀嚼产生的应力使修复体或充填体出现过大的变形。无填料的丙烯酸树脂呈一定柔性,用来制作义齿基托,能与口腔组织有很好的力学相容性[10]。

表 3-8 牙体组织及一些口腔材料的弹性模量

材料	弹性模量/GPa
牙本质	15～23
釉质	76～130
银汞合金	27.6～60.1
贵金属合金	72.2～108
复合树脂	3.4～18.3
无填料丙烯酸树脂	1.9～2.8
磷酸锌水门汀	13.7～22.4
氧化锌丁香酚水门汀	0.17～3.04
玻璃离子水门汀	2.9～10.8

续表

材料	弹性模量/GPa
聚硫橡胶印膜材料	$0.013 \times 10^{-3} \sim 2.80 \times 10^{-3}$
硅橡胶印膜材料	$0.088 \times 10^{-3} \sim 0.35 \times 10^{-3}$
钴铬合金	$125 \sim 220$
镍铬合金	$145 \sim 203$
长石质陶瓷	$60 \sim 70$
义齿基托树脂	$1.86 \sim 2.94$

2. 塑性变形阶段

该阶段材料发生永久变形。

1）屈服强度

当应力超过 e 点后，材料开始发生塑性变形（永久变形）。在应力-应变曲线的 $B_上$、$B_下$ 阶段，虽然应力基本保持不变，但应变仍在不断增加，曲线上出现水平或上下轻微抖动的阶段，表明材料暂时失去抵抗变形的能力，这种现象称为材料的屈服或流动，此阶段又称为屈服阶段。$B_上$ 点称为上屈服点，所对应的应力值为在屈服阶段内的最高应力，称为上屈服应力或上屈服极限。$B_下$ 称为下屈服点，所对应的应力值为在屈服阶段内的最低应力，称为下屈服阶段，常取下屈服极限作为材料的屈服强度，其对应的应力值记为 σ_y，称为屈服极限或者屈服强度。表 3-9 列出了一些材料的屈服强度。

表 3-9　　　　　　　　　　　牙体组织及一些材料的屈服强度

材料	屈服强度/MPa
牙本质	165^C
釉质	344^C
贵金属合金	$260 \sim 620^T$
复合树脂	$138 \sim 172^T$
无填料丙烯酸树脂	$43 \sim 65^C$

注：C 为压缩屈服强度；T 为拉伸屈服强度。

有些材料无明显的屈服点，因而常用一个检验应力（或称条件应力）来指示开始发生塑形形变，如 0.2% 检验应力。屈服强度表示发生小量塑性应变（如 0.1% 或 0.2%）对应的应力。常选择 0.1% 或 0.2% 塑性形变，并被称为偏移百分率（percent offset）。屈服强度是使之产生特定偏移应变（如 0.2%）所需的应力，用屈服强度 $\sigma_{0.2}$ 来表示材料开始产生明显塑性变形时的最低应力值。当应力移去时产生原标距长度的 0.2% 永久形变。从材料应力应变曲线上 0.2% 应变（$\varepsilon = 0.2\%$）处画一条与比例极限 OA 线相平行的直线，该平行线与应力-应变曲线的交叉点所对应的应力值 $\sigma_{0.2}$ 称为 0.2% 屈服强度。它是指材料残余变形量达到 0.2% 时对应的应力。

弹性极限、比例极限和屈服强度在很多情况下的值是接近的。在评价牙科材料时，这些值很重要，因为它们表示了修复体开始发生永久变形时的应力。若咀嚼应力超过这些值，则修复体或义齿就不能正常行使功能。

2）极限强度

超过了屈服阶段后，材料又恢复了对变形的抵抗能力，需要增加外力才能使材料继续变形，此现象称材料的强化。此阶段称为强化阶段。在曲线最高点 C 点对应的应力，是在材料出现断裂过程中产生的最大应力值，也即材料在破坏前所能承受的最大应力，称为极限强度（Ultimate Strength），记为 σ_A。σ_A 可出现在断裂时也可出现在断裂前。从上面分析可以看到，当应力达到屈服点 σ_Y 时，材料会产生显著的塑性变形；当应力达到极限强度 σ_A 时，材料会由于局部变形导致断裂。因此屈服强度和极限强度是反映材料强度的两个重要性能指标。

材料在拉伸过程中的极限强度称为拉伸强度（Tensile Strength）或抗张强度；压缩过程中的极限强度称为压缩强度（Compressive Strength）或抗压强度；剪切过程中的极限强度称为剪切强度（Shear Strength）或抗剪强度；弯曲过程中的极限强度称为弯曲强度（Bending Strength，Flexure Strength）或挠曲强度、抗弯强度。

压缩强度是指材料在压断过程中产生的最大应力，亦是检测材料机械性能的重要指标。对于口腔材料中的复合树脂，其压缩强度不仅与无机填料的含量有关，还受其他因素影响。有研究发现，复合树脂的压缩强度与树脂基质、光照强度、填料直径等有关，还和无机填料的种类、颗粒大小、形态、体积及分布等有关。

弯曲强度对于复合树脂充填材料及义齿基托树脂来说，弯曲强度对恢复牙齿缺失和缺损的咀嚼功能有重要的意义。弯曲强度是义齿基托树脂的重要的机械性能。弯曲强度是表示材料耐弯曲的强度，反映的是材料在静态载荷下发生断裂时所吸收的能量。在咀嚼过程中，牙齿和修复材料受到各方向的应力，弯曲强度反映材料承受复杂应力时的性能，是检测材料机械性能的一项重要参数，在复合树脂中，测定其弯曲强度是评价复合树脂能否用于临床的重要指标。复合树脂的挠曲强度高，就可以更大限度地避免材料在承受功能负荷时产生裂纹，从而避免修复体失败。根据我国医药行业标准 YY 1042—2003，在口内通过外部能量激活的用于涉及牙合面修复的聚合物基充填和修复材料，其挠曲强度不应低于 80 MPa。

对于三点弯曲来说，通常按下式计算弯曲强度（δ）：

$$\delta = \frac{3FL}{2BH^2} \tag{3-14}$$

式中，δ 为弯曲强度（MPa）；F 为最大载荷（N）；L 为下加荷台两加荷点间距离（mm）；B 为试样宽度（mm）；H 为试样高度（mm）。

表 3-10 列出了常用口腔材料的拉伸强度、压缩强度和弯曲强度，可见同一材料的拉伸强度和压缩强度值差别很大，通常前者远小于后者。

表 3-10 　　　　　　　　　　　牙体组织及一些口腔材料的部分极限强度　　　　　　　　　　　单位：MPa

材料	拉伸强度	压缩强度	弯曲强度
牙本质	43～100	232～305	—
釉质	10～40.3	261～400	80～110
银汞合金	27.3～69	300～520	120～140
贵金属合金	414～828	—	—
复合树脂	39～69	270～448	70～160

材料	拉伸强度	压缩强度	弯曲强度
无填料丙烯酸树脂	28	76~97	70~100
长石质烤瓷	24.8	149~175	65~120
磷酸锌水门汀	4.3~7.5	62.1~171	5~6
高强度人造石	5.7~7.7	50~110	16
氧化锆陶瓷	24.8~37.4	700~1400	900~1100
玻璃离子水门汀	5.3~14.2	130~183	9~20

3）断裂强度

材料在曲线终点 D 点断裂,材料发生断裂时的应力称为断裂应力或断裂强度(Fracture Strength)。

3. 延伸率

试样拉断后,弹性变形消失而塑性变形保留。塑性是材料在静载荷作用下,产生塑性变形而不破坏的能力。从应力-应变曲线可以看出,材料在塑性范围内的伸长比弹性范围内的伸长大得多。材料能够塑性地伸长的能力称为材料的延性(Ductility)。

试样拉断后,长度由原长 L 变为 L_1,L_1-L 是残余伸长,它与 L 之比的百分率称为延伸率(Elongation Percentage)或伸长率,它是材料在拉力作用下,所能经受的最大拉应变。延伸率(δ_s)用下式计算:

$$\delta_s = \frac{L_1-L}{L} \times 100\%$$
(3-15)

延伸率是材料延展性(Ductility and Malleability)的标志,表示材料塑性变形的能力。

3.2.4 回弹性和韧性

1. 回弹性

回弹性(Resilience)是材料抵抗永久变形的能力。它表征了在弹性极限内使材料变形所需的能量,因此可以通过测定应力-应变曲线中弹性部分下的面积来计算回弹性,如图 3-7(a)所示。

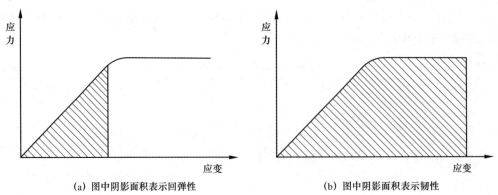

(a) 图中阴影面积表示回弹性　　　　　　(b) 图中阴影面积表示韧性

图 3-7　应力-应变曲线示意图

在评价正畸弓丝时弹性特别重要,因为在移动牙齿中,某一特定簧的期望工作量是关键之点。在比例极限时的应力、应变量同样重要,因为这些因素决定了可以作用于牙齿上的力的大小及簧在失去效应前牙齿的移动量。

2. 韧性

韧性(Toughness)是指使材料断裂所需的弹性和塑性变形的能量,可用应力-应变曲线弹性区及塑性区的总面积表示(图 3-7(b))。注意,材料可以因具有高屈服强度和高极限强度及断裂时有较大的应变而坚韧。

回弹性相同的材料,屈服强度可以是不相同的。复合树脂和未加填料的丙烯酸树脂回弹性近似为 0.7J/cm^3,但其屈服强度极其不同(图 3-8)。韧性也是如此,尽管复合树脂比未加填料的丙烯酸树脂屈服强度大,由于断裂时后者比前者断裂时的应变更大,所以后者韧性比前者大。

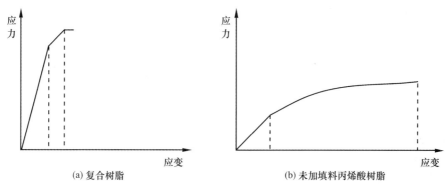

图 3-8　应力-应变曲线示意图

表征材料韧性的常用指标有冲击韧性和断裂韧性。

1) 冲击韧性(Impact Toughness)

冲击韧性又称为冲击强度(Impact Strength),是指在一次性冲击试验中,材料试样受冲击而破坏时单位横截面积破断所吸收的能量,用来表示材料在冲击载荷作用下抵抗变形和断裂的能力。冲击韧性的大小表示材料的动态韧性的好坏,其大小取决于材料及其状态,与试样的形状、尺寸、缺口的大小有很大关系。

常用的冲击试验为简支梁式弯曲冲击试验,在一次弯曲冲击试验中,冲击韧性(α_K)可以由下式计算:

$$\alpha_K = \frac{AK}{F} \tag{3-16}$$

式中,AK 为冲击吸收功(试样变形和断裂所消耗的功);F 为试样缺口底部处横截面积。

对于口腔材料中的聚合物/无机刚性粒子复合材料,从刚性粒子增韧理论分析,其冲击韧性与以下因素有关:①树脂基体对冲击能量的分散能力;②无机刚性粒子表面对冲击能量的吸收能力。在口腔材料中,纳米 ZrO_2 具有熔点高、化学稳定性好、耐磨性好及高冲击强度、高韧性等特点,所以既可以用于陶瓷增韧,也可作为弥散相来提高口腔充填复合材料的硬度、边缘适应性及基托和人工牙的耐磨性和强度。

2) 断裂韧性(Fracture Toughness)

断裂韧性是指有裂纹的物体抵抗裂纹开裂和扩展的能力,是材料固有的特性,和物体的大小、形状及缺口(裂纹)的大小无关。韧性材料因具有大的断裂伸长率,所以有较大的断裂韧性,而脆性材料一般断裂韧性较小。

物体常常因为存在裂纹而在远低于构件材料屈服应力的外力作用下发生断裂破坏,即发生了低应力脆性破坏,这种破坏表明,仅用常规的强度分析并不能保证构件在运行状况下的完整性,需要分析表征有裂纹的材料在受到外力作用下抵抗裂纹开裂和扩展的能力。

评价断裂韧性的参数有多个,通常用材料平面应变断裂韧性(K_{IC})来表示材料在平面应变状态下抵抗裂纹失稳扩展的能力(表 3-11),K 为应力强度因子,下标 I 表示张开型裂纹,C 表示 K 值为应力强度因子的临界值。也就是说,断裂韧性 K_{IC} 是以张开型裂纹下临界应力强度因子来表达的。常用测定断裂韧性的方法有压痕法和单边切口梁法。

表 3-11   一些口腔材料的断裂韧性

材　　料	$K_{IC}/(MPa \cdot m^{\frac{1}{2}})$
银汞合金	1.3
氧化锆陶瓷	5～8
复合树脂	0.8～2.2
长石质烤瓷	1.5～2.6
釉质	0.6～1.8
牙本质	3.1

3.2.5 疲劳与疲劳强度

疲劳是材料在交变应力作用下发生失效或断裂的现象,此时的断裂称为疲劳断裂。疲劳过程中材料所受交变应力常远小于其极限强度,甚至小于其弹性极限。疲劳强度(Fatigue Strength)是指材料在交变应力作用下经过无限次循环而不发生破坏的最大应力,表示了材料抵抗疲劳破坏的能力。通常用材料的疲劳寿命或疲劳曲线(S-N 曲线)来表示材料的疲劳性能(图 3-9)。此曲是以应力峰为 S(最大交变应力)时产生破坏的应力循环次数 N(疲劳寿命)对 S 画出的。一般在低于极限应力 S_n 下不管循环多少次也不会引起疲劳破坏,S_n 称为疲劳极限。试样不发生断裂的最大循环应力值称为疲劳极限。有些材料在经受 10^7 次循环后对应的应力即为材料的疲劳极限。

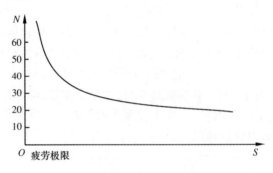

图 3-9 材料的 S-N 疲劳曲线示意图

疲劳断裂产生于材料应力高度集中的部位或强度较低的部位,如有裂纹等缺陷处。承受冲击载荷的材料可产生冲击疲劳,循环热应力可引起热疲劳,互相接触的材料可发生接触疲劳,材料在腐蚀环境中承受循环载荷可产生腐蚀频率。

修复体或充填体的疲劳断裂与温度应力及裂纹扩展有关。以复合树脂为例,复合树脂充填体在口腔温度升高或降低时产生膨胀或收缩。由于复合树脂的线胀系数是牙体硬组织的 3 倍,因而温度升高时,窝洞阻止充填体膨胀,充填体内产生压应力;温度降低时,窝洞又限制了充填体的收缩,在充填体内产生拉应力。口腔温度不断变化,充填体就不断经受这种交变应力作用。这种由于温度变化产生的应力称为热应力。热应力长期作用的结果,使充填体出现疲劳损伤,甚至出现裂纹。裂纹又导致应力集中,这样在低应力作用下也会使裂纹进一步扩展直至断裂。因此热应力对充填体或修复体的破坏作用不应忽视。

3.2.6 延性与展性

延性(Ductility)是指材料在受到拉力而产生破坏之前的塑性变形能力,可通过测量材料断裂后延伸率及拉伸试样面积的减小来测定材料的延性。金、铜、铝等皆属于有较高延性的材料,能被拉伸成长的细丝。

材料在压应力下承受一定的永久变形而不断裂的性质称为展性(Malleability)。牙科材料中,金是延性和展性最好的纯金属,银次之,铂的延性排第三,铜的展性排第三。一般认为延伸率低于 5% 的材料为脆性材料,如陶瓷;高于 5% 的材料称为塑性材料或延展性材料。高贵金属合金延伸率可达 19%,是延展性材料。脆性(Brittleness)是材料在外力作用下仅产生很小的变形即断裂破坏的性质,脆性材料在接近比例极限时即发生断裂。银汞合金、无机水门汀、陶瓷、石膏等材料在口腔温度下为脆性材料。

脆性材料的拉伸强度通常通过测定径向拉伸强度(Diametral Tensile Strength)来表征,因为常规的拉伸试验容易在脆性材料试样的夹持部位断裂,无法测出材料本身的拉伸强度。

根据弹性理论,在圆柱试样的直径方向施加两个方向相反的、沿着试样长度均匀分布的集中载荷,在承受载荷的径向平面上产生与该平面垂直的均匀拉伸应力,随着这种应力的逐渐增加,最终引起拉伸断裂。

径向拉伸强度(δ_x)计算公式:

$$\delta_x = \frac{2F}{\pi DT} \tag{3-17}$$

式中,F 为极限载荷;D 为试样直径;T 为试样的厚度。

注意:如果试样在断裂成相等的两片前发生明显的变形,所得数据可能无效。

3.2.7 硬度

硬度(Hardness)是固体材料局部抵抗硬物压入其表面的能力,是衡量材料软硬程度的指标。

硬度测定方法有三类,即表面划痕法、表面压入法和回跳法。口腔材料通常使用表面压入法测定硬度,它是将具有一定几何形状的压头压入被测材料的表面,使材料表面产生局部塑性变形而形成压痕,根据压入的深度或单位压痕投影面积承受的载荷来计算硬度。根据压头的几何形状、大小,压入法又分为布氏硬度(Brinell Hardness)、洛氏硬度(Rockwell Hardness)、维氏硬度(Vickers Hardness)和努氏硬度(Knoop Hardness)等,它们均以提出相应方法的学者来命名。图 3-10 为布氏硬度、洛氏硬度、维氏硬度和努氏硬度试验的压头形状及压痕形状示意图。

布氏硬度压头为硬质合金钢球,压痕面积较大(图 3-10(a)),适用于面积较大材料的硬度的测量,能反映出较大范围内材料的综合平均性能,所得数值分散小。维氏硬度压头为金刚石四方角锥体(图 3-10(b)),努氏硬度压头为一对菱形夹角为 172.5°,另一对棱间夹角为 130°的金刚石长棱锥体(图 3-10(c))。维氏硬度和努氏硬度适用于坚硬材料微小局部的硬度测量,当压头压力小于 1 000 g 时,测定的硬度称为显微硬度(Micro-hardness)。上述三种硬度均以压痕单位投影面积承受的载荷来计算硬度值。洛氏硬度试验是用一个金刚石圆锥体为压头,以一定的载荷压入材料表面,以压入的深度表示洛氏硬度值(图 3-10(d))[11]。

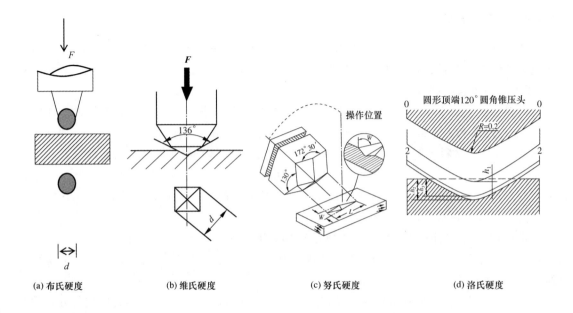

(a) 布氏硬度　　　(b) 维氏硬度　　　(c) 努氏硬度　　　(d) 洛氏硬度

图 3-10　常用硬度试验的压头形状及压痕形状示意图

橡胶材料富有弹性,不能用上述方法测定其硬度。通常用邵氏 A(Shore A)硬度来表征,它是用具有一定形状的钢制压针在一定的应力下垂直压入材料表面,以压针压入材料内的长度来表示硬度值,压入长度越长,硬度越小。

表 3-12 列出了一些材料的硬度值。釉质和陶瓷是高硬度材料,未加填料的丙烯酸树脂是低硬度材料。

表 3-12 　　　　　　　　　　　**牙体组织及一些材料的硬度值** 　　　　　　　　　　　单位:MPa

材料	努氏硬度	维氏硬度	布氏硬度
釉质	3 430~4 310	2 940~4 800	—
牙本质	680	570~600	—
牙骨质	400~430	—	—
银汞合金	882~1 764	950~1 830	—

材料	努氏硬度	维氏硬度	布氏硬度
复合树脂	250～710	390～1740	—
Ⅲ型贵金属合金	690～2260	550～2500	1200
无填料丙烯酸树脂	200～210	—	—
陶瓷	4600～5910	4490～7750	—
玻璃离子水门汀（充填）	180～310	510～900	—
长石质陶瓷	4600～5910	6630～7030	—
钴铬合金	3290～4240	3500～3900	2650
镍铬合金	1530～3280	2700～3950	—
义齿托聚合物	140～176	—	150～220
磷酸锌水门汀	380	—	—

3.2.8 蠕变

蠕变（Creep）是指固体材料在保持应力不变的条件下，应变随时间延迟而增加的现象。它与塑性变形不同，塑性变形通常在应力超过弹性极限之后才出现，而蠕变只要应力的作用时间相当长，它在应力小于弹性极限时也能出现[12]。

牙科银汞合金存在着蠕变现象，蠕变较大，更容易产生应变累积和断裂及修复体边缘破碎，可导致继发龋。

有学者[20]通过蠕变实验得出了光固化型玻璃离子水门汀试样、银粉玻璃离子水门汀试样、光固化复合树脂试样的蠕变数据、蠕变曲线，建立了各组试样的蠕变函数方程，对比分析三种材料的蠕变特性，为临床提供蠕变力学参数。取光固化型玻璃离子水门汀试样、银粉玻璃离子水门汀试样、光固化复合树脂试样各10个，在电子万能试验机上进行蠕变实验，模拟人体温在(36.5±1)℃的温度下，以0.1 MPa/s的应力增加速度对试样施加应力，每个试样采集100个实验数据，以归一化分析的方法处理蠕变数据，拟合蠕变曲线。光固化型玻璃离子水门汀试样7200 s,蠕变量为0.301%;银粉玻璃离子水门汀试样7200 s,蠕变量0.262%;光固化复合树脂试样7200 s,蠕变量为0.230%;光固化型玻璃离子水门汀试样7200 s,蠕变量大于银粉玻璃离子水门汀试样7200 s蠕变量;光固化复合树脂试样7200 s,蠕变量差异显著($P<0.05$)。各组试样蠕变曲线是以指数关系变化的。光固化型玻璃离子水门汀由于采用了光化处理，改善了其蠕变特性。

蠕变值是修复材料在完全结固（7 d）后结构等方面已达平衡、稳定状态后，持续加压36 MPa 1～4 h期间测试的形变百分率。材料蠕变与修复体的边缘有着密切的关系。蠕变值愈高，愈易产生边缘缺陷，这就要求修复材料在完全结固后的形变越小越好。美国牙科协会（ADA）在1997年制定合金的蠕变率≤5%,到1980年它要求降至≤3%。国外文献及国内厂商许多报道均认为镓合金的蠕变明显小于银汞合金。修复材料的蠕变值与修复体的临床寿命密切相关。蠕变值低，修复体边缘不易缺损，则修复体寿命长。镓合金的蠕变值高于银汞合金，但在ISO范围之内，镓合金的临床可操作性较差。所以，镓合金要替代银汞合金，要改善其可操作性[21]。

3.2.9 粘结

两个同种或异种的固体物质,与介于两者表面的第三种物质作用而产生牢固结合的现象,称为粘结[113]。对于口腔环境而言,能将修复体或修复材料粘结到口腔软硬组织上的物质,称为口腔粘结剂。口腔粘结剂与其他辅助性试剂,如表面处理剂、酸蚀剂、表面保护剂等,统称为口腔粘结材料[114-115]。

口腔粘结的临床应用主要有以下几种类型[116-118]:①牙体缺损修复:在牙体缺损的暂时性或永久性修复中,复合树脂和水门汀粘结材料对牙釉质和牙本质的缺损修复已能获得较好的固位和边缘封闭效果,并得到大量的应用。②牙颌畸形矫正:在口腔正畸治疗中,各种正畸附件均依赖于粘结固位而达到矫正目的,粘结技术已成为正畸的必不可少的治疗手段。③龋病预防:将窝沟封闭剂涂覆于龋病好发部位——牙齿的点隙窝沟处,以防止龋病的发生,这种方法在龋病预防中起到举足轻重的作用。④修复体的粘结:各种义齿和基托修补、基托与软衬垫结合,以及复合树脂中填料与基质树脂结合等均可用粘结剂进行稳固的连接,以及其他口腔软组织的粘结、骨缺损的修复等。在口腔医学里,临床修复与治疗主要依靠口腔医用材料,材料的质量高低很大程度上决定了口腔修复的质量,材料对口腔临床修复起着类似于药物在临床医学中的重要作用。

理想的口腔粘结材料应具备的基本要求[119-120]:

(1)对牙釉质、牙本质和陶瓷或金属的粘结强度高而持久。

(2)固化时间适宜,常温下 3～5 min 内固化或在光照射下快速固化。

(3)生物相容性好,对人体和牙髓无不良反应,具有一定的防龋能力。

(4)物理性能良好,有足够的抗压强度和抗张强度,无体积收缩,与牙热膨胀系数相近。

(5)化学稳定性好,吸水率低,在口腔环境内不溶解,不变色。

(6)颜色种类丰富,便于临床选用。全瓷修复体半透性较高,选用的粘结材料不会对这类牙色修复体产生负面的影响。

复合树脂直接充填与牙齿的粘结和固定修复体与牙齿的粘结,前者主要涉及粘结剂与牙齿硬组织的粘结,后者涉及粘结剂与牙齿硬组织粘结和粘结剂与修复体的粘结。粘结剂与牙齿硬组织的粘结的难点是对牙本质的粘结,其粘结机制主要是建立在粘结界面形成良好的混合层结构上的,为此不同的粘结剂的操作步骤不同[121]。口腔修复体的粘结主要涉及表面处理和底涂剂的应用。材料的吸水性和溶解性仅仅是树脂粘结材料众多性能中的一种,实际应用中,还应考虑材料的粘结强度、机械力学性能、抗腐蚀性、弹性模量、聚合收缩、微渗漏等其他特性,并结合残根残冠的具体情况、纤维桩的种类等来加以选择。

合成树脂类粘结材料主要有牙本质粘结剂和牙釉质胶粘剂。在牙釉质粘结方面,考虑到操作的简便性和粘结强度的可靠性,自粘结树脂水门汀有望成为首选粘结材料[22]。而在牙本质粘结方面,自粘结材料虽然粘结强度低一些,但操作简便、术后敏感性低,所以是全冠等粘结时的理想选择。牙本质特殊结构造成的牙本质粘结技术难点一直是学者们关注的热点。不同类型的牙本质及牙本质小管液的存在等均是影响牙本质粘结效果的显著相关因素[122-125]。因为牙本质结构的特殊性,牙本质的粘结要比釉质困难得多,而牙体缺损的患牙与充填材料接触的表面大多是牙本质面,因此牙本质粘结剂的发展是粘结修复发展的关键。

牙本质粘结剂是指用于牙本质表面的粘结剂,可增强修复体的固位力,改善位于牙本质的洞壁的封闭性[126]。牙本质粘结系统发展至今相应出现了选择性酸蚀技术、全酸蚀技术、自酸蚀技术以及三步法、两步法及一步法的粘结材料,但是远未到达完美的程度。近50年来,树脂粘结剂从第一代发展到第七代,已取得满意的粘结效果[127]。

水门汀是指口腔临床进行粘结修复和充填治疗所使用的一类无机非金属材料,也包括有机及复合材料,亦称粘合剂,主要用于修复体与校正装置的粘结剂、牙科修复过程中垫底或盖髓材料以保存牙髓,还可以直接作为修复材料[128]。口腔修复常用的水门汀粘结材料主要有无机水门汀、聚羧酸锌水门汀、玻璃离子水门汀、树脂改性的玻璃离子水门汀、复合玻璃体-聚酸改性的复合树脂。

水门汀材料的临床应用[129-130]:玻璃离子水门汀,用于乳牙所有洞型的修复,对于恒牙的修复多用于Ⅲ、Ⅴ类洞,尤其适宜作楔状缺损的修复,但限于机械强度较低,不能用于充填恒牙的Ⅱ、Ⅳ类洞及受力较大的部位;树脂改性玻璃离子水门汀用作衬层材料,与牙本质的粘结强度明显高于传统玻璃离子水门汀;用作充填修复材料,主要用于Ⅲ、Ⅴ类洞的充填及乳牙脱落前的短期修复,还可用于壳冠固定修复前牙齿窝洞的充填修复,在操作上节省时间,特别适用于乳牙龋治疗;由于树脂改性玻璃离子水门汀与牙本质有较高的粘结力,故还可用于粘结剂和封闭剂,且在需要高固位力的状况下修复效果良好;复合玻璃体,在临床上适用于Ⅴ类和Ⅲ类洞的充填以及乳牙修复。

树脂材料用作间接修复体的粘结时常被称为"树脂水门汀"。树脂水门汀是在粘结性基质树脂中加入一定比例的无机填料,形成具有良好流动性和良好粘结性的粘结复合树脂材料,是对牙、陶瓷、合金等具有牢固粘结作用的口腔用粘结复合树脂材料的总称[131]。在粘结各种修复体时,树脂水门汀既可以填塞修复体与牙之间的间隙,又与粘结剂处理过的牙齿及修复体内表面发生粘结,从而达到粘固修复体的目的[132]。树脂类水门汀按固化方式不同,可将其分为化学固化、光固化及双固化树脂水门汀三种。树脂粘结材料广泛用于特殊的美观修复体的粘结,对粘结桥的粘固也是牙医的首选。另外对固位力不足,脱落的固定修复体的粘结,使用树脂粘结材料也能达到目的。树脂水门汀材料在牙体组织及修复体之间建立一个完美且持久的粘结层,且不易被口腔中的液体所渗入。目前多数树脂水门汀粘结系统包括低黏度粘结树脂、粘结剂、酸蚀剂及金属/瓷表面偶联剂等多种配套产品,其中根据对牙本质表面玷污层处理的不同又分为全酸蚀粘结系统和自酸蚀粘结系统。

纤维桩自20世纪90年代以来,由于具有与牙本质相近的弹性模量、美观,抗压强度高,能减少椅旁操作时间,可传导和分散应力,减少根折的发生,临床应用广泛[133]。纤维桩的粘结强度主要研究它与根管和粘结水门汀及核树脂的粘结强度,以往的研究集中在前者即桩在根管内与粘结水门汀的粘结强度,临床也常出现纤维桩与树脂核松脱而导致修复失败情况,所以纤维桩与树脂核之间足够的粘结强度是保证修复体成功的关键[134]。因此,如何进一步提高纤维桩与树脂核之间的粘结强度,需深入研究。纤维桩表面是环氧树脂,与核树脂是化学粘结,因此表面处理是提高粘结强度的关键,关系修复体寿命[135]。微拉伸粘结强度测试法(Micro Tensile Bond Strength,MTBS 或 μTBS)自1994年应用以来[136],已广泛应用于各种临床粘结现象的研究。作为一种新的测试方法,微拉伸法具有较多优点。突出的一点是减少被粘体内聚破坏的发生率,绝大多数试件为界面破坏(Adhesive Failure)。

粘结接头单位面积上所承受的最大破坏力,称为粘结强度。根据用力的不同方式,粘结强度有不同的表示方法,粘结接头所受的作用力可归纳为拉伸、剪切、撕裂、剥离四种基本类型。因此,粘结强度也表示为拉伸强度、剪切强度、撕裂强度和剥离强度。影响测试强度过程和结果的因素很多,如粘结基底、酸蚀剂、底涂剂、粘结剂、储存和测试方法等,而测试方法本身也是一个重要的影响因素。

粘结破坏的类型：当粘结接头受应力作用时，应力通过界面连续传递。由于黏附力、粘结剂内聚能和被粘体内聚能的大小有差异，粘结接头受应力作用发生断裂时，粘结破坏通常有下述四种基本形式：

（1）被粘体的破坏：断裂发生于修复体或牙本质的内部，黏附力已大于修复体或牙本质自身的内聚能。

（2）界面破坏：断裂发生在粘结剂与修复体或牙本质的界面上，此时的粘结强度取决于黏附力的大小。

（3）粘结剂内聚破坏：断裂发生于粘结剂内部，表明粘结剂内聚强度小于黏附力。

（4）混合破坏：当黏附力与粘结剂内聚能大约相等时，即可发生这种既有界面破坏，又有内聚破坏的混合破坏。

严格意义上的界面破坏是不存在的。因此，在破坏界面上总会存在不同数量的修复体或牙本质残余。所以粘结破坏的类型往往混合破坏和内聚破坏最为多见。

若被粘体表面粗糙，将增加有效的粘结面积，改善粘结剂的润湿性能，粘结强度会因此而提高。被粘体表面存在孔隙，多数情况下会因粘结剂的渗入而增大机械作用力。有些被粘体表面有结构疏松层，其内聚强度低，在这种表面形成的接头一般不会有高的粘结强度。若被粘体表面有较强的极性，则极性粘结剂容易与之形成较强的分子间作用力，提高粘结强度。若被粘体表面存在高活性的反应性基团，粘结剂与这些基团反应后将形成具有高强度的粘结界面。一般情况下，粘结界面上的化学键不容易形成，但在适当的条件下也能产生这种结合。界面上一旦形成一定数量的化学键，粘结体系的粘结强度和耐久性就会显著提高。对于惰性的被粘体表面来说，它与粘结剂在界面上难以形成化学键，所产生的分子间作用力也弱得多，因此所形成的粘结接头的强度也较低。

口腔粘结必须在人体口腔这一特定的生物环境中进行，其粘结对象不是无生物活性的物体，而是具有新陈代谢机能的活体组织。口腔内有大量唾液存在，并且不断分泌。这种组织面的高湿度很容易引起粘结剂的组成发生变化，并导致弱界面层的产生，严重影响粘结的形成和稳定。因此，湿度是造成粘结失败或难以保持长久粘结的重要原因[138]。此外，口腔内部温度通常维持在37℃左右，这一相对低的温度条件，不利于粘结剂与口腔组织发生反应形成化学结合，也不利于粘结剂的固化。

因此，对粘结剂的选择必须要考虑口腔生理环境的苛刻条件对粘结形成和稳定所产生的诸多影响，并采用有效的表面处理技术以保证修复材料与口腔组织形成有效的粘结。

牙齿在咀嚼过程中常常受到高达 $0.9\sim17.6\,MPa$ 的机械应力，咬合力现在被认为是修复体导致牙颈部缺损的重要原因[139]。有研究表明在边缘区域粘结剂受到很大的应力[140-141]。按照应力的方向可分为压力、张力、剪切力和扭力等。在限定的粘结面积上，如粘结剂不能达到适宜的粘结强度，则无法长期承受如此大而复杂的应力作用。粘结剂很容易发生渐进的蠕变和疲劳，在表面和内部逐渐产生裂纹，造成机械强度下降，进而导致内应力和边缘微渗漏加大，最终引起粘结失败。如应力强度更大，还可立即发生粘结破坏。

衡量不同表面处理方法对粘结效果的影响，或是评价不同种类粘结剂的粘结效果优劣，主要是通过测试粘结后粘结体之间的粘结强度，如粘结抗张强度、粘结剪切强度和观察粘结破坏形式等。粘结抗张强度是指粘结试件受到垂直于粘结界面的拉伸应力直至破坏时的强度。方法为将完好的离体牙打磨暴露出平整的牙本质粘结面，清洗干燥。再选用平整的片状被粘结物试件,对粘结面进行相应的表面处理。选用适宜的粘结剂按照该粘结剂的使用方法将牙本质和陶瓷试件粘结固定在一起。待粘结剂固化后,将试件浸泡于水溶液介质中一定时间,或经受一定时间的冷热循环老化过程。最后将试件置于实验机上,以一定的拉伸速度垂直于粘结界面施加拉伸应力,记录试件破坏时的最大拉力。以试件单位面积所承受的最大破坏拉力作为粘结抗张强度,单位为 Pa 或 MPa。粘结剪强度是指粘结试件受到平行于粘结界面的剪切应力直至破坏时的强度。

粘结试件的老化是指模拟口腔环境条件,粘结试件在测试前需进行模拟实验,通常是采用浸水老化。为了使粘结剂的固化收缩基本稳定,以及粘结剂与水的吸附—溶解反应基本达到平衡,粘结试件在 37℃ 蒸馏水中至少应浸泡 24h。通常粘结试件经过浸水老化后,其粘结强度有所下降,但这种测试值更接近实际情况。而为模拟口腔环境中的温度变化,考察热应力对粘结强度的影响,在测试前先将试件交替浸泡在 4℃～8℃ 的冷水和 50℃～60℃ 的热水中一定时间,并循环老化从几百到几千次的冷热循环老化的方法并不符合口腔实际情况的。

对粘结性能的评价,至今还没有一个较好的、全面的、统一的检测标准。一些常用的主要粘结性能项目是:①粘结强度,包括有拉伸强度、剪切强度、剥离强度、不均匀扯离强度、剪切冲击强度等;②耐热性能,包括耐高温性能实验、耐低温性能实验等,但这些测试与口腔条件不相符合;③耐介质性能,是指粘结试件在水、有机溶剂、酸、碱、盐等溶液介质中,在一定温度下浸渍一定时间后,检测其强度变化情况。一方面口腔中有唾液存在,唾液除含 99% 的水分外,还含有少量的有机物和无机物。有机物主要是蛋白质,无机物主要是钠、钾、钙等阳离子和氯、碳酸、双硫氰酸等阴离子。另外,在食物和食物残渣中,发酵分解生成各种盐类和有机酸,形成复杂的介质环境。所以,选择合适种类的模拟介质进行耐介质性能实验是非常必要的。另外,对一些特殊用途的粘结剂,还要测定其相应的特殊性能。此外,界面张力、表面张力、表面自由能、断裂能、表面粗糙度和接触角等,也是有用的指标。

3.2.10 耐磨性

口腔修复材料在口内代替天然牙行使咬合功能,材料的摩擦性能会直接影响修复体的功能行使、修复效果和使用寿命。随着口腔材料学的发展,越来越多性能优良的口腔材料应用于临床。但不可避免地,在口腔复杂的环境中各种材料除发生自身磨损外,甚至还会加速对天然牙的磨损。

咀嚼过程就是修复材料和天然牙的磨损过程,耐磨性是选择牙科材料的重要因素[143]。因此,口腔修复材料的耐磨性是摩擦学性能研究的重要组成部分。在以陶瓷材料、金属材料、树脂材料作为口腔修复材料的临床应用中发现,不同口腔修复材料的摩擦性能有各自的特点。

以口腔陶瓷材料为例,其具有与天然牙相似的色泽和半透明性、生物相容性好、抗腐蚀、抗老化、耐磨损等优点,在临床上得到广泛应用[143-144]。修复体表面粗糙度不同引起牙釉质磨损量不同。Heintze 等[145] 研究了 3 种不同粗糙度的玻璃渗透型氧化铝陶瓷材料对牙体的磨损情况,发现牙釉质的磨损量随着陶瓷材料表面粗糙度的增加而增大。Heintze 等[146] 研究了喷砂、打磨、抛光、上釉等多种陶瓷修复体制作工艺,表明抛光的陶瓷修复体表面比上釉等其他加工方法制成的陶瓷表面更光滑,挠曲强度更高。建议临床椅旁调试后应该将修复体表面抛光而不仅仅是重新上釉,尤其是计算机辅助设计及制造制作加工的陶瓷冠[147]。但釉瓷和抛光的表面在口腔功能状态下最终会被磨损,从而暴露出下层粗糙的陶瓷表面,因此如何获得陶瓷修复体最佳光洁表面并使其长久保持的修复工艺仍待深入研究。

对于口腔金属材料,Ghazal 等[147]研究显示铸造金合金的摩擦学性能优于陶瓷材料,对对颌牙造成的磨损也最小。材料与天然牙进行摩擦运动的接触时间是影响耐磨损性能的另一重要因素。接触时间越长,磨损量越大,但不同材料磨损量的变化和时间的关系各不相同。口内材料与天然牙在咬合接触区域和咬合非接触区域都发生磨损,前者的磨损量一般是后者的3~5倍。以金合金为对照研究钛合金的摩擦学性能时,发现金合金的耐磨性优于钛合金。张杰等[148]分析纯钛金属磨损量及磨损形貌的结果表明,纯钛的耐磨性低于天然牙,但又接近天然牙。推测纯钛、钛合金与天然牙的摩擦学性能接近,使用该类材料制作的人工牙将不易导致天然牙的快速磨损,也不会快速被天然牙磨损,是与天然牙匹配良好的生物材料。口腔中发生的咀嚼运动是一个有食物参与的三体磨损,食物颗粒即磨损介质。咀嚼界面间的压力转移到介质颗粒上,部分转变成颗粒与材料的压力,引起材料的磨损。在不同年龄段,釉质三体磨损的摩擦系数、磨痕深度均较二体磨损低,抗三体磨损性能较好;而复合树脂则完全相反,抗三体磨损性能差,摩擦因数、磨痕深度均较二体磨损大。

对于口腔树脂材料,复合树脂材料自身耐磨性较差,对天然牙的磨损较小,因此对复合树脂材料的研究主要集中在提高其自身耐磨性上。新型树脂材料物理性能不断提高,有些树脂材料的耐磨性已接近牙釉质[149-150]。临床应用范围也更广泛,不仅用于牙齿的充填,而且也用于冠和桥的制作。Turssi 等[151]采用合成填料质量分数为 20%~87.5% 的实验性复合树脂进行研究,发现填料的质量分数在 80%~87.5% 之间时,复合树脂的耐磨性最佳,过高过低都会造成自身的耐磨性降低。

参考文献

[1] 赵新兵. 材料的性能[M]. 北京:高等教育出版社,2005.

[2] 王磊. 材料的力学性能[M]. 沈阳:东北大学出版社,2005.

[3] 陈治清. 口腔材料学[M]. 4版. 北京:人民卫生出版社,2008.

[4] 徐恒昌. 口腔材料学[M]. 北京:北京大学医学出版社,2005.

[5] 薛淼. 口腔生物材料学[M]. 上海:世界图书出版公司,2006.

[6] ROBERT G CRAIG,JOHN M POWERS. 牙科修复材料学[M]. 赵信义,易超,译. 西安:世界图书出版公司,2006.

[7] CRAIG R G,O'BRIEN W J,POWERS J M. Dental materials-properties and manipulation[M]. 7th Ed. St. Louis:CV Mosby,2000.

[8] ANUSAVICE K J. Phillips' Science of dental materials[M]. 11th Ed. St. Louis:Saunders Co.,2003.

[9] CALLISTER W D. Material science and engineering-an introduction[M]. 7th Ed. New York:John Wiley & Son,2007.

[10] 丁佳鼎. 高分子和复合材料的力学性能[M]. 北京:轻工业出版社,1979.

[11] 李久林. 金属硬度试验方法国家标准(HB、HV、HR、HL、HK、HS)实施指南[M]. 北京:中国标准出版社,2004.

[12] 陈融生,王元发. 材料物理性能检验[M]. 北京:中国计量出版社,2005.

[13] 夏春明,施长溪,陈吉华,等. 相同系列不同颜色光固化树脂的无限光学厚度测试[J]. 上海口腔医学,2002,11(3):222-225.

[14] 姚江武. 现代口腔色彩学[M]. 厦门:厦门大学出版社,2000:233-260.

[15] 雷雅燕,朱红,税艳青,等. 对三种常用光敏树脂颜色的研究[J]. 中华医学美学美容杂志,2001,7(6):311-313.

[16] RUYTER I E. Physical and chemical aspects related to substances released from polymer materials in an aqueous environment[J]. Adv Dent Res,1995,9:344-347.

[17] GEURTSEN W. Substances released from dental resin composites and glass ionomer cement[J]. Eur Oral Sci,1998,106:687-695.

[18] ERIK ASMUSSEN. An accelerated test for color stability of restorative resins[J]. Acta Odontol Scand, 1981,39:329-332.

[19] 杨桂梅.口腔修复材料的颜色稳定性研究[J].山东中医药大学第二附属医院口腔科,2012,1006-6233, 11-1538-04.

[20] 丁杰,李新颖,李鹏,等.玻璃离子水门汀与光固化复合树脂的蠕变实验[J].生物医学工程研究,2014, 33(2):117-119.

[21] 杨立伟,孔冬古.镓合金和银汞合金的比较研究Ⅱ.蠕变性和临床可操作性[J].上海口腔医学,1998,7 (1):31-32.

[22] 邹仲主编.X线检查技术学[M].上海:上海科学技术出版社,1983.

[23] PREVOST A P. Radiopacity of glass ionomer dental materials[J]. Oral Surg,Oral Med,Oral Pathol. 1990;70(2):231.

[24] 韩永战,史俊南,李耀君,等.盖髓剂和基底料的 X 线阻射性评价[J].口腔医学纵横,1994,10(1): 16-17.

[25] MESSER R L, LUCAS L C. Cytotoxicity evaluations of ions released from nickel-chromium dental alloys[J]. J Dent Res,1996,75(3):225.

[26] HUANG H H. Surface characterization of passive film on NiCr-based dental casting alloys [J]. Biomaterials,2003,24(9):1575-1582.

[27] WATAHA J C. Biocompatibility of dental casting alloys. A review[J]. J Prosthet Dent,2000,83(2): 223-234.

[28] FACCIONI F, FRANCESCHETTI P, CERPELLONI M,et al. In Vivo study on metal release from fixed orthodontic appliances and DNA damage in oral mucosecells [J]. Am J Orthod Dentofacial Orthop,2003,124(6):687-693.

[29] 孙平,盛祖立,张正仪,等. 4 种临床用烤瓷合金材料细胞毒性研究[J]. 口腔医学,2004,24(6): 344-346.

[30] CANAY S,OKTEMER M. In vitro corrosion behavior of 13 prosthodontic alloys [J]. Quintessence Int,1992,23(4):279-287.

[31] 丁弘仁,马轩祥,兰新哲,等.牙科低贵合金腐蚀后表面成分分析[J].现代口腔医学杂志,2002,6(4): 148-150.

[32] WATAHA J C,LOCKWOOD P E,KHAJOTIA S S,et al. Effect of PH on element release from dental casting alloys [J]. J ProsthetDent,1998,80(6):691-698.

[33] WATAHA J C, NELSON S K, LOCKWOOD P E. Elemental release from dental casting alloys into biological media with and without protein[J]. Dent Mater,2001,17(5):409-414.

[34] 佟宇,郭天文,唐立辉,等. 含氟牙膏对纯钛铸件表面形态、光泽和色彩的影响[J]. 稀有金属材料与工程,2008,37(7):1291-1294.

[35] WRIGHT D C,GALLANT R F,SPANGBERG L. Correlation of corrosionbehavior and cytotoxicity in Au-Cu-Ag ternary alloys[J]. J BiomedMater Res,1982,16:509-517.

[36] 陈治清.口腔材料学[M].北京:人民卫生出版社,2000.

[37] TAKADA Y,ITO M,KIMURA K,et al. Electrochemical properties and released ions of Aud1.6mass% Ti alloy[J]. Dent Mater J, 2005,24:153-162.

[38] SJOGREN G,SLETTEN G,DAHL J E. Cytotoxicity of dental alloys,metals,and ceramics assessed by

millipore filter,agar overlay,and MTf tests[J]. J Prosthet Dent, 2000,84(8):229-236.

[39] ROACH M D,WOLAN J T,PARSELL D E,et al. Use of x-rayphotoelectron spectroscopy and cycfic polarization to evaluatethe corrosion behavior of six nickel-chromium a hoys beforeand after porcelain-fused-to-metal firing[J]. J Prosthet Dent,2000,84(6):623-634.

[40] WATAHA J C,LOCKWOOD P E,KHAJOTIA S S,et al. Effect of PHonelement release from dental casting alloys[J]. J Prosthet Dent,1998,80(6):691-698.

[41] WATAHA J C,NELSON S K,LOCKWOOD P E. Elemental release fromdental casting alloys into biological media with and withoutprotein[J]. Dent Mater,2001,17(5):409-414.

[42] 孙佳凝,高宁,赵云凤,等. ICP-AES 检测 NiCrBe 合金在不同介质中离子析出的研究[J]. 临床口腔医学杂志,2003,19(6):328-331.

[43] WATAHA J C,LOCKWOOD P E,METTENBURG D,et al. Toothbrushingcauses elemental release from dental casting alloys overextended intervals[J]. J Biomed Mater Res B Appl Biomater,2003,65(1):180-185.

[44] MANARANCHE C,HORNBERGER H. A proposal for the classification of dental alloys according to their resistance to corrosion [J]. Dent Mater,2007,23(11):1428-1437.

[45] BHARDWAJ M,BALASUBRAMANIAM R. Influence of material structure on the electrochemical behavior of nickel-titanium carbonitride composites[J]. Mater Charact,2008,59(10):1474-1480.

[46] 贾铮,戴长松,陈玲. 电化学测量方法[M]. 北京：化学工业出版社,2006:57-58.

[47] KREJCI I,LUTZ F,BORETTI R. Resin composite polishing-Filling the gap[J]. Quintessence Int,1999,30.

[48] JONES C S,BILLINGTON R,PEARSON G J. The in vivo perception of roughness[J]. British Dental Journal,2004,196:42-45.

[49] TAYLOR R,MARYAN C,VERRAN J. Retention of oral microorganisims on Cobalt2Chromium alloy and dental acrylin resin with different surface finishes[J]. J Prosthet Dent,1998,80:592-597.

[50] 白桦等. 光固化树脂修复牙齿对牙龈的影响[J]. 哈尔滨医科大学学报,1993,27 (4):355.

[51] SKJORLAND K K. Plaque accumulation on different dental filling materials[J]. Scand J Dent Res,1973,81(7):538-542.

[52] 周学东,岳松龄. 继发龋的细菌学研究进展[J]. 国外医学口腔医学分册,1993,20(3):133-135.

[53] 陈吉华,施长溪.546 例四环素牙烤瓷贴面修复的临床观察[J]. 中华口腔医学医学杂志,2003,38(3),199-201.

[54] FRUITS T J,DUNCANSON M G,MIRANDA F J. Weathering of sc lecte direct esthetic restorative materials[J]. Quintessence Int,1997,28(6): 409.

[55] DIETSCHI D,CAMPANILE G,HOLZ J,MEYER J M. Comparison of the color stability of ten new-generation composites：an in vitro stu[J]. Dent Mater,1994,10:353-362.

[56] 童平等. 恒前牙美观修复失败原因的分析[J]. 国外医学口腔医学分册,1987,(14): 223.

[57] ALBERS H F. Placement and finishing,Tooth-colored restoratives principles and techniques[J]. Ninth Edition BC Decker Inc,2002:157-181.

[58] NEME A L,FRAZIER K B,ROEDER L B,DEBNER T L. Effect of prophylactic polishing protocols on the surface roughness of esthetic restorative materials[J]. Oper Dent,2002,27(1):50-58.

[59] WAERHAUG J. Eruption of teeth into crowded position, loss of attachment, and downgrowth of subgingival plaque[J]. American Journal of Orthodontics,1980,78 (4):453-459.

[60] SAYEGH F S,et al. Tissue reaction to a new restorative material[J]. J Prosthet Dent,1969,22:468.

[61] ARENDA J,RUBEN J. Fluoride relesas from a composite resin[J]. Quintessence Int,1998,(19):513-514.

[62] HANNIG M, FU B. Effect of air abrasion and resin composite on microleakage of Class V restorations bonded with self-etching primers[J]. J Adhes Dent,2001,3(3):265.

[63] 纳米复合树脂. 广东牙病防治[J]. 2005,15:3.

[64] 赵兴科,王中. 抛光技术的现状[J]. 表面技术,2000,29(2):6-7.

[65] 徐君伍,袁井沂,王忠义. 口腔修复学[M]. 北京:人民军医出版社,2002,449.

[66] 李伟力,刘鼎新. 光固化复合树脂表面抛光的研究[J]. 现代口腔医学杂志,2002,16(5):416-417.

[67] LOTHAR BORCHERS, FRANK TAVASSOL, HARALD TSCHERNITSCHEK. Surface quality achieved by polishing and by varnishing of temporary crown and fixed partial denture resins[J]. J Prosthet Dent,1999,82:550-556.

[68] TURKUN L S, TURKUN M. The effect of one-step polishing system on the surface roughness of three esthetic resin composite materials[J]. Oper Dent,2004,29(2):203-211.

[69] CHOI M S, LEE Y K, LIM B S, et al. Changes in surface characteristics of dental resin composites after polishing[J]. Mater Sci Mater Med,2005,16(4):347-353.

[70] BASEREN M. Surface compositematerialsn resin and roughness of nanofill and nanohybrid ormocer-based tooth-colored restorative after several finishing and polishing procedures[J]. J Biomater Appl,2004,19(2):121-134.

[71] 任煌光,同耀皓. 复合树脂的修形磨光[J]. 口腔医学,1989,9(3):133-135.

[72] JUNG K. Preparation of smooth and nanocrystalline diamond films[J]. Diamond and Related Materials,1993,31(2):449-453.

[73] DENIZ SEN. The effect of two polishing pastes on the surface roughness of bis-acryl composite and methacrylate-based resins[J]. J Prosthet Dent,2002,88:527-533.

[74] H NAGEM FILHO. Surface roughness of composite resins after finishing and polishing[J]. Braz Dent J,2003,14(1):37-41.

[75] BOUVIER D, DRUPEZ I P, LISSAC M. Comparative evaluation of polishing systems on the surface of three aesthetic materials[J]. J Oral Rehabil,1997,24:888-894.

[76] THEUNIERS G, DE CLERCQ M. Finishing procedures for the preparation of crown margins[J]. The Journal of Prosthetic Dentistry,1987,58(5):545-552.

[77] LUTZ FETAL. New finishing instruments for composite resins[J]. J Am Dent Assoc,1983,107(4):575-580.

[78] FRANZ A, KONIG F, ANGLMAYER M, et al. Cytotoxic effect of pack able and nonpackab ledental composite[J]. Dent Master,2003,19:382-392.

[79] CHEN R S, LIUIW C C, TSENG W Y, et al. The effect of curinglight in tensity on the cytotoxicity of a dentin-bonding agent[J]. Oper Dent,2001,26:505-510.

[80] ST-GEORGES A J, SWIFT JR E J, THOMPSON J Y, et al. Curing light intensity effects on wear resistance of two resin composites[J]. Oper Dent,2002,27:410-417.

[81] FERRACANE J L, MITCHEM J C, CONDON J R, et al. Wear and mar-ginal breakdown of composites with various degrees of cure[J]. J Dent Res,1997,76:1508-1516.

[82] PRICE R B, DERAND T, LONEY R W, et al. Effect of light source and specimen thickness on the surface hardness of resin composite[J]. AM J Dent,2002,15:47-53.

[83] CORRER SOBRINHO L, DE GOES M F, CONSANI S, et al. Correl ation between light intensity and exposure time on the hardness of composite resin[J]. J Master Sci. Mater Med,2000,11:361-364.

[84] HARRIS J S, JACOBSEN P H, O'DOHERTY D M. The effect of curing light intensity and test temperature on the dynamic mechnical properties of two polymer composites[J]. J Oral Rehabil,1999,26:636-639.

[85] RUYTER I E. Conversation in different depths of ultraviolet and visible light activated composite materials[J]. Acta Odontol Scand,1982,40:179-182.

[86] 王军,周平,施长溪. 光固化树脂不同深度处的转化[J]. 口腔材料器械杂志,1997,6(1):11-13.

[87] DEWALD J P,FERRACANE J L. A comparison of four modes of evaluating depth of cure of light-activated composites[J]. J Dent Res,1987,66(3):727-730.

[88] TANOUE N,KOISHI Y,MATSUMURA H,et al. Curing depth of different shades of a photo-activated pros thetic composite material[J]. Japan Journal of Oral Rehabilitation,2001,28:618-623.

[89] TIRTHA R,FAN P L,DENNISON J B,et al. Invitro depth of cure of photoactivated composites[J]. J Dent Res,1982,61:1184-1187.

[90] PARK Y J,CHAE K H,RAWLS H R. Development of a new photoinitiation system for dental light-cure com posite resin [J]. Dental Materials,1999,15(2):120-127.

[91] SUN G J,CHAE K H. Properties of 2,3-butanedione and 1-phenyl-1,2-propanedione as new photo sensitizers for visible light cured dental resin composites [J]. Polymer,2000,41(16):6205-6212.

[92] OGUNYINKA A,PALIN W M,SHORTALL A C,et al. Photoinitiation chemistry affects light transmission and degree of conversion of curing experimental dental resin composites[J]. Dental Materials,2007,23:807-813.

[93] MILLS R W,UHL A,BLACKWELL G B,et al. High power light emitting diode (LED) arrays versus halogen light polymerization of oral biomaterials:Barcol hardness,compressive strength and radiometric properties[J]. Biomaterials,2002,23 (14):2955-2963.

[94] RUEGGEBERG F A,TWIGGS S W,CAUGHMAN W F,et al. Lif etim eintensity profiles of 11 light-curing units[J]. J Dent Res,1996,75:2897.

[95] ALEXANDER UHL,BERND W,SIGUSCH,et al. Second generation LEDs for the polymerization of oral biomaterials[J]. Dental Materials,2004,20(1):80-87.

[96] TARLE Z,MENIGA A. Composite conversion and temperature rise using a conventional,plasmaarc,and anex perimental blue LED curing unit[J]. J Oral Rehabil,2002,29(7):662-667.

[97] ZANDIEJAD A A,ATAI M,PAHLEYAN A. The effect of ceramic and porous fillers on the mechani calproperties of experimental dental composites [J]. Dental Materials,2006,22(4):382-387.

[98] HALVORSON R H,ERICKSON R L,DAVIDSON C L. Polymerization efficiency of curing lamps:a universal energy conversion relationship predictive of conversion of resin-based composite. Oper Dent, 2004,29(1):105-111.

[99] BENYA P D,BROWN P D,PADILLA S R. Microfilament modification by dihydrocyt ochalasin bcauses retinoic acid-modulated chondrocytes to reexpress the different iated collagen phenotype without a change in shape[J]. J Cell Biol,1988,106(1):161-170.

[100] 莫珩,高承志. 三种光固化灯对复合树脂固化效果的比较[J]. 中国组织工程研究与临床康复,2007,11 (18):3587-3589.

[101] 李振春,马红梅. 不同因素对光敏复合树脂固化后硬度的影响[J]. 中国医科大学学报,2003,32(5): 462-467.

[102] JANDT K D,MILLS R W,BLACKWELL G B,et al. Depth of cure and compressive strength of dental composites cured with blue lightemitting diodes (LEDs)[J]. Dent Materials,2000,16:41-47.

[103] 倪龙兴,沙鑫家,吕昕,等. 牙体光固化材料临床修复的基本技巧和几个应该注意的问题[J]. 牙体牙髓牙周杂志,2002,12(10):566-567.

[104] 温演演. 投照方式对光固化树脂修复效果的影响[J]. 牙体牙髓牙周学杂志,2002,12:168.

[105] 刘蓉,杨壮群. 试论光固化治疗中光照方法与固位力之间的关系[J]. 实用口腔医学杂志,1993,9 (1):56.

[106] 王军,周平,施长溪.照射时间对可见光固化复合树脂聚合的影响[J].广东牙病防治,1996,4(4):3-5.

[107] 施长溪,陈吉华.照射距离和时间对可见光固化复合树脂固化深度的影响[J].实用口腔医学杂志,1992,8(4):248-250.

[108] PFEIFER C S,BRAQA R R,FERRACANE J L. Pulse-delay curing:influence of initial irradiance and delay time on shrinkage stress and microhardness of rest orative composites[J]. Oper Dent,2006,31(5):610-615.

[109] 徐晓,曹福康.电压与光固化时间对复合树脂固化深度的影响[J].口腔医学,1994,14(3):132-133.

[110] FAN P L,WOZENIZAK W T. Irradiance of visible light-curing units and voltage variation effects[J]. J AM Dent Assoc,1987,115:442-445.

[111] YAP A U,SOH M S. Thermal emission by different light cuing units[J]. Operative Dentistry,2003,28(4):357-364.

[112] MS SOH,YAP A U J,SIOW K S. Comparative depths of cure among various cuing light light types and methods[J]. Operative Dentistry,2004,29(1):9-15.

[113] PERDIGÃO J,FRANKENBERGER R. Effect of solvent and rewetting time on dentin adhesion[J]. Quintessence Int,2001,32(5):385-390.

[114] ITO S,HASHIMOTO M,WADGAONKAR B,et al. Effects of resinhydrophilicity on water sorption and changes in modulus of elasticity[J]. Biomaterials,2005,26(33):6449-6459.

[115] O'DONNELL J N,LANGHORST S E,FOW M D,et al. Light-cureddimethacrylate-based resins and their composites:comparative study of mechanical strength,water sorption and ion release[J]. J Bioact Compat Polym,2008,23(3):207-226.

[116] DA SILVA E M,ALMEIDA G S,POSKUS L T,et al. Relationship between the degree of conversion, solubility and salivarysorption of a hybrid and a nanofilled resin composite[J]. J Appl Oral Sci,2008,16(2):161-166.

[117] SUZUKI M,FUJISHIMA A,MIYAZAKI T,et al. A study on theadsorption structure of an adhesive monomer for preciousmetals by surface-enhanced raman scattering spectroscopy[J]. Biomaterials,1999,20(9):839-845.

[118] MATSUMURA H,TANAKA T,ATSUTA M. Bonding of silver-palladium-copper-gold alloy with thiol derivative primersand tri-n-butylborane initiated luting agents[J]. J Oral Rehabil,1997,24(4):291-296.

[119] SORENSEN J A,MUNK SGAARD E C. Relative gap formation ofresin-cemented coramic inlays and dentin bonding agents[J]. J Prosthet Dent,1996,76(5):374-378.

[120] BISHOP K,PRIESTLEY D,DEANS R,et al. The use of adhesivemetel-ceramicrestorations as an alternative to conventionalcrown and bridge materials[J]. British Dent J,1997,182(3):101-106.

[121] BUONOCORE M G. A simple method of increasing the adhesive of acrylic filling materials to enamel surface[J]. J Dent Res,1995,34(6):84-85.

[122] BEHR M,HASMANN M,ROSENTRITT M,et al. Marginal adaptation of three self-adhesive resin cements vs. a well-tried adhesiveluting agent[J]. Clin Oral Investig,2009,13(4):459-464.

[123] DUNCAN J P,PARIJER C H. Retention of parallel-sided titaniumposts cemented with six luting agents:An in vitro study[J]. J Prosthet Dent,1998,80(4):423-428.

[124] 程汉亭,刘韩星,肖群.玻璃离子水门汀短期力学性能研究[J].生物医学工程研究,2005,24(1):55-57.

[125] PEREIRA P N,YAMADA T,INOKOSHI S,et al. Adhesion of resin-modified glass ionomer cements using resin bondingsystems[J]. J Dent,1998,26(5-6):479-485.

[126] MIYAZAKI M,ANDO S,HINOURA K. Influence of the filler addition to bonding agents on shear

bond strength to bovine dentin[J]. Dent Mater,1995,11(4):234-238.

[127] PIOCH T,STOTZ S,BUFF E,et al. Influence of different etching times on hybrid layer formation and tensile bond strength[J]. Am J Dent,1998,11(5):202-206.

[128] HOFMANN N,PAPSTHART G,HUGO B,et al. Comparison of photoactivation versus chemical or dual-curing of resin-basedluting cements regarding flexural strenglh,modulus and surface hardness[J]. J Oral Rehabi,2001,28(11):1022-1028.

[129] MAK Y F,LAI S C,CHEUNG G S,et al. Micro-tensile bond testingof resin cements to dentin and an indirect resin composite,2002,18(8):609-621.

[130] 王林虎,陈吉华,赵三军,等.酸蚀处理对新型自粘结树脂水门汀粘结强度的影响[J].临床口腔医学杂志,2007,23(10):608-610.

[131] HASEGAWA E A,BOYER D B. Hardening of dual-cured cementsunder composite resin inlays[J]. J Prosthet Dent,1991,66(2):187-192.

[132] CHANG J C,HURST T L,HART D A,et al. 4-META use in dentistry:a literature review[J]. J Prosthet Dent,2002,87(2):216-224.

[133] BEHR M,ROSENTRITT M,REGNET T,et al. Marginal adaptation indentin of a self-adhesive universal resin cement comparedwith well-tried systems[J]. Dent Mater,2004,20(2):191-197.

[134] 杜珍,汲平. 纤维桩的分类及性能特点[J]. 口腔颌面修复学杂志,2007,8 (3):227-228.

[135] BOSCHIAN PEST L,CAVALLI G,BERTANI P,et al. Adhesivepost-endodontic restorations with fiber post:push-out testsand SEM observations[J].Dent Mater,2002,18(8):596-602.

[136] MONTICELLI F,OSORIO R,SADEK F T,et al. Surface treatments for improving bond strength to prefabricated fiberposts:A literature review [J]. Oper Dent,2008,33 (3):346-355.

[137] SANO H,SHONO T,SONODA H,et al. Relationship between surface area for adhesion and tensile bond strength-evalutionof a micro-tensile bond test [J]. Dent Mater,1994,10(5):236-240.

[138] PASHLY D H,HIDENHIKO SANO. Adhesion testing do dentin bonding agents:A review[J]. Dent Mater,1995,11:117-125.

[139] BRAEM M,LAMBRECHTS P,Vanherle Cz Stress-induced cervical lesion[J]. J Prosthet Dent,1992,67:718-722.

[140] ZHEN CHUNLI,SHANE N. Mechanical properties of dental luting cements[J]. J Prosthet Dent,1999,81:591-609.

[141] NAKABAYASHI N,WATANABE A T. A tensile test to facilitate identification of defects in dentine bonded specimens[J]. J Dent,1998,26(4):379-385.

[142] XU H H,SMITH D T,JAHANMIR S,et al. Indentation damage and mechanical properties of human enamel and dentin[J]. J Dent Res,1998,77(3):472-480.

[143] 邱宜农,李同生,刘维民,等.三种有机酸处理后人牙釉质的磨损性能研究[J].摩擦学学报,2003,23(1):42-47.

[144] 黎红,张孟平,冯洁琳,等.钛修复体的口腔生物摩擦学特性研究[J].中华口腔医学杂志,2004,39(1):63-66.

[145] HEINTZE S D. How to qualify and validate wear simulation devices and methods[J]. Dent Mater,2006,2(28):712-734.

[146] 马军萍,姚月玲,宋应亮,等.牙釉质与5种牙用烤瓷材料间磨耗性能测试研究[J].实用口腔医学杂志,2001,17(3):206-208.

[147] GHAZAL M,YANG B,LUDWIG K,et al. Two-body wear of resin and ceramic denture teeth in comparison to human enamel[J]. Dent Mater,2008,2(44):502-507.

[148] 张杰,黎红,周仲荣,等.人体天然牙不同深度层次的显微硬度与耐磨性的研究[J].生物医学工程学杂

志,2002,19(4):621-623.

[149] RUDNICKA W, JAROSINSKA A, BAK-ROMANISZYN L, et al. Helicobacter pylori lipopoly-saccharide in the IL-2 milieu activates lymphocytes from dyspeptic children[J]. Arch Oral Biol,2003,4 (82):141-145.

[150] YAP A U, CHEW C L, ONG L F, et al. Environmental damage and occlusal contact area wear of composite restoratives[J]. J Oral Rehabil,2002,2(91):87-97.

[151] TURSSI C P, FERRACANE J L, VOGEL K. Filler features and their effects on wear and degree of conversion of particulate dental resin composites[J]. Biomaterials,2005,2(624):4932-4937.

第 4 章

金属口腔材料

4.1 概　述

4.1.1 金属材料

金属材料是由金属元素或以金属元素为主构成的具有金属特性的材料的统称,金属材料包括纯金属、合金、金属间化合物和特种金属等材料。

金属材料的性能决定着材料的适用范围及应用的合理性。金属材料的性能主要分为四个方面,即机械性能、化学性能、物理性能、工艺性能。

4.1.1.1 机械性能

1. 应力的概念

物体内部单位截面积上承受的力称为应力。由外力作用引起的应力称为工作应力,在无外力作用条件下平衡于物体内部的应力称为内应力(例如组织应力、热应力、加工过程结束后留存下来的残余应力等)。

2. 机械性能

金属在一定温度条件下承受外力(载荷)作用时,抵抗变形和断裂的能力称为金属材料的机械性能(也称为力学性能)。金属材料承受的载荷有多种形式,它可以是静态载荷,也可以是动态载荷,包括单独或同时承受的拉伸应力、压应力、弯曲应力、剪切应力、扭转应力,以及摩擦、振动、冲击等。因此衡量金属材料机械性能的指标主要有以下几项:

1) 强度

这是表征材料在外力作用下抵抗变形和破坏的最大能力,可分为抗拉强度极限(σ_b)、抗弯强度极限(σ_{bb})、抗压强度极限(σ_{bc})等。由于金属材料在外力作用下从变形到破坏有一定的规律可循,因而通常采用拉伸试验进行测定,即把金属材料制成一定规格的试样,在拉伸试验机上进行拉伸,直至试样断裂,测定的强度指标主要有:

(1) 强度极限

材料在外力作用下能抵抗断裂的最大应力,一般指拉力作用下的抗拉强度极限,以 σ_b 表示,如拉伸试验曲线(图 4-1)中最高点 C 对应的强度极限,常用单位为兆帕(MPa),换算关系有:

$$1\,MPa = 1\,N/m^2 = 9.8^{-1}\,kgf/mm^2 \quad 或 \quad 1\,kgf/mm^2 = 9.8\,MPa$$

$$\sigma_b = \frac{P_b}{F_0} \qquad (4\text{-}1)$$

式中，P_b 为至材料断裂时的最大应力（或者说是试样能承受的最大载荷）；F_0 为拉伸试样原来的横截面面积。

（2）屈服强度极限

金属材料试样承受的外力超过材料的弹性极限时，虽然应力不再增加，但是试样仍发生明显的塑性变形，这种现象称为屈服，即材料承受外力到一定程度时，其变形不再与外力成正比而产生明显的塑性变形。产生屈服时的应力称为屈服强度极限，用 σ_s 表示，相应于拉伸试验曲线图中的 S 点称为屈服点。

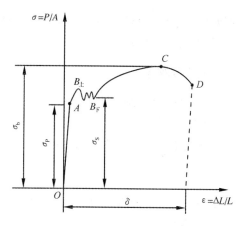

图 4-1　金属材料的拉伸试验曲线

对于塑性高的材料，在拉伸曲线上会出现明显的屈服点，而对于低塑性材料则没有明显的屈服点，从而难以根据屈服点的外力求出屈服极限。因此，在拉伸试验方法中，通常规定试样上的标距长度产生 0.2% 塑性变形时的应力作为条件屈服极限，用 $\sigma_{0.2}$ 表示。

屈服极限指标可用于要求零件在工作中不产生明显塑性变形的设计依据。但是对于一些重要零件还考虑要求屈强比（即 σ_s/σ_b）要小，以提高其安全可靠性，不过此时材料的利用率也较低了。

（3）弹性极限

材料在外力作用下将产生变形，但是去除外力后仍能恢复原状的能力称为弹性。金属材料能保持弹性变形的最大应力即为弹性极限，相应于拉伸试验曲线图中的 e 点，以 σ_e 表示，单位为兆帕（MPa）：

$$\sigma_e = \frac{P_e}{F_0} \qquad (4\text{-}2)$$

式中，P_e 为保持弹性时的最大外力（或者说材料最大弹性变形时的载荷）。

（4）弹性模数

这是材料在弹性极限范围内的应力 σ 与应变 δ（与应力相对应的单位变形量）之比，用 E 表示，单位为兆帕（MPa）：

$$E = \frac{\sigma}{\delta} = \tan\alpha \qquad (4\text{-}3)$$

式中，α 为拉伸试验曲线上 $O\text{-}e$ 线与水平轴 $O\text{-}x$ 的夹角。

弹性模数是反映金属材料刚性的指标（金属材料受力时抵抗弹性变形的能力称为刚性）。

2）塑性

金属材料在外力作用下产生永久变形而不破坏的最大能力称为塑性，通常以拉伸试验时的试样标距长度延伸率 δ(%) 和试样断面收缩率 ψ(%) 表示：

延伸率
$$\delta = \frac{L_1 - L_0}{L_0} \times 100\% \qquad (4\text{-}4)$$

式中，δ 为拉伸试验时试样拉断后将试样断口对合起来后的标距长度 L_1 与试样原始标距长度 L_0 之差（增长量）与 L_0 之比。

在实际试验时，同一材料但是不同规格（直径、截面形状，例如方形、圆形、矩形以及标距长度）的拉伸试样测得的延伸率会有不同，因此一般需要特别加注，例如最常用的圆截面试样，其初始标距长度为试样直径 5 倍时测得的延伸率表示为 δ_5，而初始标距长度为试样直径 10 倍时测得的延伸率则表示为 δ_{10}。

断面收缩率
$$\psi = \frac{F_0 - F_1}{F_0} \times 100\% \qquad (4\text{-}5)$$

式中，ψ 为拉伸试验时试样拉断后原横截面积 F_0 与断口细颈处最小截面积 F_1 之差(断面缩减量)与 F_0 之比。

实用中对于最常用的圆截面试样通常可通过直径测量进行计算：
$$\psi = \left[1 - \left(\frac{D_1}{D_0}\right)^2\right] \times 100\% \qquad (4\text{-}6)$$

式中，D_0 为试样原直径；D_1 为试样拉断后断口细颈处最小直径。

3）硬度

硬度是金属材料抵抗其他更硬物体压入表面的能力，或者说是材料对局部塑性变形的抵抗能力。因此，硬度与强度有着一定的关系。根据硬度的测定方法，主要可以分为以下两种：

（1）布氏硬度（代号 HB）

用一定直径 D 的淬硬钢球在规定负荷 P 的作用下压入试件表面，保持一段时间后卸去载荷，在试件表面将会留下表面积为 F 的压痕，以试件的单位表面积上能承受负荷的大小表示该试件的硬度：$HB = P/F$。在实际应用中，通常直接测量压坑的直径，并根据负荷 P 和钢球直径 D 从布氏硬度数值表上查出布氏硬度值（显然，压坑直径越大，硬度越低，表示的布氏硬度值越小）。

布氏硬度与材料的抗拉强度之间存在一定关系：$\sigma_b \approx KHB$，K 为系数，例如对于低碳钢有 $K \approx 0.36$，对于高碳钢有 $K \approx 0.34$，对于调质合金钢有 $K \approx 0.325$，等等。

（2）洛氏硬度（HR）

用有一定顶角（例如 $120°$）的金刚石圆锥体压头或一定直径 D 的淬硬钢球，在一定负荷 P 作用下压入试件表面，保持一段时间后卸去载荷，在试件表面将会留下某个深度的压痕。由洛氏硬度机自动测量压坑深度并以硬度值读数显示（显然，压坑越深，硬度越低，表示的洛氏硬度值越小）。根据压头与负荷的不同，洛氏硬度还分为 HRA、HRB、HRC 三种，其中以 HRC 为最常用。

除了最常用的洛氏硬度 HRC 与布氏硬度 HB 之外，还有维氏硬度（HV）、肖氏硬度（HS）、显微硬度及里氏硬度（HL）。

4）韧性

金属材料在冲击载荷作用下抵抗破坏的能力称为韧性。通常采用冲击试验，即用一定尺寸和形状的金属试样在规定类型的冲击试验机上承受冲击载荷而折断时，断口上单位横截面面积上所消耗的冲击功表征材料的韧性。

5）疲劳强度极限

金属材料在长期的反复应力作用或交变应力作用下（应力一般均小于屈服极限强度 σ_s），未经显著变形就发生断裂的现象称为疲劳破坏或疲劳断裂，这是由于多种原因使得零件表面的局部造成大于 σ_s 甚至大于 σ_b 的应力（应力集中），使该局部发生塑性变形或微裂纹，随着反复交变应力作用次数的增加，使裂纹逐渐扩展加深（裂纹尖端处应力集中）导致该局部处承受应力的实际截面面积减小，直至局部应力大于 σ_b 而产生断裂。

在实际应用中，一般把试样在重复或交变应力（拉应力、压应力、弯曲或扭转应力等）作用下,在规定的周期数内(一般对钢取 $10^6 \sim 10^7$ 次,对有色金属取 10^8 次)不发生断裂所能承受的最大应力作为疲劳强度极限,用 σ-1 表示,单位为 MPa。

除了上述五种最常用的力学性能指标外,对一些要求特别严格的材料,例如航空航天、核工业、电厂等使用的金属材料,还会要求下述一些力学性能指标,例如蠕变极限、蠕变伸长率、抗热性等。

4.1.1.2 化学性能

金属与其他物质引起化学反应的特性称为金属的化学性能。在实际应用中主要考虑金属的抗蚀性、抗氧化性(又称作氧化抗力,这是特别指金属在高温时对氧化作用的抵抗能力或者说稳定性),以及不同金属之间、金属与非金属之间形成的化合物对机械性能的影响,等等。

在金属的化学性能中,特别是抗蚀性对金属的腐蚀疲劳损伤有着重大的意义。

4.1.1.3 物理性能

1. 密度(比重)

$$\rho = \frac{P}{V} \quad (\text{g/cm}^{-3} \text{或 kg/m}^3) \tag{4-7}$$

式中,P 为质量;V 为体积。

在实际应用中,除了根据密度计算金属零件的质量外,很重要的一点是考虑金属的比强度(强度 σ_b 与密度 ρ 之比)来帮助选材,以及与无损检测相关的声学检测中的声阻抗(密度 ρ 与声速 u 的乘积)和射线检测中密度不同的物质对射线能量有不同的吸收能力等。

2. 熔点

金属由固态转变成液态时的温度,对金属材料的熔炼、热加工有直接影响,并与材料的高温性能有很大关系。

3. 热膨胀性

随着温度变化,材料的体积也发生变化(膨胀或收缩)的现象称为热膨胀,多用线膨胀系数衡量,亦即温度变化 1℃时,材料长度的增减量与其 0℃时的长度之比。

热膨胀性与材料的比热有关。在实际应用中还要考虑比容(材料受温度等外界影响时,单位质量的材料其容积的增减,即容积与质量之比),特别是对于在高温环境下工作,或者在冷、热交替环境中工作的金属零件,必须考虑其膨胀性能的影响。

4. 磁性

能吸引铁磁性物体的性质即为磁性,它反映在磁导率、磁滞损耗、剩余磁感应强度、矫顽磁力等参数上,从而可以把金属材料分成顺磁与逆磁、软磁与硬磁材料。

5. 电学性能

主要考虑其电导率,在电磁无损检测中对其电阻率和涡流损耗等都有影响。

4.1.1.4 工艺性能

金属对各种加工工艺方法所表现出来的适应性称为工艺性能。

1. 切削加工性能

反映用切削工具(例如车削、铣削、刨削、磨削等)对金属材料进行切削加工的难易程度。

2. 可锻性

反映金属材料在压力加工过程中成型的难易程度。例如将材料加热到一定温度时其塑性的高低(表现为塑性变形抗力的大小),允许热压力加工的温度范围大小,热胀冷缩特性以及与显微组织、机械性能有关的临界变形的界限、热变形时金属的流动性、导热性能等。

3. 可铸性

反映金属材料熔化浇铸成为铸件的难易程度,表现为熔化状态时的流动性、吸气性、氧化性、熔点,铸件显微组织的均匀性、致密性,以及冷缩率等。

4. 可焊性

反映金属材料在局部快速加热,使结合部位迅速熔化或半熔化(需加压),从而使结合部位牢固地结合在一起而成为整体的难易程度,表现为熔点、熔化时的吸气性、氧化性、导热性、热胀冷缩特性、塑性及与接缝部位的相关性、对机械性能的影响等。

4.1.2 口腔金属材料

4.1.2.1 生物材料概述

近代科学技术的发展为医学提供了更多的诊疗手段,特别是生物材料的开发与应用,如体内人工假体和矫形物,已成为临床诊治伤病不可缺少的重要器材之一,为日趋发展的替代医学创造了条件。生物材料中,金属材料应用最早,已有数百年的历史[1-2]。金属材料半永久性或永久性地植入体内,以置换被破坏的、病变的或部分磨损的组织,可进行骨骼、关节、血管、牙齿等的修复。随着工业的进展和医疗技术的提高,预期金属材料必将有更大的发展和突破。金属材料因其具有较高强度和韧性,适用于修复硬组织系统,故最早被采用,如用金属板修补颅骨缺损或镶牙。随着医用金属材料的发展,研制了抗蚀性能好的不锈钢,以后又发展了钴基合金和钽。这些材料组织反应小,效应更佳。钛及其合金质量轻,弹性模量与骨相近似,有推广趋势,应用范围也随之扩大,如人工关节、人工骨、矫形物及人工假体、血管套管吻合、脑止血夹等,已成为不可缺少的医用金属材料[3]。

由于各种生物材料各具其优缺点,为取长补短,适应不同需求,复合材料的应用已成为现阶段发展的趋向。我国生物材料科学的开发与研制起步晚,但已引起重视,进展迅速,并已取得一定成绩。诸如新材料的开发、医用生物材料标准制定、基础理论研究等,均已开始,并期待进一步探索以赶上世界先进水平,为广大伤病员造福。

用于修补缺损的牙齿、替代缺损缺失牙列的材料,或者用来修补缺损的颌面部软硬组织、恢复其解剖形态、功能和美观的材料,以及口腔预防保健和对畸形的矫治等医疗活动中所使用的各种材料,均属口腔材料。口腔材料的历史可以追溯到 2500 年前,它是与口腔医学的时间活动同时发生的。但是口腔材料学作为一门独立的学科,是从世纪中期才开始形成的。现代口腔材料学是以口腔医学、生物学、化学、物理及工程学等多种学科为基础的边缘学科,是生物医用工程领域的一个重要分支[4]。

4.1.2.2 金属口腔材料的要求

生物材料,因植入人体,故必须符合"医用级"标准。一般包括以下要求:

(1)生物相容性良好[5]。即对人体的适应性和亲和性好,包括组织、体液、血液、力学和电学相容性等方面。选择生物材料,首先就是考虑生物相容性,即必须是最小的生物学反应,无不良刺激,无毒,不引起毒性反应、免疫反应或不干扰免疫机能,无变态和过敏,不致癌,不致畸,无炎性反应,不引起感染,不被排斥;植入后需较长期存在时,能有助于愈合及固定。

(2)足够的机械性能[6]。对生物材料的机械性能要求主要包括如下六个方面:①足够的强度和韧性,包括静力和动力学强度,能承受人体某部位机械作用力,不因生理环境而降低强度;②抗疲劳、抗变形;③弹性与组织相容;④磨损及摩擦性能与组织相容,即耐磨性好;⑤硬度与植入区组织相近似或适应;⑥表面光洁度根据具体情况决定,如人工关节的关节面要求高,而埋入组织需要获得附着与固定,则其表面光洁度需降低。

(3) 理化性能稳定。要求高度惰性,不因体液而有变化,结构稳定。具体要求是:①抗化学性和电离性腐蚀;②抗溶解和膨胀;③无毒;④无热源反应;⑤无磁性;⑥耐久性好,在使用、贮存和消毒时不被破坏;不因长期植入而丧失性能;可经受消毒灭菌,而不引起材料性能改变。

(4) 所制成器件符合生物力学要求,设计合理,结构简单,适应功能需要。材料本身及器件设计、结构和技术操作均须符合人体生物力学要求。各部位及器件不同,材料选择与结构也不同,但其原则是仿生,而不是解剖复制。

(5) 易于加工造型和制作,易植入和再次手术。

(6) 价格低廉,来源易得,便于推广应用。

4.1.3　金属口腔材料的分类

金属口腔材料是生物金属材料的一种,用于修复牙体缺损、牙列缺失和牙齿矫形。牙科金属材料有多种分类方法。按金属分类可分为贵金属材料和非贵金属材料;按工艺和用途分类可分为铸造材料、锻造材料、金属与陶瓷烧结复合材料、充填材料和钎焊材料;按熔点分类可分为:高熔点金属材料、中熔点金属材料和低熔点金属材料。

4.2　金属口腔材料的种类

4.2.1　贵金属口腔材料

4.2.1.1　贵金属口腔材料概述

约在公元前 2500 年,金就开始用于牙科修复[7]。20 世纪初,精密铸造技术被引入牙科修复工艺,从而推动了贵金属在牙科中的应用,金的消费量逐年增加。70 年代,金价上涨,促进了替代合金的出现。替代合金分为两类:一类是降低金含量代之以钯和银的低金合金,含少量金的钯基合金(主要用于烤瓷修复),以及银合金;另一类是非贵金属合金,如用于铸造修复的钴铬和钴镍铬合金,用于烤瓷修复的镍铬合金。目前高贵金属、低贵金属和非贵金属三类合金在世界上各占一定消费份额,以满足不同消费层次的需求。在发达国家,尤其是欧洲国家,主要是用贵金属合金。1994 年,发达国家牙科领域黄金用量 55 t,发展中国家牙科用金仅 5.1 t,分别占世界黄金总需求量的 2% 和 0.18%[8]。近 10 年来发展中国家对牙科领域黄金的需求增长率明显高于发达国家。同年世界牙科领域钯需求量大约 39.4 t,占总需求量的 26%。我国由于历史原因,牙科贵金属消费量极少,贵金属铸造和烤瓷合金方面的研究很少,生产和应用几乎是空白。加之国民对贵金属修复缺乏了解或误解,一定程度上限制了牙用贵合金的发展。目前国内口腔修复金属材料品种单一,档次低,已不能满足逐步发展的市场需求。

随着口腔医学的不断发展,尤其在研制水准不断优化和生物型金合金推广的情况下,贵金属已成为当今开拓齿科领域的先驱[9]。

贵金属包括金、银和铂族元素(铂、锇、钯、铱、钌和铑),具有优异的耐腐蚀性、抗氧化性、延展性、生物相容性、力学性能和良好的加工性能,因而被广泛应用于国防、化工、能源、电气和生物工程等领域[10-11]。

贵金属之所以"贵",不单单指价格上的贵,更说明贵金属的品质高贵。在口腔修复中,因为潮湿、温暖的原因,一般金属在这种环境中极易被腐蚀,产生各种生化反应,溶出合金成分,从而引起人体的一些生理功能的改变。轻者可使牙龈黏膜变色产生牙根炎等,加重者可引发关节疾病。而贵金属具有较好的抗腐蚀性和生物相容性,容易被口腔组织接受。用一般金属和贵金属同时做成瓷牙的咬合面金属,可以发现一般金属对自然牙会有相当程度的磨损,而贵金属因为有良好的延展性,不会使自然牙受到磨损。因此,贵金属在生活水平日益提高的今天越来越受到患者和医师的喜爱[12]。

作为医用材料,贵金属合金的优势在于其所具有的独特的物理、化学和生物学性能,主要用作牙科用植入修补材料。此类齿科用合金目前在欧美等发达国家是首选齿科合金,应用非常广泛,而且临床用量很大[13],但在国内则用量较少,是一个有着明显发展潜力的新型材料。针对不同的用途,对贵金属合金性能的要求也有不同的侧重点。齿科用贵金属合金由于常常被用作口腔中不同部位的镶牙、补牙等,临床上对其综合性能有不同的要求。因此根据其硬度,临床上将贵金属铸造齿科合金划分为四类,第四类为超硬铸金,属典型的时效硬化型合金,经适当热处理可获得不同的强度、硬度和优异的综合性能,具有很高的使用价值[14-15]。第四类合金品种较多,不同的生产商有不同的成分体系,对其时效硬化行为的研究是目前研究工作的重点。本文就是从这个方面出发,研究贵金属齿科铸造合金在不同温度、不同时间时效处理后的硬度与微观组织,希望能有助于提高对此合金时效硬化行为的认识,可为其在临床应用中通过热处理控制组织变化,从而改善其综合性能提供理论依据。

下面就贵金属齿科铸造合金的基本要求、分类、研究现状和发展趋势做一个总结。

4.2.1.2 贵金属材料的分类

口腔修复铸造用的金合金是以纯金为主,金含量一般 60% 在以上。这是我国过去以及目前国外广泛应用于修复的金属材料[16]。铸造金合金具有一定的优点,如耐腐蚀性能好,熔点适中便于操作,含铂族元素的金合金的机械性能很好,可以通过热处理调节性能[17]。铸造金合金是口腔医学较早采用的铸造金属材料,一系列铸造工艺均系围绕它发展起来,高金合金具有熔点低、铸造性能好、延伸率高、耐腐蚀、不变色、生物相容性好、对人体无害、灿烂的金色泽等优点,是应用历史悠久的传统铸造合金[18]。

1. 铸造金合金

口腔修复用铸造金合金一般以合金的硬度来反映并划分合金的种类及其组成,这样的分类有利于具体应用。根据临床应用要求,嵌体、牙冠、牙桥、卡环、整体假牙床基托、局部假牙床基托等铸造用金合金大致分为四型,即软铸金、中等度铸金、硬铸金及超硬铸金。

ADA 标准为世界标准,按该标准铸造用金合金分为Ⅰ—Ⅳ类型。这 4 种金合金是经过多年研究开发的,各具特性,适合用作不同部位的牙修复。Ⅰ型以金、银、铜为主成分,延展性好;Ⅱ型、Ⅲ型及Ⅳ型除含金、银、铜外,还含钯、白金、锌、铱、铑等成分。表 4-1 表示出了其组成范围。表 4-2 表示出了铸造用金合金标准。从Ⅰ型到Ⅳ型,金浓度逐渐降低,铜浓度和锌增加。Ⅰ型和Ⅳ型的金浓度差别较大。四类铸造用金合金的熔解温度随铜浓度的增加而降低,硬度、抗拉强度、比例极限等值增大,但是延伸率明显下降。

表 4-1 铸造用合金的组成范围[19]

合金类型	成分（质量）						
	金	银	铜	钯	铂	锌	贵金属最少含量
软铸金Ⅰ	80.2～95.8%	2.4～12.0%	1.6～6.2%	0～3.6%	0～1.0%	0～1.2%	83%
中等度铸金Ⅱ	73.0～83.0%	6.9～14.5%	5.8～10.5%	0～5.6%	0～4.2%	0～1.4%	78%
硬铸金Ⅲ	71.0～79.8%	5.2～13.4%	7.1～12.6%	0～6.5%	0～7.5%	0～2.0%	78%
超硬铸金Ⅳ	62.4～71.9%	8.0～17.4%	8.6～15.4%	0～10.1%	0～8.2%	0～2.7%	75%

表 4-2 铸造用金合金的标准（ADAS No.5）[20]

合金类型	贵金属元素质量	维氏硬度/HV			抗拉强度/MPa	延伸率（标点间距离 5cm）		熔点 T/K
	最低	淬火		时效	时效	淬火	时效	最低
		最低	最高	最低	最低	最低	最低	
软铸金Ⅰ	83%	50	90	—	—	18%	—	1203
中等度铸金Ⅱ	78%	90	120	—	—	12%	—	1173
硬铸金Ⅲ	78%	120	150	—	—	12%	—	1173
超硬铸金Ⅳ	75%	150	—	220	622.5	10%	—	1143

四类铸造用金合金具体应用如下：

软铸金（Ⅰ型），布氏硬度在 40～75 之间。适用于不直接承受很大咀嚼压力的前牙Ⅲ、Ⅳ、Ⅴ类洞型及双尖牙、磨牙邻面洞，单咬合面的连体修复。

中等度铸金（Ⅱ型），布氏硬度在 80～90 之间。此类合金含铜量较高或含有少量铂族元素。适用于一切单个固定修复体。

硬铸金（Ⅲ型），布氏硬度在 80～90 之间（热处理后可达到 115～165），铂族元素含量稍高于中等度铸金。适用于固定修复中冠、桥基固位体及咀嚼压力负荷较大的嵌体修复。

超硬铸金（Ⅳ型），布氏硬度 130～160（热处理后可达 225），含更高量的铜及铂族元素。适用于特殊的固定修复以及活动修复的支架工件如金属基托、卡环、舌腭杆等。

概括来说，Ⅰ类和Ⅱ类铸金主要应用于一般嵌体修复，Ⅰ型适用于无咬合力负荷的小型纯嵌体，Ⅱ型用于担心有稍大咬合力变形的嵌体、牙冠。Ⅲ型、Ⅳ型具有热处理硬化性，Ⅲ型用于Ⅲ类铸金，可应用于 MOD 嵌体和冠修复，咬合力大的臼齿部的凸面、牙桥等。Ⅳ型在 4 种合金中白金含量最高，是典型的时效硬化型合金，其强度、硬度、弹性系数等机械性能值大，Ⅳ型还分出了 a、b 两类，其中Ⅳb 类可应用于固定桥及活动修复支架，Ⅳa 类则除了活动修复以外可广泛应用于嵌体、冠桥修复[21]。

ISO1562，AD No.5 等标准规定高金合金的贵金属（指金＋铂族元素，含量大于 75%），以确保合金的耐腐蚀和抗晦暗性，并根据合金的硬度将其分为Ⅰ—Ⅳ四类，其硬度依次为软、中、硬和特硬，分别用于不同的修复体。同时，ISO1562 还对高金合金的性能及试验方法做出了规范，并规定如果合金的有害元素镍含量大于 0.1%、镉或铍含量大于 0.02%，应在产品包装上注明，并详细说明防护措施。高金合金的熔化温度在 870℃～1050℃ 范围，属中熔合金，可利用固态相变改变其强度和硬度。一般固溶（软化）温度在 750℃，时效硬化温度在 300℃～400℃。国外已经形成有若干牌号的高金合金系列产品[22]。

1）高金合金

高金合金具有熔点低、铸造性能好、延伸率高、耐腐蚀、不变色、生物相容性好、对人体无害、灿烂的黄金色泽等优点，是应用历史悠久的传统铸造合金。早期的铸造合金主要为 K 金，Au-Ag-Cu 系，该系包括三个二元系：连续固溶体型 Au-Cu 和 Au-Ag，共晶型 Ag-Cu 组成三元系时，Ag-Cu 系的两相区伸入到三元系中。随着金含量降低，两相区扩大，合金塑性降低。

金、银、铜在合金中的作用简述如下：金提供黄金色、抗晦暗性（耐腐蚀性）和延展性，具有可靠抗晦暗性的牙科合金的金含量至少应在 67％(16)K；铜可提高纯金的硬度和强度，降低熔点，使合金颜色发红，并降低抗晦暗性；银可使铜带来的红色减退，提高合金硬度和强度并降低抗晦暗性。在 Au-Ag-Cu 系基础上添加少量铂、钯和微量铟、锡、锌以及铱、钌等构成五元至八元合金。钯、铂可提高强度和化学稳定性，铱和钌为晶粒细化元素，锌有脱氧作用，在合金凝固过程中释放出来。经过改进的合金比 Au-Ag-Cu 系 K 金具有更优异的综合性能。

国外已经形成若干牌号的高金合金系列产品。其性能在表 4-2 中。

2）中金合金和低金合金

像传统金合金一样，低金合金也以 Au-Ag-Cu 系为基础，只是 Au 含量有所降低。为弥补由于金含量降低造成的抗腐蚀性能下降，合金中 Pd 含量被提高了。金含量越低，Pd 含量越高。低金合金填补了高金合金与非贵金属合金的价格间隙。总的来说，其铸造性能、加工性能和机械性能与高金合金无明显差别[24]。

（1）机械物理性能

低金合金由于金含量降低导致合金密度下降。熔点稍有升高，但仍可用常规汽油吹管熔化。由于合金中钯和铜比重加大，低金合金不再像传统金合金那样形成单相结构，在一定条件下低金合金发生时效硬化。低金合金的时效硬化有赖于 Au-Cu 固熔相（＞800℉）向 Au-Cu 金属间化合物有序相的转变[25]。这个转变是合金硬化的主要机理，合金的强度和硬度提高而延伸率下降。使用者可根据不同的热处理条件调节合金的机械性能以适应临床要求。有些合金中加入了微量的铱(Ir)或钌(Ru)，这些元素可细化合金晶粒从而提高合金的机械性能[26]。

（2）铸造性能

低金合金由于金含量下降导致比重降低，因而影响合金的铸造性能，但影响并不显著。某些合金的铸造性同于甚至高于Ⅲ型金合金。

Bessing[27] 比较了四种替代合金的铸造性能，其中两种低金合金与Ⅲ型金合金并无差别。Nitkin 和 Asgar[28] 比较了不同金含量牙科合金的铸造性能，实验结果表明：含 50wt％Au 的合金的铸件适合性与边缘完整性可与Ⅳ型金合金相比。低金合金的铸造性能还与铸造机的选择有关，高频感应式铸造机由于可以精确控制熔化温度，不易过熔因而可产生适合性良好的修复体。精确铸造还应选择易操作、有足够膨胀系数的包埋材料。

（3）耐腐蚀性与抗晦暗性

低金合金的腐蚀和晦暗长期受到关注。晦暗指合金在口内环境中发生反应，产生不溶性物质沉积于冠桥表面使其变色，而腐蚀指合金在介质中的缓慢溶解。当合金中金含量下降，尤其是当合金中 Au＋PGM＜40％和具有非匀质结构时，抗晦暗性和抗腐蚀性亦随之下降，主要发生在富 Ag 区和富 Cu 区，而加入铂、钯可改善合金的抗蚀性与抗晦暗性，且钯的效应较铂更明显[29]。合金中 Ag/Cu 原子比例亦对抗晦暗性产生影响，当 Ag/Cu＝3：2～2：3 时，合金晦暗发生率明显降低。Gerlann[30]采用色度仪定量地描述了牙科合金的晦暗程度,实验表明,一系列贵金属合金的抗晦暗性不仅与贵金属含量有关,而且与合金的显微组织有关。Corso[31]发现合金存在的两相结构由于成分不同易于形成晶间电池,加快合金的晦暗腐蚀,当通过热处理后,抗晦暗性明显提高,原因在于热处理可以消除在冷却过程中共晶相和基质中不同成分的薄晶片形成的电偶电池,但热处理对耐腐蚀性提高作用不大。Herø对低金合金在不同结构状态的耐腐蚀性进行了研究:350℃时 Au-Cu-I 沉淀相加剧了富 Ag 相的腐蚀[32],700℃时 10min 退火可获得单相面心结构合金[33]。

（4）低金合金的结构与偏析

传统金合金在 700℃时 10min 或 800℃时 45min 的热处理下,由于内部原子的充分扩散,使合金中元素分布均匀,故可认为是单相合金,其耐腐蚀性和时效硬化后的机械强度大为提高。在低金合金中,贵金属含量越低,Cu 偏析倾向就越大[34]。在固化过程中,低金合金比传统金合金在晶界处偏析更严重,形成包晶相更多,继续冷却,低金合金的基质变得不稳定,最终分裂为两个面心晶格相。同时发现有序相颗粒沉淀,经证明为 Au-Cu-I 相。在某些情况下,还含有少量 Pd。在 700℃退火 10min,包晶相薄层与两分裂相很快融逝,而在晶粒边界处的偏析由于扩散距离长而需要更长的时间[35]。

中、低金合金降低了金和铂含量,代之以银、铜和钯等元素的增加。合金价格降低,合金性能或保持在原有水平,或在临床可接受范围内有所降低。金、铂含量降低后合金的主要问题是抗晦暗性会受到影响。ISO8891 对这类合金的分类、性能、实验方法做出了规范。从 20 世纪 70 年代起国外进行了大量研究工作,产生了很多这类合金。目前已形成若干牌号的系列商品,临床用量很大。国外对这类合金进行大量的研究工作,包括合金的显微组织结构、物理性能及腐蚀机理等基本冶金学研究和临床研究。由于没有能够准确预示合金临床行为的体外试验,研究人员对这类合金进行了许多临床研究。其中有代表性的是 Sturdvean 所做的工作,他们对 14 种中金合金和 1 种低金合金进行了 8 年临床随访研究,以评价中(低)金合金的临床性能。其中有 7 种商品合金、8 种实验合金。研究结果表明中低金合金作为传统高金合金的替代材料长期使用,其性能是令人满意的。这些合金完全可以适应普通技工实验室的工艺。其抗晦暗性和表面抛光光洁度在临床可接受的范围内是好的。经过 8 年多临床观察,任何一种中低金合金都未出现继发龋、表面孔隙和过敏性病例。几种中低金合金商品的性能列于表 4-2。

2. 铸造银合金

铸造银合金分为银-贵金属合金和银-非贵金属合金。商品化银-贵金属合金有银、钯、金、铜四元合金,一般称为银钯金合金和银钯二元合金。用于牙科的银基合金主要有 Ag-Pd-Cu 合金与 Ag-In 合金,其中 Ag-Pd 合金使用较多。钯能防止 Ag-Pd-Cu 合金中的银被硫化,加入铜使合金具有时效特性,少量金的加入提高了合金的耐蚀性和抗硫化性,随着金含量增加合金的铸造性能得到改善。银基合金的铸造性能变化范围很大,有的同Ⅲ型金合金相仿,有的在第一次铸造即表现很差。Koinsk用网状铸造实验研究了银基合金的铸造性能,发现 Ag-In 合金经多次铸造后铸造性能仍与Ⅲ型金合金相仿甚至更好,而 Ag-Pd 合金只有在第一次铸造才表现出良好的铸造性能,以后随铸造次数的增加而迅速下降[36]。钯是防止因硫化变黑最有效的贵金属,钯含量53％以上可完全防止银的硫化。银钯二元合金钯的最低含量是 25％,加金可改善铸造流动性和抗晦暗性;加铜可降低熔点,改善铸造性,带来时效硬化效果。Niemin 分析了商品合金 55Ag-25Pd-14Cu-5Au 的金相结构组成:Cu-Pd(α_1)、Ag-richphase(α_2)和一种 B_2 化合物 CuPd,其中 α_1 相腐蚀和晦暗率高于其他相,可能与微电偶腐蚀有关,在时效硬化时更明显。Ag-Pd 合金的时效硬化由于晶界微粒沉积而导致合金韧性下降,变脆。在较低温度下时效处理可提高韧性[37]。当 Ag-Pd-Au-Cu 合金的时效温度低于 400℃时,合金时效硬化过程中的体积变化较小,不会影响修复体的精确度。铸造银钯金合金曾是日本医疗保险承担费用的材料,含 12wt%金,40wt%~60wt%银,20wt%钯,10wt%~20wt%铜。熔化范围 850℃~1000℃,软态硬度 HV150 左右,硬态硬度 HV250 左右,主要用于冠和桥等。

银-非贵金属合金主要有银铟、银锡铟、银铜锌等合金。这类合金主要作为 II 型金合金的替代合金使用,欧美国家几乎不用,为日本所独用。在过去的大约 10 年中,日本曾大量生产并使用这种合金,估计最高年产量达到约 10t。这类合金晦暗性不佳,大部分合金不是时效硬化型,焊接性能也不理想。但价格比金合金低很多,熔点也低,属低熔合金,铸造性能好,操作方便,可用于嵌体、冠、桥等。在银中添加铟、锡、锌等有防银硫化变黑、降低合金熔点的作用。银铟作为共晶型合金,铟在银中的固熔度为 20%。浅色硫化银的形成可防止银硫化变黑。商品化银铟合金含 70wt%银、22wt%铟,熔点 680℃,硬度 HV135,延伸率 3%,抗拉强度 367MPa,抗晦暗性能良好。

3. 铸造钯基合金

在牙科材料中钯是几乎所有合金中常用的元素,在过去的 20 年中随着金价的上涨,应用不断增加。早在 20 世纪 40 年代,人们就发现金属钯在牙科合金中的许多作用,如它能减少银合金中金属离子的释放,增加银合金的耐腐蚀性;它可以降低合金的热膨胀系数,保证瓷与金属基底的收缩匹配。在以后的几十年中,含钯合金被相继开发,但钯是作为一种添加元素,含量较少。直到 80 年代初,才开发出以钯为主的牙科高钯合金,并成为传统金合金的替代材料之一应用于牙科临床。钯合金在物理、机械性能、化学性能等方面与金合金相似,有些性能甚至优于金合金,而价格比金便宜。故被 Asgar 誉为"未来的贵金属合金"[38]。

钯的硬度、强度较低,延伸率较高,钯的弹性模量和变形抗力值较低,抗蠕变性能也较低。钯可以与金和铜形成连续固溶体,牙科合金就是基于此性质而开发的。钯可以提高合金的熔化温度,增加合金的机械强度而不降低其贵金属性。当钯在合金中的含量达到 5wt%即可使合金变白。依据次含量元素的不同,现有的钯合金有[39]:钯金合金(Pd-Au),钯锡合金(Pd-Sn),钯铟合金(Pd-In),钯银合金(Pd-Ag),钯镓合金(Pd-Ga),钯铜合金(Pd-Cu),钯钴合金(Pd-Co),但商品化的钯基合金不多。钯可以减少合金中金属离子的析出,增强合金的抗腐蚀性能,保护口腔软硬组织的健康。钯可以增加合金与复合树脂和烤瓷材料的结合力,[40]等用 X 线衍射法(XDR)检测四种高钯合金的表面氧化层,发现氧化层对合金与瓷、复合树脂起到很大作用,而且可以阻止合金的继续腐蚀。钯在熔化和铸造中易吸气并与碳元素反应,而碳氧化中形成 CO 造成铸件微孔及碳杂质造成的合金变脆和金瓷结合力下降都直接影响到修复体的质量,所以一般推荐真空熔铸并使用无石墨包埋和陶瓷坩埚。

钯的生物学性能近年来受到较多关注[40]。钯的毒性最早报道于 20 世纪 30—40 年代,随后进行了一系列相关动物实验来探索。在离子态钯对机体组织有毒性和致敏效应。虽然有些证据表明钯可能是诱变剂,钯的致癌倾向尚不清楚。口腔的离子吸收影响微乎其微,因为大部分钯迅速通过大便排泄。对钯过敏主要发生在有镍致敏史的人群。尽管钯离子具有潜在的一定不良反应,但并不影响其在牙科合金中的使用,因为钯几乎不从合金中释出。无论体内还是体外试验都没有表明会由于合金的组成或多相结构而导致钯释放。

4.2.2 钛合金口腔材料

4.2.2.1 钛及钛合金口腔材料概述

能够不同程度地满足"医用级"标准,并在临床上得到应用的牙科材料主要有贵金属合金、Co-Cr 合金、Ni-Cr 合金、不锈钢和钛及其合金。在这些牙科材料中只有钛及其合金能更大限度地适应作为牙科材料的极苛刻的应用条件,如纯钛的硬度及变形更接近于人的自然牙齿,让人有良好的咀嚼感,钛及其合金的耐腐蚀性更高于钴基合金和不锈钢,这些都表明了作为牙科材料的钛及其合金比其他的牙科材料有着无可比拟的优越性[41]。

随着越来越多的试验研究和临床应用,钛及其合金在作为牙科材料方面越来越突出其优越性,被广泛应用于临床试验[42]。它的优点主要体现在:没有银合金存在的腐蚀、变色问题;不出现镍合金的变态反应;纯钛的密度小($4.50\,g/cm^3$),约为金合金($19.3\,g/cm^3$)的 1/4,接近于自然牙齿的比重,镶牙装着感好;纯钛的机械性能接近Ⅳ型金合金,纯钛是一种兼备贵金属和非贵金属性能的金属;纯钛的热传导率低,仅为金合金的 1/17,对牙髓无刺激性。由此可看出,钛及其合金对人体有很好的安全性,钛制牙床质量轻、临床应用效果最佳,尤其钛在酸性和碱性环境下溶化量少,与传统的牙床材料相比,具有咀嚼时不改变食物味道的特性[43]。因此,钛及其合金是迄今为止最适合的牙科材料。表 4-3 列出了钛及其合金在牙科中的用途。

表 4-3   钛及其合金在牙科中的用途[44]

合金种类	加工方法	制品及用途
纯钛	铸造件	牙冠、桥体、镶嵌物、假牙、假牙床、人工齿根、植入用埋片
纯钛	冷压件	假牙床
纯钛	粉末冶金件	人工齿根、植入用埋片
纯钛	丝	齿列矫正用丝
纯钛	异形体	手术工具
Ti-6Al-4V	铸造件	假牙、假牙床、人工齿根、植入用埋片
Ti-6Al-5V	超塑性加工件	假牙、假牙床
Ti-6Al-6V	粉末冶金件	人工齿根、植入用埋片
Ni-Ti、β 型钛合金	丝	齿列矫正用丝

4.2.2.2 钛合金中添加元素的种类

Ti 存在两种同素异形结构,分别是低温相密排六方晶格 α 晶状体和高温相体心晶格 β 晶状体,转变温度为 882.5℃。根据对 Ti 相变温度的影响,合金元素可以分为以下三种[45]:

1. α 稳定元素

此类元素能够提高 β 相转变温度,包括 O、C、N、Al 和 Ca。Al 是最常用的 α 稳定元素,在室温和高温都起到强化作用,并能减小合金的比重。随着材料科学的发展,已发现 Ti-Al 系金属间化合物的密度小、高温强度高,抗氧化性强及刚性好,这些优点对航空航天工业具有极大的吸引力。

2. 中性元素

此类元素对钛的 β 相转变温度影响不明显,包括 Zr、Sn、Hf、Ge、Ce、La 和 Mg。中性元素

加入后主要对 α 相起固溶强化作用。

3. β 稳定元素

此类元素降低 β 转变温度,根据相图特点,又可以分为 β 同晶元素及 β 共析元素。β 同晶元素包括 V、Mo、Nb 和 Ta,具有与 β 钛相同的晶格类型,能与 β 钛无限互溶,而在 α 钛中具有有限溶解度。这类元素能够以置换方式大量溶入 β 钛中,产生较小的晶格畸变,因此在强化合金的同时能够保持合金的塑性。

β 共析元素又分为慢共析元素和快共析元素。前者包括 Mn、Fe、Cr、Co 和 Pd,此类元素的加入使钛的 β 相具有很慢的共析反应,反应在一般冷却速度下来不及进行,因而可以对合金产生固溶强化作用。后者包括 Si、Cu、Ni、Ag、Au、Y、W 和 B,在 β 钛中形成的共析反应速度很快,在一般的冷却速度下就可以进行,β 相很难保留到室温。共析分解产物都比较脆,但在一定条件下,一些元素的共析反应可以强化钛合金,尤其是提高其热强性。因为 β 快共析元素的这种特性,所以不适合在新型钛合金中添加。钛合金中添加元素的种类见表 4-4。

表 4-4 钛及钛合金中常见化学元素的分类[46]

分类				元素名称
α 稳定元素	间隙元素			O、C、N
	置换元素			Al、Ca
中性元素	置换元素			Zr、Sn、Hf、Ge、Ce、La、Mg
β 稳定元素	置换元素	β 同晶元素		V、Mo、Nb、Ta
		β 共析元素	快共析元素	Si、Cu、Ni、Ag、Au、Y、W、B
			慢共析元素	Mn、Fe、Cr、Co、Pd
	间隙元素			H

为使新型生物医用材料具备优良的生物相容性,添加的合金元素必须对人体无害。从图 4-2、图 4-3 中可以看出,在所使用的材料及合金化元素中,V、Ni、Co 等有毒;Ti、Nb、Zr、Ta、Sn、Pd 等无毒,生物相容性好;Mo、Fe、Au 及 316L 不锈钢、Co-Cr 合金等具有某种程度的生物相容性。作为合金化元素,V、Co、Ni 等长期埋入人体内,有可能溶解成自由的单体进入体液,从而造成对生物体的毒害。所以,设计生物医用材料时最终选择的合金元素有 6 种,即 Ni、Nb、Ta、Mo、Zr 和 Sn。

4.2.2.3 钛及钛合金作为牙科材料的研究发现

享有"生物金属"美称的钛于 1791 年被英国牧师 Gregor[49] 首先发现,20 世纪中叶开始被引入医学及牙科种植领域。1952 年,Branemark[50] 开始了牙科种植体的研究,并于 1965 年应用于临床。在牙科铸钛方面,最早应用的是纯钛,80 年代初 Ida、Waterstrat[51] 用纯钛制作冠桥成功,纯钛虽然有良好的耐蚀性和生物相容性,但其强度和耐磨性较差,很难满足于承载较大部位的应用。Ti-6Al-4V 合金最初是作为结构材料的,由于其强度高、耐蚀性好,因而被用来替代纯钛作为牙科材料,但其含有有毒元素钒[52]。其后又开发了 Ti-6Al-7Nb 合金作为牙科材料,含有 β 稳定元素 Nb,其中还含有有毒元素 Al,这两种钛合金中析出的极微量的 V 和 Al 离子,会降低其细胞适应性且有可能对人体造成危害,这一问题早已引起医学界的广泛关注。因此,牙科材料应向不含毒性元素的方向发展。

美国早在 20 世纪 80 年代中期便开始研制无铝、无钒、具有生物相容性的钛合金,将其用

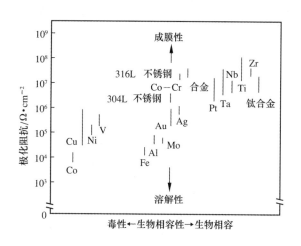

图 4-2　金属元素单体的生物相容性[47]

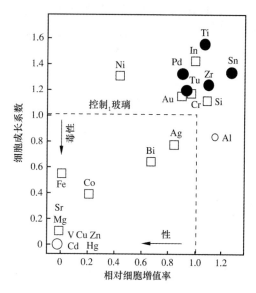

图 4-3　金属元素及合金的生物相容性[48]

于矫形术。日本、英国等也在此方面做了大量的研究工作,并取得一些新的进展。例如,日本已开发出一系列具有优良生物相容性的 α+β 型钛合金,包括 Ti-15Zr-4Nb-4Ta-0.2Pd、Ti-15Sn-4Nb-2Ta-0.2Pd、Ti-15Zr-4Nb-4Ta-0.2Pd(0.2~0.05)N 和 Ti-15Sn-4Nb-2Ta-0.2Pd-0.2O,这些合金的疲劳强度和抗腐蚀性能均优于 Ti-6Al-4V[53],日本学者对 Ti-Mo[54]、Ti-Cu[55]合金作为牙科材料进行了大量的试验研究。Jun Zhu[56]等对 β 元素对纯钛及 Ti-6Al-4V合金显微组织和性能的影响进行了研究,结果表明微量的 β 能改善合金的塑性和强度。β 型钛合金具有更高的强度水平、更好的韧性,而弹性模量却比 α+β 型钛合金低得多,非常适于作为植入物植入人体。因此新型钛合金以得到具有组织的合金为目标。美国和日本开发的新型β 型钛合金包括 Ti-13Nb-13Zr、Ti-12Mo-6Zr-2Fe、Ti-15Mo-3Nb-0.2Si、Ti-16Nb-9Hf 和 Ti-15Mo 合金和 Ti-15Mo-5Zr-3Al、Ti-5Al-3Mo-4Zr、Ti-29Nb-13Ta-4.6Zr、Ti-15Zr-4Nb-4Ta、Ti-15Sn-4Nb-2Ta 等。这些合金的腐蚀强度、疲劳强度和抗腐蚀性能均优于 Ti-6Al-4V。这些合金虽然比 Ti-6Al-4V 等常用钛合金有所改进,但与牙体硬组织相比硬度仍然不很匹配,从表4-5可见现有的钛合金比牙本质硬度小 1/3~1/2,导致在生物体内环境中的耐磨性不好,降低义齿的使用寿命。因此人们正在研究牙科用钛合金的表面离子氮化和氧扩渗处理等表面改性技术,提高合金表面的硬度,以提高钛合金的耐磨性[57]。

表 4-5　　　　　　　　牙体组织及集中常见牙科用合金的主要性能指标[58]

材料	密度/(g·cm^{-3})	抗拉强度/MPa	延伸率	弹性模量/GPa	硬度/HV
牙釉质	—	48~105.5	—	12~18.6	2490~4800
牙本质	—	10~40.3	—	46~130	570~600
Co-Cr 合金	8.7	675	6%	—	359
316 不锈钢	—	600~700	35%~65%	200	170~200
316L 不锈钢	—	540~620	50%~60%	200	170~200
Ti(TA2)	4.5	345	20%	102	224

材料	密度/(g·cm⁻³)	抗拉强度/MPa	延伸率	弹性模量/GPa	硬度/HV
Ti-6Al-4V	4.5	896	10%	113~121	320
Ti-29Nb-13Ta-4.6Zr	—	1100	—	80	—
Ti-16Nb-13Ta-4Mo	—	650	—	100	—
Ti-29Nb-13Ta-4Mo	—	1250	—	80	—
Ti-5Al-2.5Fe	—	942	10%	—	—
Ti-Zr	4.8	795	22%	100	249
Ti-75	4.53	730	13%~15%	115	300

国内外研究牙科合金的力学性能时主要用拉伸强度衡量牙科合金强度,这与口腔中牙齿受力情况是不吻合的。在口腔中牙齿主要受压力和剪切力,所以检测合金的压缩强度及抗弯强度更具针对性。

4.2.2.4　牙科用钛及钛合金耐磨性的研究现状

Jost 教授于 1966 年提出了摩擦学的定义,Dowson[59]和 Wright[60]教授于 1973 年提出了生物摩擦学的定义。摩擦学是研究做相对运动的接触表面及其有关理论与实践的一门学科。生物摩擦学研究的对象则是生物机体内部的器官或生物材料人工植入体或生物组织相接触的具有生物相容性或生物降解性材料,是一门新兴的边缘和交叉学科,它运用物理、化学、数学、材料科学和工程等方面的知识来分析研究和解决生物医学问题,其目的在于研究摩擦磨损机理和失效机制,以便采取相应对策和措施,延长其使用寿命。所有的口腔修复材料和牙釉质,都会导致摩擦磨损。要么修复材料磨损牙釉质,要么牙釉质磨损修复材料。Seghi[61]认为理想的修复材料应具有与釉质相近的磨损率,并不导致釉质的快速磨损。Lambrechts[62]报道,釉质对釉质的年磨损量是 20~40μm,单个牙、修复体、全口牙过高的磨损会造成牙创伤、颞下颌关节紊乱(TMJD)等。

A. Molinari[63]等研究了 Ti-6Al-4V 合金在干磨条件下的磨损机制,研究表明实验条件可以引起氧化和分层磨损,甚至表面的氧化占主要,亚表层发生了塑性剪切(塑性应变表面的氧化磨损)。因此,可以通过离子注入改善材料的表面特征以提高抗磨性。另外,在低的滑动速度时,应该改善表面的化学特性,以避免形成少量的保护性氧化物。M. A. Khan 等[64]曾研究过 Ti-6Al-4V,Ti-6Al-7Nb 和 Ti-13Nb-13Zr 合金在有无腐蚀条件下的耐磨性,研究结果表明,Ti-13Nb-13Zr 合金的耐磨性优于其他两种合金。C. Ohkubo[65]等研究了 Ti-Cu 合金的耐磨性,研究表明加入 Cu 元素后纯钛和 Ti-6Al-4V 合金的耐磨性得到改善,4%Cu+ Ti-6Al-4V 合金的耐磨性最好。Mitsuo Niinomi 等[66]用销-盘式摩擦磨损试验机对 Ti-29Nb-13Ta-4.6Zr 和 Ti-29Nb-13Ta-4.6Sn 合金在 Ringer's 溶液中的耐磨性进行了研究,研究结果表明用锆球做摩擦副时,这两种合金的耐磨性优于 Ti-6Al-4V ELI 和 Ti-6Al-7Nb,而用铝球做摩擦副时,情况相反。M. A. Khan[67]等对 Ti-6Al-4V 合金在生理环境中的耐磨性进行了研究。

早期主要采用销-盘摩擦磨损试验机考察牙科材料的耐磨性。近年来人们开始研制能够部分模仿口腔牙齿运动的试验机,但是由于其运动形式的局限,难以测量摩擦磨损过程中的动力变化。为了实现人工义齿摩擦副的合理匹配和保护人类自身器官的目的,有必要考察天然牙及牙科修复材料在模拟牙齿咀嚼工况下的摩擦磨损特性。D. Iijima 等[68]对 Ti 和 Ti-6Al-

7Nb 合金在模拟口腔咬合加载方式下的摩擦性能进行了研究。

黎红等[69]等在改进的微动摩擦磨损试验台上,模拟人体牙齿摩擦副,考察了天然牙及牙科用高分子、金属和陶瓷修复材料与 GCr15 钢球对摩的摩擦磨损性能。结果表明:天然牙的摩擦学性能优良,拜尔牙、热固塑料、铜基合金、钛及钛合金是较为理想的牙科修复材料,尤其是钛及钛合金,不但生物相容性优异,而且与天然牙摩擦学性能匹配,是最具有发展前景的牙科修复材料。在前期工作的基础上,黎红等在改进后的高精度自控微动实验台上,对牙用钛金属 TA2 与天然牙组成的摩擦副进行人工唾液润滑工况下的摩擦磨损实验[70]。实验结果表明天然牙摩擦学性能优良,与纯钛的耐磨性匹配;咀嚼过程中,应该避免较大的咬合力和口腔副功能。

郑靖等[71]等对天然牙釉质与 TA2 纯钛球组成的摩擦副进行了实验研究,结合显微分析,研究了牙釉质的摩擦磨损行为。结果表明牙冠外层釉质的摩擦学特性与釉质的基本结构釉柱的排列方向密切相关,釉质在牙合面上的耐磨性明显优于垂直方向。

钛合金的耐磨性较差,为了提高钛合金的耐磨损性能,可以利用表面处理工艺在钛合金表面形成一层耐磨涂层。目前研究较多的工艺方法有热喷涂、电镀与化学镀、气相沉积法、离子注入技术、微弧氧化法以及复合型表面处理技术等[72]。

4.2.2.5 牙科用钛及钛合金耐蚀性的研究现状

虽然钛是目前使用的种植材料中生物相容性和抗腐蚀性最好的金属,但另一方面的突出问题是,钛表面形成的氧化膜能被牙科中应用最为普遍的龋齿预防剂、预防性抛光和氟化物所破坏引起腐蚀[73]。如转动牙刷能磨损纯钛种植基桩,Ti2 型实验杆浸入到含氟牙膏或粉中,会出现点蚀坑,纯钛种植体保存在 3 ppm(1 ppm = 10^{-6})固体氟粉中,表面会变暗并失去光泽,原因是活性阴离子氟的作用[74]。钛种植体和汞合金柱电偶腐蚀模拟实验表明电化学腐蚀电流高达 $31 \mu A/cm$、银汞周围的 pH 值较低为 2,钛周围 pH 值为 10,两者之间腐蚀电流可引起味觉反应[75]。

钛及钛合金在口腔环境中表现的局部腐蚀主要有以下类型:

1. 小孔腐蚀(Pitting Corrosion)

这种破坏主要集中在某些活性点上,并向金属内部深处发展。通常其腐蚀深度大于其孔径,具有自钝化特性的钛及钛合金等在含氯离子的介质中,由于钝化膜的溶解和修复(再钝化)处于动平衡状态,氯离子能优先地选择吸附在钝化膜上,把氧原子排挤掉,然后和钝化膜中的阳离子结合成可溶性氯化物,平衡便受到破坏,溶解占优势,结果在新露出的基底金属的特定点上生成小蚀坑,即发生小孔腐蚀。金属或合金的性质、表面状态、介质的性质、pH 值、温度等都是影响小孔腐蚀的主要因素[76]。

彭式韫等[77]电镜观察到了 Ti-6Al-4V 合金植入骨内后钛、钒贫化现象,出现小孔腐蚀迹象。宋应亮等用电镜观察到了种植义齿固定螺丝在口腔中的腐蚀现象。Nakagawa M 等[78]发现即使在 F-离子含量很低的情况下 Ti-6Al-4V、Ti-6Al-7Nb、纯 Ti 也会发生小孔腐蚀的现象,但加入 Pd 后能够提高其腐蚀性能。Oda Y 等发现铝含量的提高有利于钛的耐腐蚀性能,但 Al 含量高于 10% 时 Ti-Al 合金将发生小孔腐蚀。Aziz-Kerrzo M 等[79]研究了纯钛、Ti-6Al-4V 和 Ti-45Ni 合金 BS(Buffered Saline Solution)液中腐蚀情况,发现在扫描电压为 ~150 mV 时 Ti-45Ni 合金会发生小孔腐蚀,经过表面处理能够提高 Ti-45Ni 合金小孔腐蚀电位。

2. 电偶腐蚀(Galvanic Corrosion)

异种金属在同一介质中接触,由于腐蚀电位不相等有电偶电流流动,使电位较低的金属溶解速度增加,而电位较高的金属,溶解速度反而减小,造成接触处的局部腐蚀,即电偶腐蚀。Berit B I[80]研究发现在含氟情况下 Hg 高铜合金与钛接触,会引起钛的腐蚀。Kedici S P 等[81]研究了 29 种牙科合金在不同介质中的电偶腐蚀情况,有利于建立牙科合金的电偶序。Reclaru L 等[82]等研究了 Ti-Au、Ti-Pd 和 Ti-非贵元素等 15 种牙科合金在唾液中的电偶腐蚀,表明选用材料的腐蚀电位相近时才能降低电偶腐蚀的发生。Venugopalan R 等研究了在人体体液中的电偶腐蚀情况,发现 Au、Ag 基、Pd 基合金与 Ti 中的电偶腐蚀敏感性很低,而 Ni-Cr-Be 合金与 Ti 的电偶腐蚀敏感性最强。Brigittc Grosgogeat 等[83]研究了 Au 基、Ag 基、Pd 基合金、Co-Cr 合金、Ti 和 Ti-6Al-4V 等 9 种牙科用金属材料在人工唾液中的配对电偶腐蚀情况,也发现和 Venugopalan R 等研究相同的结果。

这些实验现象均表明在应用钛制材料时,应充分对患者牙齿进行检查,并在牙膏应用时注意选择。对于牙科中多种修复材料的相互匹配、接触、能否在同一牙科中应用等,虽然有的学者已经研究了牙科修复材料的电偶序以指导合理选择应用金属材料进行修复体制作,但还不像研究金属材料在海水中电偶序那么完整,特别是为了制备性能更优良的牙科用钛合金,需要加入相应的合金元素,而合金元素对钛在体液中电势电位必然产生影响,这方面的研究工作虽然已经开展,但还不系统,需要进一步开展研究。

3. 细菌腐蚀(Bacterium Corrosion)

微生物对金属的直接破坏是很少见的,但它能为电化学腐蚀创造必要的条件,促进金属的腐蚀。修复材料在牙科中的细菌腐蚀问题,已引起国际和国内学者的重视,Vaidyarathan TK 等[84]研究了牙科微生物对多种修复合金(Au、Ag、Pd、Ni、Cr、Cu、Al、Fe、Cu、Zn)的影响,发现口腔环境中修复合金对牙科微生物很敏感,Ni、Cr、Cu、Al、Fe、Cu、Zn 均发生了失泽变化,且牙周袋中放线共生放线杆菌对金属失泽起重要作用。Screenivas 等[85]研究了牙种植体与微生物菌群有关,主要是革兰阴性杆菌引起的感染,种植体周围炎的生态环境与牙周病相似。种植体表面是否发生了失泽腐蚀、引起周围炎是否由于腐蚀产物的作用,这些与临床密切相关的问题有必要进行研究。Willershausen 等[86]用扫描电镜观察发现材料变化与本身化学结构和细菌有关,细菌影响材料表面,牙科细菌对材料影响起重要作用。宋应亮等[87]人用色度计对共生放线杆菌血清 b 型(Aay4)、牙龈卟啉菌 381、白色念珠菌对纯钛和 Ti75 合金腐蚀进行了研究,结果表明这些细菌能使纯钛和 Ti75 发生失泽现象。

近年来,国内外学者对牙科用钛合金的耐蚀性进行了大量的研究。I. Gurappa[88]研究了纯钛、Ti-6Al-4V、316L 不锈钢、Co-Cr 合金在 37℃ 人工体液中的耐蚀性,研究表明纯钛、Ti-6Al-4V 的耐蚀性优于 316L 不锈钢、Co-Cr 合金,没有发生小孔腐蚀。Ismaee l N 等[89]研究了纯钛在 50℃硫酸中的耐蚀性,研究结果表明纯钛的腐蚀速率非常低,没有发生吸氢行为。Conrado Aparicio 等[90]对牙科用纯钛经过不同表面处理的耐蚀性进行了研究,研究表明纯钛表面喷丸表面韧性的增加引起表面的增加从而造成电化学行为和耐蚀性的不同,这是由于喷丸造成的压缩残余表面应力造成的。C. S. Brossia 等[91]等研究了 Pt 对钛合金耐蚀性的影响,研究表明 Pt 的添加明显地影响 Ti 的局部腐蚀,但对钝化速率的影响并不明显,也没有减轻 F-离子的不利影响。Her-Hsiung Huang[92]研究了 NaF 和血蛋白浓度对 Ti-6Al-4V 合金耐蚀性的研究,研究结果表明,血蛋白的存在可以提高 Ti-6Al-4V 合金的耐蚀性。M. F. López 等[93]对表面经过氧化处理后的 Ti-6Al-7Nb、Ti-13Nb-13Zr 和 Ti-15Zr-4Nb 的耐蚀性进行了研究,结果表明 Ti-6Al-7Nb 合金的耐蚀性最好,并对这几种合金在 Hank's 溶液中的耐蚀性进行了研究。Zhuo Cai 等[94]等对熔模铸造的纯钛、Ti-6Al-4V、Ti-6Al-7Nb 和 Ti-13Nb-13Zr 的耐蚀性进行了研究,发现表面处理对合金的耐蚀性有很大影响。

4.2.2.6 牙科用钛合金的生物安全性评价

生物材料对于宿主是异物,在体内必定会产生某种反应或出现排异现象。生物材料如果要应用成功,至少要使发生的反应被宿主接受,不产生有害作用。因此要对生物材料进行生物安全性评价或生物学评价。从 20 世纪 70 年代后期开展生物材料生物学评价标准化研究以来,经过 10 多年国际间协同研究,目前形成了从细胞水平到整体动物的较完整的评价框架,国际标准化组织(ISO)以 10993 编号发布了 17 个相关标准[95]。

作为用于人体的生物材料,牙科材料必须具备良好的生物性能。迫于现代社会动物保护和减少动物试验的压力,国际上各国专家对体外评价方法进行了大量研究,同时利用现代分子生物学手段来评价生物材料的安全性,使评价方法从整体动物和细胞水平深入到分子水平。目前牙科材料常用的生物学评价方法有以下两种:

1. 体外细胞毒性试验

在 10993—5 标准中对试验的主要步骤、细胞株和细胞培养基、阴性和阳性对照都做了原则要求,并推荐了琼脂覆盖法和分子扩散法(即滤过法)。近年来科研人员从形态学方法检测细胞损伤、细胞损伤测定、细胞生长测定和细胞代谢特性测定等角度提出了不少试验方法,并逐渐向定量测定发展。常见的方法包括:

(1) MTT 法(四甲基偶氮唑盐微量酶反应比色法)。此法是由 Mosroamzai[96] 于 1983 年提出,该法简便、敏感性高,可作定量评价。但是 Clifford 和 Dowwes[97]发现,在检测矫形外科材料时,用 MTT 法检测的重视率较差,而且人的骨肿瘤细胞株对 MTT 法有很高的敏感性。目前,MTT 法在细胞毒性试验中已得到广泛验证,但还需要继续对存在的问题进行研究。

(2) DNA 合成检测方法。

(3) 细胞膜完整性测定。

2. 遗传毒性和致癌试验

这是生物材料中最复杂和最麻烦的问题。分子生物学和分子基因学将在遗传毒性和致癌试验的评价中有很大的发展潜力,可以取代某些啮齿类动物试验。这些方法包括特殊的检测核酸(DNA、RNA)技术,这样就可以在基因转录水平和翻译水平研究细胞的调节机制。转录水平主要是将 DNA 序列解释为特定的 m RNA 基因,活性测定主要使用 Northern Blotting (NB)、In-stitu Hybridization(ISH)、PCR 等技术。基因转译水平包括基因产物的测定,通常是蛋白质,可以是结构蛋白,比如与细胞功能相关的受体或酶。

生物材料安全性体外试验中还包括原癌基因和抑癌基因失活的研究,尤其是 P53 基因,在人类大多数肿瘤中都发现其功能障碍,这为研究生物材料可能存在的破坏性作用提供了依据。

有些学者指出:在没有考虑到微循环的中介过程时,不能将材料的细胞毒性试验结论推理到体内的相容性。因此在评价材料的生物相容性时作进一步的动物体内试验是必需的。动物体内试验包括材料的皮下埋植、骨内埋植和肌内埋植试验等。试验中要观察是否发生系统毒性反应、溶血反应和过敏,积极观察局部伤口的愈合情况、植入体是否被排出等。组织病理学方面,观察不同时期的植入体周围组织的反应程度,如炎细胞数量和分类,包括植入物周围的纤维包膜厚度等。这些参数常用来评价材料生物相容性。

Kovacs Paul[98]定量分析了不含 V 的钛合金的生物安全性。Villarraga M L、Matsuno H 等[99]分别采用犬和鼠进行了钛合金生物安全性的试验,结果表明钛合金具有良好的生物安全性。Kazuhiro Yamaguchi 等[100]等对 Ti-6Al-4V 合金制备的植入物进行了生物安全性的评价。

Denise Bogdanski 等[101]对 Ni-Ti 合金及 Ni-Ni Ti-Ti 功能梯度材料在细胞培养液中的生物相容性进行了评价。

另外,研究者还采用表面处理的方式提高钛及其合金的生物相容性,如 Kim Byung I I 等[102]研究了碱处理和热处理前后的纯钛和 Ti-6Al-4V 及 SUS 316L 不锈钢种植在鼠腹部 3 个月后的细胞毒性,结果表明这两种处理方法有利于提高生物相容性。Ortiz Celina R 等[103]和 Czarnowska E 等的研究结果也表明采用表面处理有利于提高钛合金的生物安全性。有关学者还采用离子注入改善表面来提高钛合金的生物相容性。

4.2.2.7　牙科铸钛技术的研究现状

由于钛及其合金在高温下具有很高的化学活性,铸造时需要采用特殊的熔炼方法、造型工艺及防止污染的设备,所以一度使钛及其合金的使用受到限制。牙科铸钛,无论从理论上还是从实际中,都有别于现有牙科合金的铸造。钛的熔点为 1668℃,并且熔融状态下化学性能活泼,极易与氧、氢、氮等气体反应,与牙科学用包埋料也易产生反应,因此需要特殊的铸造设备及包埋材料。铸钛缺陷产生原因也不能用现有牙科铸造理论完全解释。所以,与常规牙科铸造相比,牙科铸钛必须形成一套新的铸造理论,其材料与设备则被称为铸钛系统,其中包括钛材(纯钛及钛合金)、铸钛机和铸钛专用包埋料。前面已经介绍了牙科用钛合金,下面将介绍其余两个方面,并对钛合金的精密铸造技术给予概述。

1. 牙科专用铸钛机

由于钛在高温下具有很高的化学活性,通常工业用的铸钛机并不适合其生产,必须研究牙科专用铸钛机。早在 1978 年日本岩谷产业公司就已经开始研制牙科专用铸钛机,并于 1981 年率先推出型号为 Cast-matic-SS 的 CM-330 牙科专用铸钛机,在以后的试用中不断改进,陆续推出了改进的 S 型 CM-2230 号,CM-2130 号和 T 型铸钛机应用于牙科[104-105]。而后,日本的大原、森田、松风、而至、朝日,美国的 Jenric/Petron,德国的 COWA、LINN 等公司在 80 年代中后期和 90 年代初期也相继研制成牙科专用铸钛机[106]。目前,韩国、意大利、瑞典等国的钛铸造业都在与牙科医学界合作研制牙科铸钛机。

目前用于牙科的铸造机主要有 4 种类型,即压力铸造机、离心铸造机、全方位压力铸造机和离心-加压-吸引铸造机。铸钛机通常采用氩弧(Argon Arc)或高频感应方式熔化钛材。由于钛在高温下的化学性能非常活泼,易与空气中的氧、氢、氮、碳等发生反应,从而使性能变坏。因此,钛及钛合金的铸造必须在真空中和氩气保护的环境中进行。牙科铸钛机在熔化和浇注钛材的过程中必须能形成和维持高真空度(小于 1.33322×10^{-2} Pa),并且能充入氩气于机器的熔化室和浇注室中、保持高纯氩(纯度高于 99.99%)直至浇注完毕。浇注方式通常采用离心浇注法和差压铸入法。离心浇注时,一般认为离心速率达 3000 r/min、离心力产生的压强达到 80 MPa 时能够确保牙科钛铸件的完整。采用差压方式铸造时,铸型上方加压,在铸模下方安装吸注装置。熔化采用水冷铜坩埚或炭化硼坩埚以防止钛液与坩埚反应。通常采用集成电路控制,操作可达到自动化或半自动化水平。

目前,世界上投放市场的铸钛机已有 20 多种。日本大原公司生产的 Titaniumer 系列铸钛机到 1992 年为止销售量已超过 400 台。日本不仅是最早研制牙科铸钛机的国家,而且其产品种类齐全、性能先进,在牙科钛精铸设备、辅助器材和技术方面,日本居世界领先地位。我国也于1995年研制出第一台离心-真空-压力牙科铸钛机(第四军医大学口腔医学院与涧西轻工通用机械厂联合制造),郭天文等采用0.68mm厚的铸造蜡网测试其铸造成功率为100%,片状钛铸件表面光滑,氧化着色少,钛铸件内部气孔在0～1级之间,能满足口腔科铸造修复体的需要[107]。

2. 铸钛专用包埋料

牙科铸造中为得到尺寸精度良好的铸造义齿,以包埋料的硬化膨胀及热膨胀补偿金属的铸造收缩,是最基本的方法。纯钛的铸造收缩率为1.8%～2.0%,因而要求纯钛铸造时包埋料的总膨胀率必须能补偿这一范围的金属收缩,并且原则上不同铸钛系统的包埋料不能混用。因此,选择铸钛用包埋料的条件:①很少与钛发生反应;②可得到良好的表面性状;③铸件不被污染;④有补偿铸钛收缩的适度膨胀。

铸钛用包埋料被称作超高温包埋料,主要由耐火材料和结合剂两大部分构成。耐火材料主要有石英、方石英、氧化铝、氧化镁、氧化锆、氧化钙等,按照其对钛液的化学稳定的大小,可做如下排列:$SiO_2 < Al_2O_3 < MgO < CaO < ZrO_2 < Y_2O_3 < ThO_2$,其中因为CaO极易吸潮,$Y_2O_3$的价格昂贵,$ThO_2$的价格较昂贵,$ThO_2$有放射性,有害健康,所以这几种材料使用很少。包埋料中使用的粘结剂主要有磷酸盐、磷酸二氢铵、正硅酸乙酯等,烧结后可形成较高的高温强度。根据包埋料常用的耐火材料,铸钛用包埋料分为以下几个系列:石英系包埋料、氧化镁系包埋料、氧化铝系包埋料、氧化锆基包埋料和氧化钙系包埋料。

3. 义齿成形方法

由于人牙形状极其复杂,个体之间差异较大,要求修复体必须体现这些差异,否则就会影响修复效果。放电加工、机床仿形加工、CAD/CAM等机械加工方法,虽然也能用于制作义齿钛部件,但由于这些方法的设备昂贵、工序烦琐、不能精细地体现个体差异、不能加工形状复杂的义齿部件,使它们的应用和推广受到很大的限制。牙科精密铸钛技术由于能为每个患者的患牙分别制作蜡模,包埋后进行失蜡铸造,铸成的修复体能充分体现个体差异,最大限度地恢复患牙的形态和功能,因此具有其加工方法无可比拟的优点,成为制作义齿钛部件的主要方法[108]。

义齿部件不但形状复杂,个体差异大,而且体积非常小。例如:牙冠直径为6～11mm、高7～11mm,假牙冠壁厚度一般为0.15～0.18mm,最薄处仅为0.13～0.15mm。如此薄、小而复杂的铸件不宜用普通工业铸造设备来铸造,必须采用专用的牙科铸钛设备、坩埚、包埋材料、磨光和焊接器材来研究熔铸工艺对钛材性能和组织的影响,以确保钛铸件的临床应用的安全性。

4.2.3 钴铬合金

钴铬合金强度高、硬度大,抛光后具有良好的光泽,由于其表面能形成氧化铬钝化膜,因而具有良好的耐腐蚀性。钴铬合金主要用于制作铸造冠、桥和活动义齿的金属支架、卡环、连接杆等[109]。

钴铬合金最早应用于移植医学,作为制作人工髋关节的材料,其生物相容性良好。由于黄金价格的日益上涨,作为贵金属合金替代品的钴铬合金于1929年开始应用于口腔领域,价格仅为前者的二分之一。近些年来由于镍、铍、铝、钒的毒性逐渐为人们所重视,而不含镍、铝等元素的钴铬合金以其良好的生物相容性、金瓷结合性及耐腐蚀性成为了目前临床应用最广泛的非贵金属烤瓷合金。

目前临床应用最广泛的钴铬合金加工方法为熔模精密铸造技术,即在石膏工作模型上用蜡制作所需修复体的蜡熔模,对熔模进行包埋、烘烤、焙烧,形成型壳,最后进行铸造。这种技术制作工艺烦琐,制作速度慢。此外,钴铬合金作为一种高熔合金,熔化时黏性大,流动性差,易出现铸造不全、铸件变形、粘砂等问题。

目前钴铬合金中应用较为广泛的为钴铬钼合金。Co-Cr-Mo 合金最初是由美国铸造研究所研制的,由于其拥有良好的耐磨、耐腐蚀和耐高温等众多优良性能,起初主要应用于航天、深海潜水装置等严苛的环境下工作的机器零件。自 1938 年开始钴铬钼合金就已经作为植入物初步运用于临床,80 年代末就已经正式广泛开始作为骨替代材料应用于临床,80 年代中期积水潭医院和北京钢铁研究院共同设计制造了我国第一代钴铬钼合金人造股骨头并取得了良好的社会和经济效益,时至今日合金制备的人造股骨头仍然占据了我国很大一部分市场。对比现在较为热门的纯钛和镜钛合金植入材料,钴铬钼合金因其成本低廉且制造流程工艺要求相对简单,并且安全性和机械性能经受了多年临床研究的考验,因此于纯钛和镜钛相比起仍然拥有很大的竞争力。

钴铬钼医用合金的制作流程总体来讲可以分为铸造法和锻造法两种方法。而在医学个体化定制应用方面,由于所要求的最终成品形状的特殊性和不规则性,精密锻造模具成本过高,因而主要采用铸造法进行制备。钴铬钼合金铸造方法虽然已经十分成熟,但这些年仍然在不断地进行改进。黄永玲等通过对钴铬钼熔铸的后期热处理比较研究发现,钴铬钼合金的碳含量最佳范围 $0.25\% \sim 0.35\%$,$1100℃$ 的固溶+$600℃$ 时效处理 2 h 或 $1240℃$ 高真空退火 1 h 合金的材料力学性能最好。张勇等运用上压渗流铸造工艺制备了多孔钴铬钼-合金并进行了相关的材料学性能研究,材料学性能较好,但其制备的多孔材料空度与细胞生长所需的孔径仍有一定差距。陈孟诗等发现采用深冷处理对于提高钴铬银合金的拉伸性能提高有显著作用。乔镇等通过对比不同热处理对钴铬钼合金表面珠粒的显微组织影响,发现运用铸造后迅速通入氩气冷却至室温的方法来获得人工关节的方法,产品质量合格且成本大幅降低。由此可见,铸造法制备合金人工关节的工艺日趋成熟,是较为可靠的人工关节选材。

4.2.4　镍铬合金

镍铬合金是我国牙科最常用的合金之一。与钴铬合金相比,镍铬合金硬度、强度较低,用作铸造冠、桥时对颌牙磨损较少,但不宜用作义齿卡环、连接杆等,否则易于变形。与金合金比较,镍铬合金弹性模量大,在相同应力情况下,变形可能性小,金属内冠簿,可减少牙体制备量;其硬度大、相对密度小、抗压强度大,即使在高温下反复烧烤也很少发生挠曲变形,更适合于跨度大的长桥体修复,并且镍铬合金在价格方面占有明显优势。

镍铬合金在口腔修复领域广泛应用于义齿修复和畸正治疗。与钴铬合金相比,镍铬合金的强度、硬度较低,可用作牙冠、桥,减少对颌牙的磨损,但是不能用作支撑件。

有少数的人会对镍过敏,并出现以下状况:

(1) 牙龈退缩,烤瓷牙与牙龈会出现 $1 \sim 1.5$ mm 的缝隙,轻则影响美观(前牙),重则会有食物嵌塞、牙龈红肿牙齿龋坏。

(2) 牙龈发青。

由于上述现象的发生,目前发达国家已经禁用镍铬合金烤瓷牙。

4.2.5 不锈钢

不锈钢合金(Stainless Steel)是一种含铬质量分数超过 10.5% 的合金钢。和普通钢相比，不锈钢不易腐蚀、生锈，也不易被溶液染色。由于含铬量的不同，不锈钢的性质和普通碳素钢有所差异，缺少保护层的碳钢容易在空气或湿润的环境下被腐蚀，活性的氧化铁层会促进腐蚀，达到一定体积后剥落。含铬量较高的不锈钢可以形成铬氧化膜作为保护层，阻挡表面氧的侵入和合金内部的晶间腐蚀，虽然该氧化膜很薄，肉眼下不可见，但其与合金表面结合能力非常强，不易剥落，合金表面仍有光泽。在某些恶劣的腐蚀应用环境下可以通过增加铬的含量来使不锈钢达到较高的抗腐蚀能力。不锈钢的保护层在水中和空气中都有较强的抗腐蚀能力，可以保护其下的金属，当表面氧化膜有少许缺损时保护层还能够重新形成，这种现象称为钝化。除了铬以外，不锈钢合金中还含有镍、钛、铌等金属。镍对不锈钢腐蚀的影响，只有与铬配合时才能充分显示，要使钢在某些介质中的耐腐蚀性能显著改变，含镍量需在 27% 以上。此外，镍还可以提高不锈钢对非氧化性介质的抗腐蚀性能，并能改善不锈钢的焊接和冷弯等的加工工艺性能。钛和铌的加入用于进一步提高不锈钢合金的抗晶间腐蚀能力。

不锈钢具有抗腐蚀能力和抗染色性能，它是许多领域理想的应用材料，该合金被加工成圈、片、板、棒和丝，成为家电、汽车、航空航天、手术器械和建筑的施工材料。在商业厨房、食品加工及医疗领域中，不锈钢由于其优良的表面光洁度和可蒸汽清洗消毒而被广泛应用，其中 316L 不锈钢还用于珠宝和首饰的加工。在医疗领域中，不锈钢由于其优良的机械性能和抗腐蚀能力，常作为整形外科的骨种植体、假体和血管支架的材料。但是未经表面处理和改性的原始不锈钢材料其生物相容性比较差，需要经过一系列的表面加工才能达到良好的生物相容性，并应用于临床。

由不锈钢合金制作成的不锈钢矫正弓丝是至今仍然在正畸临床中普遍应用的弓丝材料。不锈钢弓丝主要含 $17\%\sim25\%$ 的铬和 $8\%\sim25\%$ 的镍。当合金中含 8% 以上的镍时，可形成单一的奥氏体结构并增强合金抗腐蚀能力。不锈钢弓丝强度高，刚度是普通碳钢 $93\%\sim100\%$，其摩擦系数在所有弓丝中最低。1929 年出现的奥氏体不锈钢弓丝由于较高的硬度和弹性模量取代了价格昂贵的黄金弓丝。在 20 世纪 40 年代，出现了新一代力学性能更好的不锈钢弓丝，这种弓丝成形性好，不容易变形，又可以焊接，Tweed 医师在这种生物相容性更好的不锈钢弓丝上弯制各种曲以满足临床上的需要，成为方丝弓矫治技术的主要弓丝材料。

4.3 金属口腔材料的制备工艺

口腔修复用金属材料根据其加工成形方式不同，主要分为锻制用合金和铸造用合金。而随着现代加工技术的不断进步发展，新的加工方法也不断涌现，如粉末冶金、电解沉积、数控切削加工、激光快速型形等也逐渐应用于口腔临床。

4.3.1 传统加工方式

4.3.1.1 锻造加工

锻造合金是指在合金的再结晶温度以下，通过锻压、轧制、冲压、拉伸等机械加工方法制作成型或被改变外形的合金制品。含铬和镍的奥氏体不锈钢曾经是口腔临床常用的合金材料之一,主要用于制作活动义齿支架、无缝冠等,但随着金属加工技术的不断进步,性能更佳的合金不断涌现,不锈钢已逐渐被口腔医生弃用。现主要用于临床的锻造合金是具有特殊形状记忆效应和超弹性特性的镍钛合金,主要用于正畸丝和根管挫等[110]。

4.3.1.2 铸造加工

铸造是将液体金属注入铸型,冷却凝固后获得形成具有型腔形状的金属制品的一种工艺方法。1907 年 W. H. Taggart 将该技术和铸造机引入到口腔医学领域后,工业铸造技术开始逐渐用于铸造金合金、镍铬合金、钴铬合金、纯钛及钛合金等。口腔修复体制作过程中,主要采用的是熔模失蜡精密铸造技术,其与传统的锻造形式相比具有以下优点:①可以根据人体特殊各异的组织结构进行个别加工,铸造出形状复杂的铸件;②具有较高的精度,可达到少余量和无余量铸造;③可以满足高硬度、高熔点及高黏滞性金属的加工[111]。随着各种新技术、新工艺的应用,该技术时至今日已经成为现代口腔金属修复体制作的主要工艺。

铸造技术仍然有其固有的缺点,主要表现为:①铸造金属件容易变形;②失蜡法的操作步骤复杂,涉及材料和设备较多;③较为复杂,铸造件容易失败;④改变原有金属的结构,影响金属的相关性能。

4.3.2 先进金属加工工艺

4.3.2.1 电解沉积

电解沉积技术是指利用阳极氧化反应将电子输送到阴极表面,在阴极的金属离子得到电子后还原为金属,并沉积在阴极表面形成金属零件。Rogers 于 1961 年用电解沉积技术制造出了高嵌体和嵌体,Rogers 于 1979 年又利用该技术制作了金属烤瓷基底冠。电解沉积技术相较于铸造技术具有以下优点:①沉积精确度高,金属冠可以获得更好的边缘密合性;②沉积件厚度小,质量轻,牙体预备量少。这种技术存在的问题主要有:①所使用的某些电解液有毒性,如氰化金钾;②所需设备费用昂贵,限制了临床的应用,目前口腔临床主要应用于金沉积[112]。

4.3.2.2 粉末冶金

粉末冶金是将金属粉末(或金属与非金属粉末的混合物)经过混合、压制成型和烧结来制造金属材料的工艺技术。Oda Y 等[113]利用粉末冶金技术制作出了烤瓷修复体的基底冠及全口义齿金属基板等。采用粉末冶金的方法制作金属修复体的优点是:①成本低,节约材料;②可以制作复杂形状的修复体;③精度高,组织内元素偏析少,不会铸造失败。但其成形的金属零件内部含有较多的孔隙,强度较低,成型后仍须进行复杂的后期处理,有待于提高和改进。

4.3.2.3 数控切削加工

随着技术的发展,20 世纪 90 年代数控切削技术开始应用到口腔修复体的制作。数控切削技术是通过逆向测量及重构技术获得口腔组织的数字模型,并在此基础上以计算机辅助设计修复体的数字模型,最后通过计算机控制切削刀具从工件上切下多余的量,从而形成修复体技术。

切削系统与传统铸造方法相比有以下优点:①避免了蜡型制作和包埋过程中可能产生的变形、边缘适合性更好;②缩短了修复体的制作时间,简化了操作步骤,提高了金属的加工自动化程度。数控切削技术存在的主要问题是:①切削过程中必然导致材料的大量浪费;②由于切削刀具自身的限制,无法制作复杂结构的口腔修复体。

4.3.2.4 3D打印技术

3D打印技术是利用逐层添加物质的方法来制造材料的。利用 CAD/CAM 可以实现精确制备所需的形状,材料利用率高,虽然生产速度并不快,但由于贵金属合金、钛合金、钴铬合金、镍铬合金这些金属口腔材料原材料成本均较高,因此非常适用于金属口腔材料的成型。目前医应用较广的主要有立体印刷法(Laser Stereo Lithography,SL),选择性激光烧结(Selective Laser Sintering,SLS),熔融沉积法(Fused Deposition Method,FDM)和叠层实体制造(Laminated Object Manufacturing,LOM)。

1. 立体印刷法

立体印刷法又称为立体光刻法(Stereo Lithography,SL),这种技术是由 Charles Hull 于1986 年研发,是应用最早的医学用 RP 技术。利用低功率激光将一定波长和强度的紫外波激光束在液态的光敏树脂上进行扫描,引起脂树迅速地聚合固化,逐层进行扫描固化后形成三维实体零件,该方法的加工精度可达 0.1mm。在口腔医学领域内多用于复制人体硬组织模型,用以诊断、模拟手术等。各国学者们已成功应用技术复制出了人体上、下颌骨、颅骨、颧骨及眶骨等[114-116]。此外在口腔修复领域 Maeda Y 等[117]利用法制作了全口义齿的外壳,并充以红色及白色塑料,制作全口义齿。Witkowski S 等[118]将 SL 技术与传统的失蜡法结合起来制作可摘义齿,可以大大缩短制作时间。但到目前为止 SL 技术在口腔修复领域的应用还存在着个主要的问题:①活动义齿尤其是全口义齿牙齿的排列影响因素较多,每颗牙的定位都需要大量的数学描述,目前缺乏一种有效算的法和软件来进行牙齿的定位排列,构建义齿的三维模型;②传统的 SL 成型材料无法满足局部可摘义齿及全口义齿的需要,新的强度更高的成材形料有待于进一步的开发。

2. 选择性激光烧结

选择性激光烧结(Selective Laser Sintering,SLS)是将材料粉末(尼龙、陶瓷或金属粉末等)预先铺置于工作台上,由激光束选择性地对粉末进行烧结,然后工作台下降一层,再次铺粉,烧结,最终成型实体零件。目前,口腔医学领域内 SLS 技术主要集中应用于颅颌面骨的复制和组织工程支架的制作。Nadine Coulon 等[119]利用 SLS 成功地制作了钴铬合金的基底冠,外形及精密度良好。SLS 技术的主要特点是:①预置铺粉的方法降低了原材料的利用率,提高了生产成分,且存在有材料表面粘粉影响表面性状的问题;② SLS 技术对于成形金属零件而言,激光功率仍然偏低,成形试件的组织致密性较差,影响其机械性能,需要进行后期处理。

3. 熔融沉积法

熔融沉积法(Fused Deposition Method,FDM)是将热塑性材料熔融后挤出喷头,逐层堆积,凝固成形的一种技术,特点是:不需要激光,可直接成形树脂塑料零件。医学领域有学者利用这一技术成形丙烯酸树脂模型,用以治疗修复复杂颅骨缺损的病例,取得了良好的效果。

4. 叠层实体制造

叠层实体制造(Laminated Object Manufacturing,LOM)是对薄层材料采用热压粘结和激光切割相结合的方式,逐层粘结切割最终堆积成形三维实体零件的技术。该技术的特点是零件成形过程中不会产生应力,零件不易发生变形。LOM 技术无法制作金属材料。高勃等人利用该技术对 0.1mm 的涂覆纸进行加工,成形了下颌骨及牙列的纸质模型,相似性较高。

随着 EZP 技术的不断发展,成形实体零件与计算机三维模型的误差逐步缩小,精确度进一步提高,在医学领域的应用也越来越广泛。RP 技术在成形树脂、陶瓷及生物材料方面具有较大的优势,但在成形金属零件时往往致密性较差,无法满足金属零件相关性能的要求,需要进行复杂的后期处理。

4.3.2.5　快速制造技术

快速制造技术(Rapid Manufacturing,RM)是基于"离散-堆积"的加法制造原理,在 EZP 技术的基础上,利用高功率激光器直接成形全密度、高精度、功能性的金属零件的新型制造技术。RM 技术按照金属粉末送粉方式的不同可以分为预置铺粉法和同步送粉法两种。

1. 预置铺粉法

以选择性激光熔融(Selective Laser Melting,SLM)为代表。SLM 的工作方法与 SLS 相似,但激光能量密度更高,能使金属粉末完全熔化,可以直接成形全密度金属零件。SLM 的特点是:①预置铺粉的余留粉末对零件起到了支撑作用,可以成形各种复杂形状的金属零件;②预置粉末降低了粉末的利用率,成形件表面易粘粉,对形貌影响较大。

2. 同步送粉法

相比于预置铺粉法而言,同步送粉法是将金属粉末直接同步送入熔池内,这样大大提高了粉末的利用率,同时也减少了零件表面的粘粉现象。基于这种送粉方式的 EZM 的技术方法有很多种,如激光近形制造技术(Laser Engineered Net Shaping,LENS)、激光快速成形技术(Laser Rapid Forming,LRF)、激光金属成形技术(Laser Metal Forming,LMF)、激光立体成形技术(Laser Solid forming,LSF)等。名称虽然存在差异,但其基本的工作原理是一致的。

参考文献

[1]　WICKSTROM J. Symposium-surgical mechanics of the internal fixation of fractures-introduction[J]. Journal of Bone and Joint Surgery-american Volume,1964,46(2):397-400.

[2]　FRAKER A C,RUFF A W. Metallic surgical implants:state of the art[J]. JOM,1977,29(5):22-28.

[3]　SCALES J T. Internal prostheses the problem in relation to materials[J]. Journal of Bone & Joint Surgery British Volume,1956,38-b(3):413-418.

[4]　徐家跃,阿加顿普罗斯. 生物材料——材料科学的热门领域[J]. 科学,2001(3):54-57.

[5]　JERGESEN F. Metallic surgical implants,principles and mechanical factors[J]. Journal of Bone & Joint Surgery American Volume,1964,46(2):401-408.

[6]　MUNGETHÜM,林培中. 人工髋关节——检验方法和技术进展[J]. 国外医学情报,1982(7).

[7]　HELLER R F,DOBSON A J,STEELE P L,et al. Length of hospital stay after acute myocardial infarction[J]. Australian & New Zealand Journal of Medicine,1990,20(4):558-563.

[8]　LÖE H. Reactions to marginal periodontal tissues to restorative procedures[J]. International Dental Journal,1968,18(4).

[9]　孙同庆,袁新志. 贵金属在口腔科修复中的临床应用[J]. 中国基层医药,2003(2):129-129.

[10]　冯景苏. 牙科贵金属铸造合金[J]. 稀有金属,2000,24(6):450-453.

[11]　孙加林. 贵金属材料科技发展现状和趋势[J]. 矿业研究与开发,2003(S1).

[12]　田广荣. 贵金属在新技术中的应用[J]. 贵金属,1991(1):64-68.

[13]　戴松林. 牙科合金研究述略[J]. 贵金属,1994(4):50-56.

[14]　汪大林. 牙科合金材料应用研究现状[J]. 特种铸造及有色合金,1998(3):42-44.

[15]　冯本政,杨家复. 牙科用的金属材料[J]. 口腔材料器械杂志,1989(4):61-64.

[16]　薛淼. 铸造贵金属合金[J]. 口腔材料器械杂志,2001(2):104-109.

[17]　曹洪喜,张建中,薛淼. 牙合金中钯的作用和牙科钯合金[J]. 国际生物医学工程杂志,1999(3):177-180.

[18] 任伊宾,杨柯,梁勇.新型生物医用金属材料的研究和进展[J].材料导报,2004,16(2):12-15.

[19] GERMAN R M. Precious-metal dental casting alloys[J]. International Materials Reviews,1981,27(27):260-288.

[20] 朱建国.牙科用贵金属材料的现状及发展[J].有色金属与稀土应用,1999(4):12-19.

[21] 吴全兴.牙科用贵金属合金的现状和未来[J].稀有金属快报,2003(9):1-1.

[22] 李旬科,王忠义,艾绳前,等.贵金属烤瓷合金铸态金相学观察[J].口腔材料器械杂志,2002,11(1):52-53.

[23] 陈治清.口腔材料学[M].北京:人民卫生出版社,2003.

[24] MOFFA J P,JENKINS W A,ELLISON J A,et al. A clinical evaluation of two base metal alloys and a gold alloy for use in fixed prosthodontics:a five-year study[J]. Journal of Prosthetic Dentistry,1984,52(4):491-500.

[25] TANI T,UDOH K,YASUDA K,et al. Age-hardening mechanisms in a commercial dental gold alloy containing platinum and palladium[J]. Journal of Dental Research,1991,70(10):1350-1357.

[26] YASUDA K,VAN T G,VAN L J,et al. High-resolution electron microscopic study of age-hardening in a commercial dental gold alloy[J]. Journal of Dental Research,1986,65(9):1179-1185.

[27] HOWARD W S,NEWMAN S M,NUNEZ L J. Castability of low gold content alloys[J]. Journal of Dental Research,1980,59(5):824-830.

[28] NITKIN D A,ASGAR K. Evaluation of alternative alloys to type Ⅲ gold for use in fixed prosthodontics[J]. Journal of the American Dental Association,1976,93(3):622-629.

[29] LANG B R,BERNIER S H,GIDAY Z,et al. Tarnish and corrosion of noble metal alloys[J]. Journal of Prosthetic Dentistry,1982,48(3):245-252.

[30] GERMAN R M,WRIGHT D C,GALLANT R F. In vitro tarnish measurements on fixed prosthodontic alloys[J]. Journal of Prosthetic Dentistry,1982,47(4):399-406.

[31] CORSO P P,GERMAN R M,SIMMONS H D. Corrosion evaluation of gold-based dental alloys[J]. Journal of Dental Research,1985,64(5):854-859.

[32] HERØ H,JØRGENSEN R B. Tarnishing of a low-gold dental alloy in different structural states[J]. Journal of Dental Research,1983,62(3):371-376.

[33] LUPKIEWICZ S M. Dr. Lupkiewicz replies[J]. Journal of Dental Research,1982(11):1299.

[34] HERØ H,JØRGENSEN R B. A low-gold dental alloy:structure and segregations. [J]. Journal of Dental Research,1982,61(11):1292-1298.

[35] BESSING C. Evaluation of the castability of four different alternative alloys by measuring the marginal sharpness[J]. Acta Odontologica Scandinavica,1986,44(3):165-172.

[36] KAMINSKI R A,ANUSAVICE K J,OKABE T,et al. Castability of silver-base fixed partial denture alloys[J]. Journal of Prosthetic Dentistry,1985,53(3):329-332.

[37] NIEMI L,HER H. The structure of a commercial dental Ag-Pd-Cu-Au casting alloy[J]. Journal of Dental Research,1984,63(4):149-154.

[38] WATAHA J C,HANKS C T. Biological effects of palladium and risk of using palladium in dental casting alloys[J]. Journal of Oral Rehabilitation,1996,23(5):309-320.

[39] BRANTLEY W A,CAI Z,FOREMAN D W,et al. X-ray diffraction studies of as-cast high-palladium alloys[J]. Dental Materials Official Publication of the Academy of Dental Materials,1995,11(3):154-160(7).

[40] TANI T,UDOH K,YASUDA K,et al. Age-hardening mechanisms in a commercial dental gold alloy containing platinum and palladium[J]. Journal of Dental Research,1991,70(10):1350-1357.

[41] AKAHORI T,NIINOMI M. Fracture characteristics of fatigued Ti-6Al-4V ELI as an implant material

[J]. Materials Science & Engineering A,1998,243(s1-2):237-243.

[42] LEINENBACH C,FLECK C,EIFLER D. The cyclic deformation behaviour and fatigue induced damage of the implant alloy TiAl6Nb7 in simulated physiological media[J]. International Journal of Fatigue, 2004,26(8):857-864.

[43] 黄正华,张忠明,郭学锋.钛及其合金在牙科方面的应用[J].中国稀土学报,2002,20(z2):219-223.

[44] 冯颖芳,康浩方,张震.钛合金医用植入物材料的研究及应用[J].稀有金属,2001,25(5):349-354.

[45] GORDIN D M,GLORIANT T,TEXIER G,et al. Development of a beta-type Ti-12Mo-5Ta alloy for biomedical applications: cytocompatibility and metallurgical aspects[J]. Journal of Materials Science Materials in Medicine,2004,15(8):885-891.

[46] LONG M,RACK H J. Titanium alloys in total joint replacement — a materials science perspective. [J]. Biomaterials,1998,19(18):1621-1639.

[47] LEMM W,UNGER V,B CHERL E S. Blood compatibility of polymers:in vitro and in vivo tests[J]. Medical & Biological Engineering & Computing,1980,18(4):521-526.

[48] SEMLITSCH M, STAUB F, WEBER H. Titanium-aluminium-niobium alloy, development for biocompatible,high strength surgical implants[J]. Biomedizinische Technik,1986,30(12):334-339.

[49] WANG K. The use of titanium for medical applications in the USA[J]. Materials Science & Engineering A,1996,213(s1-2):134-137.

[50] NOORT R V. Titanium: The implant material of today[J]. Journal of Materials Science,1987,22 (11):3801-3811.

[51] EVANS W J,Bache M R. Titanium alloys for biomedical applications[M]//Proceedings of the first international conference on interfaces in medicine and mechanics. Springer Netherlands, 1989: 1269-1277.

[52] IDA K, TANI Y, TSUTSUMI S,et al. Clinical application of pure titanium crowns[J]. Dental Materials Journal,1985,4(2):191-195.

[53] OKAZAKI Y,RAO S,TATEISHI T,et al. Cytocompatibility of various metal and development of new titanium alloys for medical implants[J]. Materials Science & Engineering A,1998,243(s1-2):250-256.

[54] HO W F,JU C P,LIN J H. Structure and properties of cast binary Ti-Mo alloys[J]. Biomaterials, 1999,20(22):2115-2122.

[55] SHIMIZU H,HABU T,TAKADA Y,et al. Mold filling of titanium alloys in two different wedge-shaped molds[J]. Biomaterials,2002,23(11):2275-2281.

[56] ZHU J,KAMIYA A,YAMADA T,et al. Influence of boron addition on microstructure and mechanical properties of dental cast titanium alloys[J]. Materials Science & Engineering A, 2003, 339 (s1-2): 53-62.

[57] NIINOMI M. Mechanical properties of biomedical titanium alloys[J]. Materials Science & Engineering A,1998,243(s1-2):231-236.

[58] 于思荣.金属系牙科材料的应用现状及部分元素的毒副作用[J].金属功能材料,2000(1):1-6.

[59] 葛世荣,王成焘.人体生物摩擦学的研究现状与展望[J].摩擦学学报,2005,25(2):186-191.

[60] HUDSON J D,GOLDSTEIN G R,Georgescu M. Enamel wear caused by three different restorative materials[J]. Journal of Prosthetic Dentistry,1995,74(6):647-654.

[61] SEEDHOM B B,DOWSON D,WRIGHT V. Wear of solid phase formed high density polyethylene in relation to the life of artificial hips and knees[J]. Wear,1973,24(1):35-51.

[62] 黎红,黄楠,周仲荣.生物摩擦学及表面工程的研究现状和进展[J].中国表面工程,2000,13(1):6-10.

[63] NOORT R V. The implant material of today[J]. Journal of Materials Science, 1987, 22 (11): 3801-3811.

[64] KHAN M A,WILLIAMS R L,WILLIAMS D F. Conjoint corrosion and wear in titanium alloys[J]. Biomaterials,1999,20(8):765-772.

[65] OHKUBO C,SHIMURA I,AOKI T,et al. Wear resistance of experimental Ti-Cu alloys[J]. Biomaterials,2002,7(20):409-414.

[66] NIINOMI M,KURODA D,FUKUNAGA K I,et al. Corrosion wear fracture of new β type biomedical titanium alloys[J]. Materials Science & Engineering A,1999,263(2):193-199.

[67] KHAN M A,WILLIAMS R L,WILLIAMS D F. In-vitro corrosion and wear of titanium alloys in the biological environment[J]. Biomaterials,1996,17(22):2117-2126.

[68] IIJIMA D,YONEYAMA T,DOI H,et al. Wear properties of Ti and Ti-6Al-7Nb castings for dental prostheses[J]. Biomaterials,2003,24(8):1519-1524.

[69] 黎红,周仲荣,张杰,等.天然牙及几种牙科修复材料的摩擦磨损性能比较研究[J].摩擦学学报,2001, 21(3):172-175.

[70] 黎红,张孟平,冯洁琳,等.钛修复体的口腔生物摩擦学特性研究[J].中华口腔医学杂志,2004,39(1): 63-66.

[71] 郑靖,周仲荣.天然牙釉质/纯钛摩擦磨损行为的研究[J].润滑与密封,2003(6):7-8.

[72] YOKOYAMA K,HAMADA K,MORIYAMA K,et al. Degradation and fracture of Ni-Ti superelastic wire in an oral cavity[J]. Biomaterials,2001,22(16):2257-2262.

[73] LAUSMAA J,KASEMO B,HANSSON S. Accelerated oxide growth on titanium implants during autoclaving caused by fluorine contamination[J]. Biomaterials,1985,6(1):23-27.

[74] THOMSON-NEAL D,EVANS G H,MEFFERT R M. Effects of various prophylactic treatments on titanium,sapphire,and hydroxyapatite-coated implants:an SEM study[J]. International Journal of Periodontics & Restorative Dentistry,1989,9(4):300-311.

[75] RAVNHOLT G. Corrosion current and pH rise around titanium coupled to dental alloys[J]. Scandinavian Journal of Dental Research,1988,96(5):466-472.

[76] 宋应亮,徐君伍.口腔环境中钛及钛合金腐蚀研究现状[J].国际生物医学工程杂志,2000(4):243-246.

[77] 彭式锟,汪阿冬,马仁增,等.钛及钛合金牙髓腔-骨内植入体的临床疗效及动物实验[J].医学争鸣, 1989(3):157-160.

[78] 宋应亮,徐君伍.种植义齿固定螺丝服役前后的扫描电镜观察[J].中华口腔医学杂志,1997(2): 108-110.

[79] NAKAGAWA M,MATSUYA S,UDOH K. Corrosion behavior of pure titanium and titanium alloys in fluoride-containing solutions[J]. Dental Materials Journal,2002,20(4):305-314.

[80] JOHANSSON B I,BERGMAN B. Corrosion of titanium and amalgam couples:Effect of fluoride,area size,surface preparation and fabrication procedures[J]. Dental Materials,1995,11(1):41-46.

[81] KEDICI S P,AKSÜT A A,KİLİÇARSLAN M A,et al. Corrosion behaviour of dental metals and alloys in different media[J]. Journal of Oral Rehabilitation,1998,25(10):800-808.

[82] RECLARU L,MEYER J M. Study of corrosion between a titanium implant and dental alloys[J]. Journal of Dentistry,1994,22(3):159-168.

[83] GROSGOGEAT B,RECLARU L M,DALARD F. Measurement and evaluation of galvanic corrosion between titanium/Ti6Al4V implants and dental alloys by electrochemical techniques and auger spectrometry[J]. Biomaterials,1999,20(10):933-941.

[84] VAIDYANATHAN T K,VAIDYANATHAN J,LINKE H A,et al. Tarnish of dental alloys by oral microorganisms[J]. Journal of Prosthetic Dentistry,1991,66(5):709-714.

[85] KOKA S,RAZZOOG M E,BLOEM T J,et al. Microbial colonization of dental implants in partially edentulous subjects[J]. Journal of Prosthetic Dentistry,1993,70(2):141-144.

[86] WILLERSHAUSEN B,CALLAWAY A,ERNST C P,et al. The influence of oral bacteria on the surfaces of resin-based dental restorative materials — an in vitro study[J]. International Dental Journal,1999,49(4):231-239.

[87] 宋应亮,徐君伍,马轩祥,等.牙龈卟啉菌 381 对纯钛及钛 75 合金种植表面失泽的腐蚀[J].医学争鸣, 2000,21(8):915-917.

[88] GURAPPA I. Characterization of different materials for corrosion resistance under simulated body fluid conditions[J]. Materials Characterization,2002,49(1):73-79.

[89] ANDIJANI I N,AHMAD S,MALIK A U. Corrosion behavior of titanium metal in the presence of inhibited sulfuric acid at 50℃[J]. Desalination,2000,129(1):45-51.

[90] APARICIO C,GIL F J,FONSECA C,et al. Corrosion behavior of commercially pure titanium shot blasted with different materials and size of shot particles for dental implant applications [J]. Biomaterials,2003,24(2):263-273.

[91] BROSSIA C S,CRAGNOLINO G A. Effect of palladium on the corrosion behavior of titanium[J]. Corrosion Science,2004,46(7):1693-1711.

[92] HER-HSIUNG H. Effect of fluoride and albumin concentration on the corrosion behavior of Ti-6Al-4V alloy[J]. Biomaterials,2003,24(2):275-282.

[93] LÓPEZ M F,JIMÉNEZ J A,GUTIÉRREZ A. Corrosion study of surface-modified vanadium-free titanium alloys[J]. Electrochimica Acta,2003,48(10):1395-1401.

[94] ZHUO C,TY S,IKUYA W,et al. A risk assessment of reusing wastewater on agricultural soils -a case study on heavy metal contamination of peach trees in ouardanine,tunisia[J]. Biomaterials,2003,24(2): 213-218.

[95] 杨晓芳.生物材料生物相容性评价研究进展[J].生物医学工程学杂志,2001,18(1):123-128.

[96] YOURTEE D M,TONG P Y,ROSE L A,et al. The effect of spiroorthocarbonate volume modifier co-monomers on the in vitro toxicology of trial non-shrinking dental epoxy co-polymers[J]. Research Communications in Molecular Pathology & Pharmacology,1994,86(3):347-360.

[97] CLIFFORD C J,DOWNES S. A comparative study of the use of colorimetric assays in the assessment of biocompatibility[J]. Journal of Materials Science Materials in Medicine,1996,7(10):637-643.

[98] PAUL K,DAVIDSON J A. Chemical and electrochemical aspects of the biocompatibility of titanium and its alloys[J]. ASTM Special Technical,1996:163-167.

[99] VILLARRAGA M L,ANDERSON R C,HART R T,et al. Mechanisms of titanium release from posterior cervical spine plates in a canine model based on computational and biocompatibility studies[J]. Key Engineering Materials,2001,198-199(198):69-100.

[100] YAMAGUCHI K,KONISHI H,HARA S,et al. Biocompatibility studies of titanium-based alloy pedicle screw and rod system:histological aspects[J]. Spine Journal Official Journal of the North American Spine Society,2001,1(4):260-268.

[101] BOGDANSKI D,KOLLER M,MULLER D,et al. Easy assessment of the biocompatibility of Ni-Ti alloys by in vitro cell culture experiments on a functionally graded Ni-NiTi-Ti material [J]. Biomaterials,2002,23(23):4549-4555.

[102] KIM BYUNG I I,HO L M,YONG C W,et al. Biocompatibility of surface-treated pure titanium and Ti-6Al-4V alloy[J]. Materials Transactions,2001,42:2590-2596.

[103] ORTIZ R,RUDY V,ELIZABETH T,et al. Biocompatibility of and titanium-tantalum alloys[J]. Journal of Scanning Microscopes,2000,22(2):103.

[104] HAMANAKA H,DOI H,YONEYAMA T,et al. Dental casting of titanium and Ni-Ti alloys by a new casting machine[J]. Journal of Dental Research,1989,68(11):1529-1533.

[105]　汪大林.钛及钛合金义齿部件的加工[J].国际口腔医学杂志,1995(1):35-39.

[106]　汪大林,彭玉田,罗远伦.牙科专用铸钛机[J].特种铸造及有色合金,1997(2):43-45.

[107]　阎俏梅,张建中.口腔铸钛包埋材料的研究进展[J].上海口腔医学,2001,10(1):76-78.

[108]　汪大林,罗远伦.精密铸钛技术在义齿类铸件上的应用[J].铸造,1997(4):32-35.

[109]　王竞博.牙科镍铬合金表面镀金层机械性能的实验研究[D].西安:第四军医大学,2007.

[110]　徐恒昌.口腔材料学[M].北京:北京大学医学出版社,2005.

[111]　徐君武.现代口腔修复学[M].北京:高等教育出版社,1997:429-479.

[112]　张富强.口腔修复基础与临床[M].上海:上海科学技术文献出版社,2004.

[113]　ODA Y,UENO S,KUDOH Y. An application of powder metallurgy to dentistry.[J]. Bulletin of Tokyo Dental College,1995,36(4):175-182.

[114]　BIANCHI S D,RAMIERI G,DE GIOANNI P P,et al. The validation of stereolithographic anatomical replicas:the authors' own experience and a review of the literature[J]. La Radiologia Medica,1997,94 (5).

[115]　BARKER T M,EARWAKER W J S,FROST N,et al. Accuracy of stereolithographic models of human anatomy[J]. Australasian Radiology,1994,38(2):106-111.

[116]　HIBI H,SAWAKI Y,UEDA M. Three-dimensional model simulation in orthognathic surgery[J]. International Journal of Adult Orthodontics & Orthognathic Surgery,1997,12(3):226-232.

[117]　MAEDA Y,MINOURA M,TSUTSUMI S,et al. A CAD/CAM system for removable denture. Part Ⅰ:Fabrication of complete dentures.[J]. International Journal of Prosthodontics,1994,7(1):17-21.

[118]　WITKOWSKI S,LANGE R. Stereolithography as an additive technique in dentistry[J]. Schweizer Monatsschrift für Zahnmedizin = Revue mensuelle suisse d'odonto-stomatologie = Rivista mensile svizzera di odontologia e stomatologia / SSO,2003,113(8):868-884.

[119]　NADINE COULON,PASCAL AUBRY,et al. New trends in laser sintering:analysis of the process and new applications[C]. Proceedings of the Laser Materials Processing Conference,2005:286-295.

第 5 章

高分子口腔材料

高分子口腔材料作为一种半植入性生物材料,在口腔材料中占有举足轻重的作用,具有优异的修复效果和良好的美观效果,是口腔材料的研究热点。本章将结合口腔临床医学的实际情况对高分子材料学进行介绍。

5.1 概　述

5.1.1　高分子材料的基本概念

高分子化合物(又称高聚物)的分子比低分子有机化合物的分子大得多。一般有机化合物的相对分子质量不超过 $1\,000$,而高分子化合物的相对分子质量可高达 $10^4 \sim 10^6$。

高分子化合物分为天然高分子和合成高分子两大类。高分子化合物的相对分子质量虽然很大,但组成并不复杂,它们的分子往往都是由许多单体分子通过共价键连接而成。单体是指合成聚合物的起始原料,也就是简单化合物。在聚合物中,这种结构类似单体、并且具有两个或两个以上共价键的基团,又称为结构单元。当结构单元的原子组成和单体相同时,又称为单体单元,常用它来表达聚合物结构。以硅橡胶为例,它的单体是二甲基二氯硅烷,所以结构可以表示为(图 5-1):

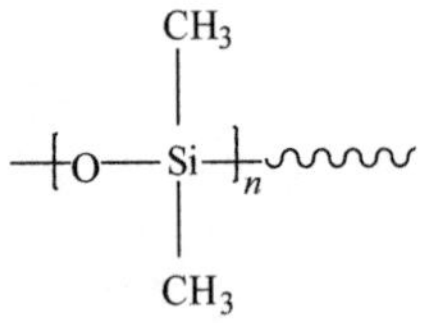

$$\left[O - \underset{\underset{CH_3}{|}}{\overset{\overset{CH_3}{|}}{Si}} \right]_n \sim\!\!\sim$$

图 5-1　硅橡胶结构图

对硅橡胶一类聚合物而言,重复单元和结构单元是一样的。上式中 n 是重复单元数,又称为聚合度,是衡量聚合物分子大小的指标。对于高聚物而言,增减几个单元,并不会对其物理性质造成显著的影响,但是低聚物则会明显的变化。

由一种单体聚合而成的聚合物称为均聚物,如聚甲基丙烯酸甲酯,是由甲基丙烯酸甲酯通过共价键的重复连接而成;由两种以上单体共聚而成的聚合物称为共聚物,如丁苯橡胶,是由丁二烯和苯乙烯共聚而成的。

根据单个分子的几何形态结构,可以分为线型、支链型和交联型三种结构。如果大分子是由许多相同结构的结构单元通过共价键重复连接而成,则最简单的连接方式是线型。形成线型高分子的单体要求有两个官能团。

拥有两个以上官能团的单体,或有链转移发生的聚合反应,则可能形成支链型或交联型的高分子,后者又称为体型或网型高分子。例如,二元醇和二元醇反应,只能形成线型聚酯;加入少量三元醇而且反应程度不深时,则形成支链型聚酯;三元醇较多,反应较深时,就形成交联结构的聚酯。

线型、支链和交联高分子的结构形态示意如图 5-2 所示。

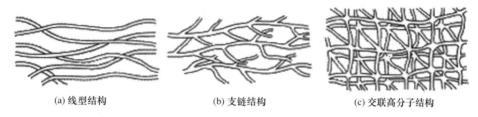

(a) 线型结构   (b) 支链结构   (c) 交联高分子结构

图 5-2　线型、支链和交联高分子结构示意图

线型或支链型大分子彼此以分子间力吸引,相互聚集在一起,形成聚合物,特点是可溶可熔,如聚甲基丙烯酸甲酯。交联型高分子可看作是许多线型或支链型大分子有化学键连接而成的网状结构或体型结构,分子量近似无穷,特点是不溶不熔,具有刚性链结构。但交联度小的,可以适当软化和溶胀,如复合树脂修复体和硅橡胶印模等。

5.1.2　高分子材料的分类

高分子材料按来源分为天然高分子材料和合成高分子材料。

天然高分子是存在于动物、植物及生物体内的高分子物质,可分为天然纤维、天然树脂、天然橡胶、动物胶等。合成高分子材料主要是指塑料、合成橡胶和合成纤维三大合成材料,此外还包括胶黏剂、涂料及各种功能性高分子材料。合成高分子材料具有天然高分子材料所没有的或较为优越的性能,较小的密度、较高的力学、耐磨性、耐腐蚀性、电绝缘性等。

高分子材料按特性分为橡胶、纤维、塑料、高分子胶粘剂、高分子涂料和高分子基复合材料等。

（1）橡胶是一类线型柔性高分子聚合物。其分子链间次价力小,分子链柔性好,在外力作用下可产生较大形变,除去外力后能迅速恢复原状。有天然橡胶和合成橡胶两种。

（2）纤维分为天然纤维和化学纤维。前者指蚕丝、棉、麻、毛等。后者是以天然高分子或合成高分子为原料,经过纺丝和后处理制得。纤维的次价力大、形变能力小、模量高,一般为结晶聚合物。

（3）塑料是以合成树脂或化学改性的天然高分子为主要成分,再加入填料、增塑剂和其他添加剂制得。其分子间次价力、模量和形变量等介于橡胶和纤维之间。通常按合成树脂的特性分为热固性塑料和热塑性塑料;按用途又分为通用塑料和工程塑料。

（4）高分子胶粘剂是以合成天然高分子化合物为主体制成的胶粘材料。分为天然和合成胶粘剂两种。应用较多的是合成胶粘剂。

（5）高分子涂料是以聚合物为主要成膜物质,添加溶剂和各种添加剂制得。根据成膜物质不同,分为油脂涂料、天然树脂涂料和合成树脂涂料。

（6）高分子基复合材料是以高分子化合物为基体，添加各种增强材料制得的一种复合材料。它综合了原有材料的性能特点，并可根据需要进行材料设计。高分子复合材料也称为高分子改性，改性分为分子改性和共混改性。

（7）功能高分子材料。功能高分子材料除具有聚合物的一般力学性能、绝缘性能和热性能外，还具有物质、能量和信息的转换、磁性、传递和储存等特殊功能。已使用的有高分子信息转换材料、高分子透明材料、高分子模拟酶、生物降解高分子材料、高分子形状记忆材料和医用、药用高分子材料等。

高聚物根据其机械性能和使用状态可分为上述几类。但是各类高聚物之间并无严格的界限，同一高聚物，采用不同的合成方法和成型工艺，可以制成塑料，也可制成纤维，比如尼龙就是如此。而聚氨酯一类的高聚物，在室温下既有玻璃态性质，又有很好的弹性，所以很难分类它是橡胶还是塑料。

按照材料应用功能分类，高分子材料分为通用高分子材料、特种高分子材料和功能高分子材料三大类。通用高分子材料指能够大规模工业化生产，已普遍应用于建筑、交通运输、农业、电气电子工业等国民经济主要领域和人们日常生活的高分子材料。这其中又分为塑料、橡胶、纤维、粘合剂、涂料等不同类型。特种高分子材料主要是一类具有优良机械强度和耐热性能的高分子材料，如聚碳酸酯、聚酰亚胺等材料，已广泛应用于工程材料上。功能高分子材料是指具有特定的功能作用，可做功能材料使用的高分子化合物，包括功能性分离膜、导电材料、医用高分子材料、液晶高分子材料等。

除了按上述的几种方式分类外，还可以按高分子主链结构、几何形状及高分子微观排列情况分类，这里就不详细介绍了。

5.1.3 聚合物的命名

聚合物命名最常见的是习惯命名法，即根据聚合物的来源、制法、商业名称等来命名。

1. 一般命名法

（1）以单体名称或者假想单体名称为基础，前面冠以"聚"字。一般碳聚合物多以此方法命名，如聚乙烯醇、聚甲基丙烯酸甲酯等。

（2）以单体简名为基础，后面缀以"树脂"或"橡胶"二字。一般杂链聚合物和橡胶用聚合物多以此法命名，如以苯酚和甲醛味单体的聚合物称为"酚醛树脂"，以丁二烯和苯乙烯为单体的聚合物称为"丁苯橡胶"。

（3）以大分子主链中所含特征基团命名。如聚酯以酯基为特征，类似的还有聚酰胺、聚氨酯、聚醚等。

（4）以商业名称命名，常见的商业名称见表5-1。

表 5-1　　　　　　　　　　　　　　　　聚合物的商业名称

一般名称	商业名称	一般名称	商业名称
聚对苯二甲酸乙二(醇)酯	涤纶	聚甲基丙烯酸甲酯	有机玻璃
聚己二酰乙二胺	尼龙-66	酚醛树脂	电木
聚乙烯醇缩甲醛	维尼纶	脲醛树脂	电玉
聚丙烯腈	腈纶	聚异戊二烯	合成天然橡胶

（5）英文缩写符号见表 5-2。

表 5-2 常见聚合物英文缩写符号

聚合物名称	英文缩写	聚合物名称	英文缩写
聚氯乙烯	PVC	聚丁二烯	PB
聚乙烯	PE	聚异戊二烯	PIP
聚丙烯	PP	聚乙烯醇缩甲醛	PVFo
聚苯乙烯	PS	聚碳酸酯	PC
聚甲基丙烯酸甲酯	PMMA	环氧树脂	EP
聚醋酸乙烯	PVAc	聚对苯二甲酸二酯	PET
聚丙烯腈	PAN	聚己二酰乙二胺	PA-66

2. 系统命名法

一般命名法容易掌握，但不严格，有时会造成混乱，为了澄清命名工作中的混乱现象，国际纯化学和应用化学联合会（IUPAC）曾提出以结构为基础的系统命名法。但是系统命名法比较烦琐，目前尚未普遍使用。IUPAC 并不反对继续使用一般命名，但希望在学术交流时尽量少用俗名。

5.1.4 聚合反应的类型

由低分子单体合成聚合物的反应称为聚合反应。根据不同标准，聚合反应可以分为不同类型。

按结构变化可分为加聚反应和缩聚反应两大类。这是 1929 年由 Carothers 根据单体和聚合物之间元素组成变化提出的。这种划分应用得很广，一直沿用至今，但是存在一定的不足之处。

根据反应机理，聚合反应可以分为连锁聚合和逐步聚合。这是由 Flory 提出的。这种分类更为合理。应当指出，不能把缩聚和逐步聚合、加聚和连锁聚合完全等同起来，它们既是有联系的，也是有区别的。此外根据聚合反应活性中心化学性质的不同，聚合反应还可以分为自由基聚合、离子型聚合和配位络合聚合等。

5.1.4.1 加聚反应

加聚反应（Addition Polymerization）即加成聚合反应，是指一些含有不饱和键（双键、叁键、共轭双键）的化合物或环状低分子化合物，在催化剂、引发剂或辐射等外加条件作用下，同种单体间相互加成形成新的共价键相连大分子的反应就是加聚反应。加聚反应无副产物。一般我们说的加聚反应指的就是链增长聚合反应。

以甲基丙烯酸甲酯合成聚甲基丙烯酸甲酯为例如图 5-3 所示。

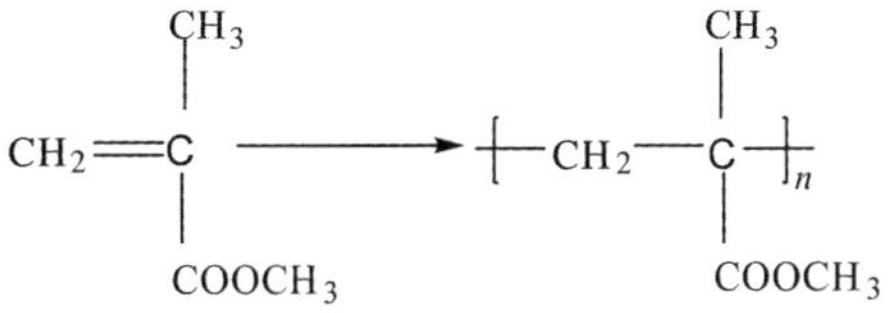

图 5-3 以甲基丙烯酸甲酯合成聚甲基丙烯酸甲酯

加聚反应的产物称为加聚物。加聚物的元素组成和原料单体相同，仅仅是电子结构有所变化。加聚反应一般是连锁反应,无副产物。

加聚反应分为均聚合和共聚合两类。由一种单体进行的聚合反应称为均聚合,由两种或两种以上的单体进行的聚合反应称为共聚合,利用共聚合的方法可以大大提高聚合物的性能。

参加加聚反应的单体绝大多数为包含 O═C 双键的不饱和化合物。按双键的断裂方式可以分为自由基反应历程和离子型反应历程,后者又分为阳离子聚合反应和阴离子聚合反应,其中自由基聚合反应应用最广。

1. 自由基聚合反应

在自由基聚合反应中,单体分子借助于引发剂、热能、光能或辐射能活化成单体自由基,然后按自由基历程进行聚合。自由基聚合的全过程,一般由链引发、链增长、链终止和链转移等基元反应组成。

1)链引发反应

形成单体自由基的反应称为链引发反应,形成聚合反应活性中心。

(1)引发剂分解形成初级自由基的反应(图 5-4)。

$$I \xrightarrow{k_d} 2R^\bullet \text{(初级自由基)}$$

图 5-4　引发剂分解形成初级自由基的反应

引发剂分解速率反应是吸热反应,$\Delta H > 0$,反应的激活能 E_d 在 $105 \sim 150\,\text{kJ/mol}$。引发剂分解速率较低,分解速率常数 $k_d(10^{-4} \sim 10^{-1})\,\text{s}^{-1}$。

(2)形成单体自由基的反应。

初级自由基与单体加成生成活性单体的反应如图 5-5 所示。

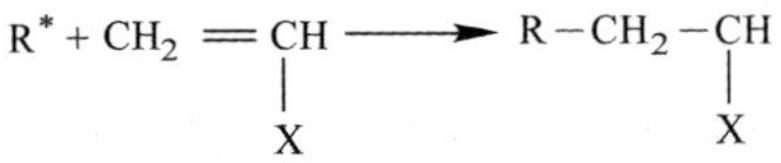

$$R^* + CH_2 \!=\! \underset{X}{CH} \longrightarrow R\!-\!CH_2\!-\!\underset{X}{CH}$$

图 5-5　初级自由基与单体加成生成活性单体的反应

此时 $R\!-\!CH_2\!-\!\underset{X}{CH}^*$ 为单体自由基。形成单体自由基的反应是放热反应,$\Delta H < 0$。反应的活化能 E_i 较小,一般为 $20 \sim 34\,\text{kJ/mol}$,反应速率大,与后继的链增长反应相似。

2)链增长反应

单体自由基有很高的活性,可以与单体继续发生加成反应。单体自由基与更多的单体继续加成生成含有更多个"结构单元"的"链自由基"的反应称为"链增长反应",其反应形式如图 5-6 所示。

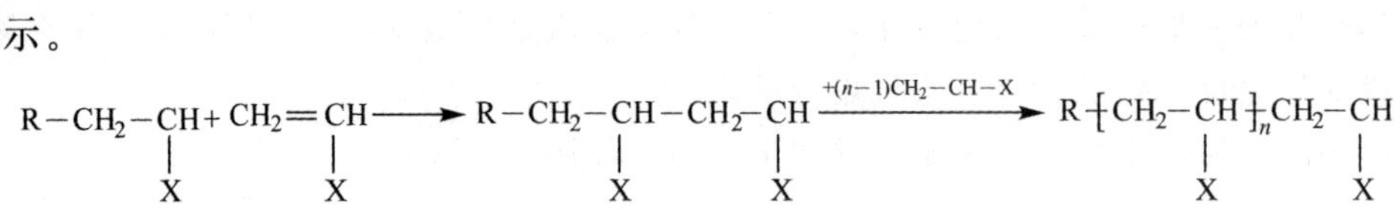

$$R\!-\!\underset{X}{CH_2\!-\!CH} + CH_2\!=\!\underset{X}{CH} \longrightarrow R\!-\!\underset{X}{CH_2\!-\!CH}\!-\!\underset{X}{CH_2\!-\!CH} \xrightarrow{+(n-1)CH_2\!-\!CH\!-\!X} R\!\!\left[\!\underset{X}{CH_2\!-\!CH}\!\right]_{\!n}\!\!\underset{X}{CH_2\!-\!CH}$$

图 5-6　链增长反应

链增长反应和形成单体自由基的反应相似,也是一个放热反应,$\Delta H < 0$。增长反应活化能 E_p 较低,与 E_i 相似,为 $20 \sim 34\,\text{kJ/mol}$。单体自由基一旦生成,立刻与其他单体分子加成,增长为链自由基,而后终止为聚合大分子。因此,聚合体系中往往只有单体和聚合物两部分组成,不存在聚合度递增的一系列中间产物。

3) 链终止反应

自由基的结合反应称为终止反应。结合反应有两种形式：偶合和歧化。

（1）偶合终止（Coupling Termination）

偶合终止的特点是：两个链自由基形成一个聚合物大分子；这个大分子的相对分子质量（或平均聚合度）等于原来两个链自由基的相对分子质量（或平均聚合度）之和；大分子两端有引发剂残基，其形式如图 5-7 所示。

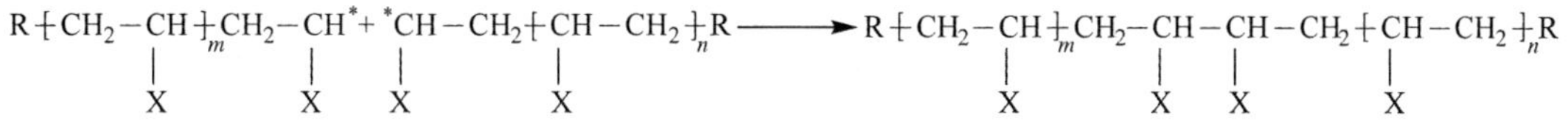

$$R\left[CH_2-CH\right]_mCH_2-CH^* + {}^*CH-CH_2\left[CH-CH_2\right]_nR \longrightarrow R\left[CH_2-CH\right]_mCH_2-CH-CH-CH_2\left[CH-CH_2\right]_nR$$
（X 为取代基）

图 5-7　偶合终止

（2）歧化终止（Disproportion Termination）

两个链自由基相遇时，其中一个链自由基夺取另一个链自由基上的 H 原子，即发生 H 原子转移反应。转移的结果，链自由基的活性消失，链增长反应终止，这种终止方式称为歧化终止，其形式如图 5-8 所示。链终止反应为放热反应，$\Delta H < 0$，E_t 很低，为 8～21 甚至为零。

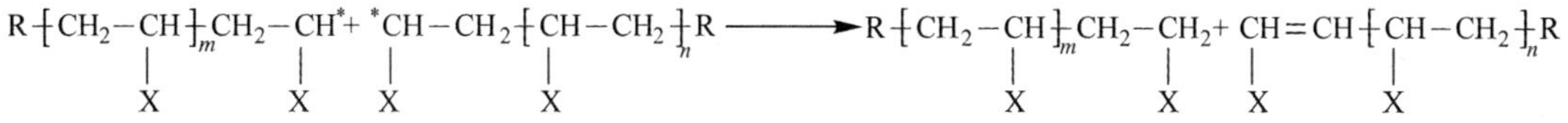

$$R\left[CH_2-CH\right]_mCH_2-CH^* + {}^*CH-CH_2\left[CH-CH_2\right]_nR \longrightarrow R\left[CH_2-CH\right]_mCH_2-CH_2 + CH=CH\left[CH-CH_2\right]_nR$$

图 5-8　歧化终止

歧化终止的特点是：两个链自由基生成两个聚合物大分子，一个饱和的大分子，一个不饱和的大分子。每一个大分子的相对分子质量（或平均聚合度）等于原来链自由基的相对分子质量（或平均聚合度）；聚合物大分子的一端为引发剂残基。

在聚合体系中，链自由基以何种方式终止取决于单体的结构、聚合温度，最后由实验确定。用含有标记原子的引发剂，结合相对分子质量的测定，可以求出偶合终止和歧化终止的比率。自由基聚合终止方式见表 5-3。

表 5-3　　　　　　　　　　　　　　自由基聚合终止方式

单体	温度/℃	偶合×100	歧化×100	单体	温度/℃	偶合×100	歧化×100
St	0	100	0	MA	40	53	47
St	25	100	0	MA	60	40	60
St	60	100	0	MA	80	28	72
MMA	0	40	60	AA	90	以歧化为主	
MMA	25	32	68	VAc	90		
MMA	60	15	85	AN	60	92	8

4) 链转移反应（Chain Transfer Polymerization）

链自由基还可能与聚合体系中存在的引发剂、溶剂、相对分子质量调节剂和已形成的大分子发生转移反应，使链自由基终止。

链自由基与单体、引发剂、溶剂、分子量调节剂或已形成的大分子发生转移反应，使链自由基活性消失，终止为大分子，而单体、引发剂、溶剂、分子量调节剂或已形成的大分子形成新的自由基的反应。

（1）链自由基向单体的转移反应

链自由基向单体转移反应是指链自由基转移给单体一个 α-H 原子,或从单体上夺取一个 α-H 原子,其结果链自由基活性消失形成一个大分子,而单体则形成一个单体自由基的反应。其转移反应形式如图 5-9 所示。

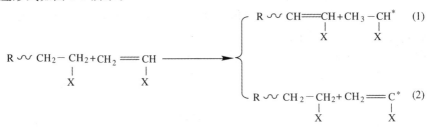

图 5-9　链自由基向单体的转移反应

链自由基向单体转移对聚合反应的影响:不影响聚合反应速率,但使聚合物相对分子质量降低。用转移常数 CM 表征链自由基向单体转移的难易程度。影响 CM 的因素:单体结构和聚合温度。实验证明,单体中有容易转移的 H 原子时,转移常数 CM 较大;聚合温度升高,转移常数增加。

（2）链自由基向引发剂的转移反应

自由基聚合体系中存在着引发剂。链自由基可能向引发剂分子夺取一个基团,结果,链自由基终止为一个大分子,引发剂变为一个初级自由基。其转移反应形式如图 5-10 所示。

$$R \backsim CH_2 - CH^* + R - R \longrightarrow R \backsim CH_2 - CH - R + R^*$$
$$\quad\quad\quad | \quad\quad\quad\quad\quad\quad\quad\quad\quad\quad\quad | $$
$$\quad\quad\quad X \quad\quad\quad\quad\quad\quad\quad\quad\quad\quad\quad X$$

图 5-10　链自由基向引发剂的转移反应

链自由基向引发剂的转移反应对聚合反应的影响:转移反应不影响聚合反应的速率,但使聚合物相对分子质量降低。同时,降低了引发剂的使用效率。

链自由基向引发剂的转移常数 C_1 表征链自由基向引发剂转移的难易程度。影响 C_1 的因素:引发剂的种类、单体种类和聚合温度。链自由基向偶氮类引发剂的转移常数以前认为一般为 0,但近来研究表明 ABIN 的 C_1 也有小的数值。氢过氧类引发剂是引发剂中最易转移的一类引发剂。因为引发剂在自由基聚合体系中浓度是很低的,为 $10^{-2} \sim 10^{-4}$ mol/L,转移反应的机会也是不太大的,因而不占重要地位。

（3）链自由基向溶剂的转移反应

溶液聚合时,聚合体系中存在溶剂,链自由基可能向溶剂(包括分子量调节剂)发生转移反应。其转移反应形式如图 5-11 所示。

$$R \backsim CH_2 - CH^* + SH \longrightarrow R \backsim CH_2 - CH_2 + S^*$$
$$\quad\quad\quad | \quad\quad\quad\quad\quad\quad\quad\quad\quad\quad\quad | $$
$$\quad\quad\quad X \quad\quad\quad\quad\quad\quad\quad\quad\quad\quad\quad X$$

图 5-11　链自由基向溶剂的转移反应

链自由基向溶剂转移对聚合反应的影响:体系中自由基的数目并无增减,如果新生的自由基 S^* 的活性也不衰减的话,则不影响聚合速率。同样,由于链自由基提早终止,使聚合物分子量降低。

链自由基向溶剂转移常数 C_S 表征向溶剂转移的难易程度。影响 C_S 的因素：溶剂性质、单体种类和聚合温度。为获得较高相对分子质量的聚合物，应选择 C_S 值小的溶剂。例如为了制备相对分子质量较高的聚醋酸乙烯（PVAc），醋酸乙烯进行溶液聚合时，选择 C_S 值小的甲醇做溶剂。而有时为了避免生成的聚合物相对分子质量过高，在聚合体系中加入相对分子质量调节剂，使链自由基与相对分子质量调节剂发生转移反应，以降低聚合物的相对分子质量。例如，丁二烯与苯乙烯乳液共聚制备丁-苯橡胶时，为了避免丁-苯橡胶相对分子质量过高，加入相对分子质量调节剂十二硫醇，以调节丁-苯橡胶的相对分子质量。

（4）链自由基向大分子的转移反应

链自由基可能向已形成的大分子发生氢原子转移反应。链自由基向大分子的转移结果：链自由基形成一个大分子，而原来的大分子变为一个链自由基，如图 5-12 所示。

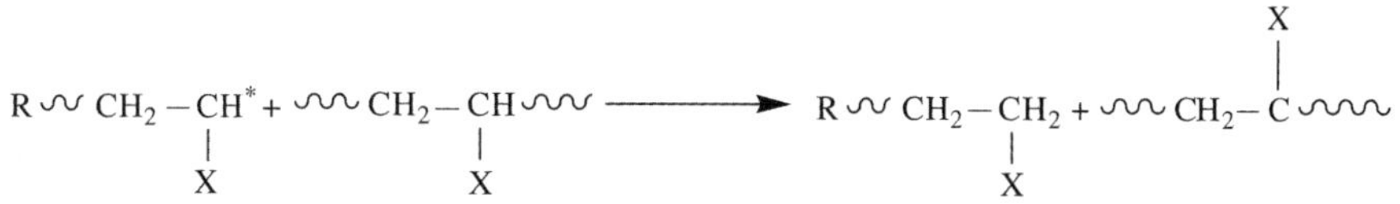

图 5-12　链自由基向大分子转移

新生的链自由基继续与单体加成，经终止后生成支化大分子，如图 5-13 所示。

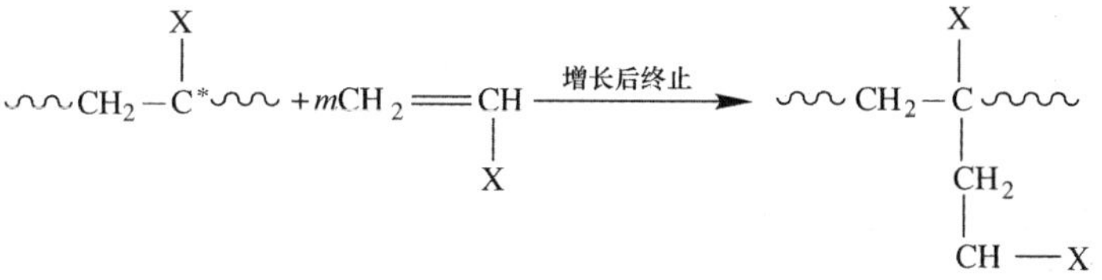

图 5-13　新生链自由基继续与单体加成

链自由基向大分子的转移反应对聚合反应的影响：自由基的数目并无增减，并且新生的链自由基活性也不衰减，因而转移反应不影响聚合速率，但影响聚合物分子量。一方面使新生的聚合物的相对分子质量降低；同时使原来的线型大分子产生支链，造成了聚合物结构的复杂性，并使聚合物相对分子质量分布变宽。该转移反应的转移常数 C_P，表征这种转移反应的难易程度。影响 C_P 因素：单体结构和聚合温度。

自由基聚合反应主要有以下特征：

（1）自由基聚合的全过程可区分为四个基元反应。

自由基聚合的全过程可以明显地区分为链引发、链增长、链终止和链转移等四个基元反应。引发反应的速率高低是控制整个聚合反应总速率的关键。

（2）自由基聚合具有连锁性和瞬时高速度特征。

① 连锁性。

在自由基聚合中，单体自由基一旦生成，便立即与第二个单体加成，生成含有两个单体单元的链自由基，链自由基的活性并不衰减，立即与第三个单体、第四个单体……加成，单体一个一个地往上添，链自由基的聚合度迅速增加。反应的推动力是化学键键型的改变而产生的聚合热。因此，聚合反应可以自动地一连串地进行下去，直至链自由基活性消失。

② 自由基聚合的瞬时高速度特性。

链增长反应使聚合度增加，而增长反应的活化能 E_p 很低，为 $20\sim34\,\mathrm{kJ/mol}$，所以增长反应的速率极高,在 0.01s 到几秒的时间内,就有数千甚至上万个单体分子参加了反应,生成一个相对分子质量为几万到几十万的大分子的时间是非常短暂的,是瞬间完成的。

聚合体系中往往只有单体和聚合物两个部分,不存在聚合度递增的一系列中间产物。聚合物的相对分子质量与时间关系不大,如图 5-14 所示。

连锁聚合的特点之一是生成一个聚合物大分子的时间很短,只需要 0.01s 至几秒的时间,也就是瞬间完成的。但是要把所有的单体都转变化为大分子则需要几小时,甚至长达十几小时。即单体转化率随时间的延长而增加(见图 5-15),延长聚合时间是为了提高单体转化率。

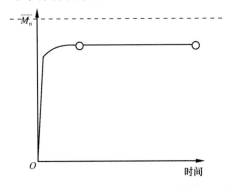
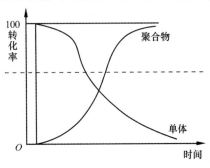

图 5-14　自由基聚合体系中相对分子质量与时间的关系　　图 5-15　自由基聚合体系中转化率与时间的关系

③ 自由基聚合存在着诱导期。

聚合速率从 0 到可以观察到的速率所经历的时间,称为诱导期。

2. 阳离子聚合

由阳离子引发而产生聚合的反应称为阳离子聚合(Cationic Polymerization)。光引发的阳离子聚合在口腔复合树脂材料中有良好的营养。光引发的阳离子聚合是利用阳离子光引发剂在光照下产生的质子酸催化环氧基的开环聚合的聚合。常用的阳离子光引发剂有碘鎓盐(图 5-16)和硫鎓盐。

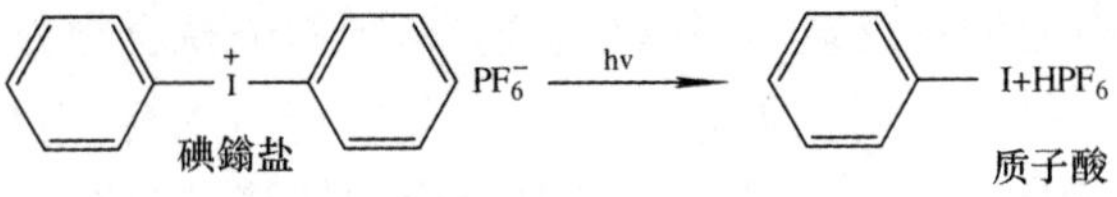

$$\text{碘鎓盐} \quad PF_6^- \xrightarrow{hv} \quad I+HPF_6 \quad \text{质子酸}$$

图 5-16　碘鎓盐在光照下产生质子酸

质子酸 HPF_6 可使环氧基团发生开环聚合如图 5-17 所示:

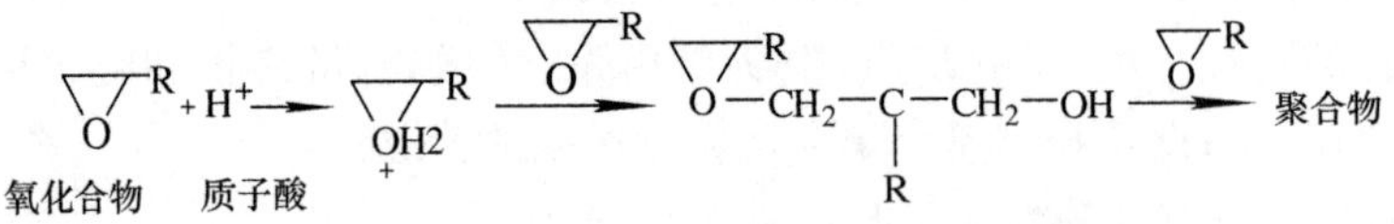

图 5-17　质子酸 HPF_6 使环氧基团发生开环聚合

阳离子光引发聚合的最大优点是没有空气氧阻聚的问题,而且环氧化合物开环聚合过程中存在分子链的伸展现象,所以聚合收缩小。

3. 阴离子聚合

以带负电的离子或者离子对为活性中心的一类连锁聚合反应称为阴离子聚合(Anionic Polymerization)。例如带吸电子取代基(—CN)的 α-氰基丙烯酸酯(α-Cyanoacrylate)能被阴离子 A^-(例如 OH—)或其他碱性物质快速地引发聚合,如图 5-18 所示。

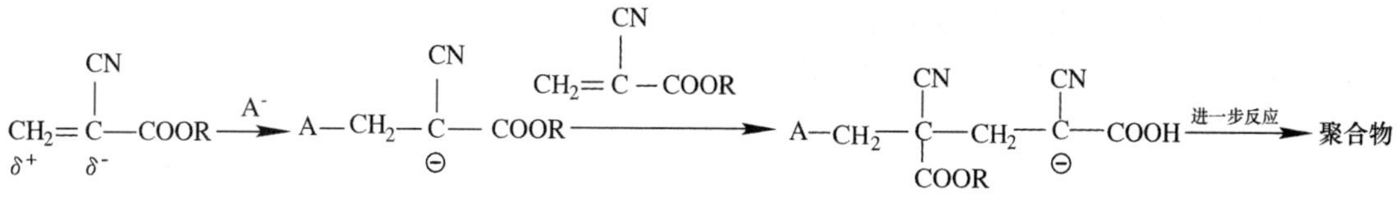

$CH_2=\overset{\overset{\displaystyle CN}{|}}{\underset{\delta^+}{C}}-\underset{\delta^-}{COOR} \xrightarrow{A^-} A-CH_2-\overset{\overset{\displaystyle CN}{|}}{\underset{\ominus}{C}}-COOR \xrightarrow{CH_2=\overset{\overset{\displaystyle CN}{|}}{C}-COOR} A-CH_2-\overset{\overset{\displaystyle CN}{|}}{\underset{\displaystyle COOR}{C}}-CH_2-\overset{\overset{\displaystyle CN}{|}}{\underset{\ominus}{C}}-COOH \xrightarrow{进一步反应} 聚合物$

图 5-18 阴离子聚合

这个反应的反应速度非常快,最终形成坚硬的固体,α-氰基丙烯酸酯一般用来制备瞬间粘结剂,如 502 粘结剂。

5.1.4.2 缩聚反应

缩聚反应在高分子合成中占有重要的地位,聚酯、聚酰胺、酚醛树脂、环氧树脂等杂链聚合物多由缩聚反应合成。具有两个或两个以上反应官能团的低分子化合物(单体),通过多次重复的缩合反应形成聚合物的过程,称为缩合聚合反应,简称缩聚反应。该反应的聚合物,称为缩聚物,留有官能团的结构特征。

1. 缩聚反应主要特点

(1)缩聚反应没有特定的反应活性中心

连锁聚合反应有特定的反应活性中心,而缩聚反应没有特定的反应活性中心。这是因为缩聚反应是官能团之间的反应,每个单体都具有两个(或两个以上)官能团,而官能团都具有相同的反应能力,所以每个单体都可以看作是反应的活性中心。

反应初期单体很快消失,变为二聚体、三聚体、四聚体等低聚体,随着反应的进行,聚合度不断增加,体系中存在聚合度递增的一系列中间产物。因为,在反应初期单体很快消失,所以,单体的转化率与时间关系不大。在连锁聚合体系中,单体的转化率随时间的延长而增加。

(2)缩聚反应无所谓链引发、链增长和链终止

连锁聚合的全过程包括链引发、链增长和链终止等基元反应。对于自由基聚合而言,引发速率快慢是控制聚合总速率的关键;链增长使聚合物的聚合度增加,链增长反应的速率极高,生成一个相对分子质量为 $10^4 \sim 10^5$ 的大分子只需要 0.01 s 到几秒的时间,体系中不是单体就是聚合物。不存在聚合度递增的一系列中间产物。

而缩聚反应的任何一步可以独立存在,任何时候都可以使反应暂时停止下来,任何时候也可以同样的速度使反应继续下去,无所谓链引发、链增长和链终止。体系中存在着聚合度递增的一系列中间产物。

(3)缩聚反应是逐步、可逆平衡反应

缩聚反应的活化能 E 值较高,约 60 kJ/mol,反应速率低,形成一个大分子的时间很长,以小时计。生成一个大分子的时间几乎是整个聚合反应所需的时间。聚合物的相对分子质量随时间的延长而逐步增加。连锁聚合中,增长反应活化能 E_p 值较低,20～34 kJ/mol,反应速率很高,形成一个大分子的时间很短,以秒计,聚合物的相对分子质量与时间无关。

同时,由于缩聚反应的聚合热较小 $\Delta H = -20$ kJ/mol,因此,聚合的临界温度低,一般为 $T_c = 40℃ \sim 50℃$。所以,在一般聚合温度下缩聚反应是可逆平衡反应。聚合热较高 $\Delta H = -90$ kJ/mol,因此,聚合的临界温度高,一般 $T_c > 150℃$。

从理论上,缩聚反应似乎可以一直进行下去,缩聚物分子量可以无限增大,直至官能团消耗完为止。但是在实际上,缩聚物分子量一般小于 10^5,这是因为反应体系的黏度不断增大,使官能团之间的反应概率不断降低,小分子副产物也难以排出,缩聚反应达到可逆平衡。

2．根据生成聚合物的结构分类

根据生成聚合物的结构,缩聚反应可以分为线型缩聚和体型缩聚。

（1）线型缩聚反应

当参加反应的单体都只含有两个官能团时,缩聚反应向两个方向发展生成线型缩聚物的缩聚反应称为线型缩聚。如涤纶、尼龙、聚碳酸酯等,就是按此类反应合成的,其反应通式如图5-19所示。

$$na\text{-A-b} \rightleftharpoons a \left[\text{A} \right]_n b + (n-1)\,ab$$

$$na\text{-A-a} + nb\text{-B-b} \rightleftharpoons a \left[\text{A-B} \right]_n b + (2n-1)\,ab$$

图 5-19　线型缩聚反应通式

式中,A,B为两种结构单元;a,b为两种能彼此发生缩合的官能团,ab为生成的小分子副产物。

（2）体型缩聚反应

在参加反应的单体中,只要有一种单体是两个以上官能度,则缩聚反应向三个方向发展,生成体型缩聚物的缩聚反应称为体型缩聚。如酚醛树脂等,就是按此类反应合成的。

3．根据参加反应的单体种类分类

根据参加反应的单体种类,缩聚反应可以分为均缩聚、混缩聚以及共缩聚三类。

（1）均缩聚

均缩聚是指只有一种单体进行的缩聚反应,反应通式如图5-20所示。

$$na\text{-A-b} \rightleftharpoons a \left[\text{A} \right]_n b + (n-1)\,ab$$

图 5-20　均缩聚反应通式

（2）混缩聚

混缩聚是指两种分别带有不同官能团的单体进行的缩聚反应,且这两种单体自身不能进行均缩聚。如二元酸和二元醇或二元胺的缩聚反应,其反应通式如图5-21所示。

$$na\text{-A-a} + nb\text{-B-b} \rightleftharpoons a \left[\text{A-B} \right]_n b + (2n-1)\,ab$$

图 5-21　混缩聚应通式

（3）共缩聚

共缩聚是指在均缩聚中加入第二种单体进行的缩聚反应,在混缩聚中加入第三或第四种单体进行的缩聚反应均成为共缩聚,其反应通式如图5-22所示。

$$na\text{-A-b} + na\text{-B-b} \rightleftharpoons a \left[\text{A-B} \right]_n b + (2n-1)\,ab$$

$$na\text{-A-a} + na\text{-B-a} + 2nb\text{-c-b} \rightleftharpoons \sim\!\!\sim\!\!\text{A-C-B-C-A-C}\sim\!\!\sim + (4n-1)\,ab$$

图 5-22　共缩聚反应通式

在口腔印模材料中,缩合型硅橡胶印模材料的固化过程就伴随着缩聚反应。缩合型硅橡胶的基质-端羟基聚二甲基硅氧烷在催化剂(辛酸亚锡)的作用下,与交联剂硅酸乙酯发生缩合反应,由线型分子交联成网状缩合物,同时生成乙醇,其反应式如图5-23所示。

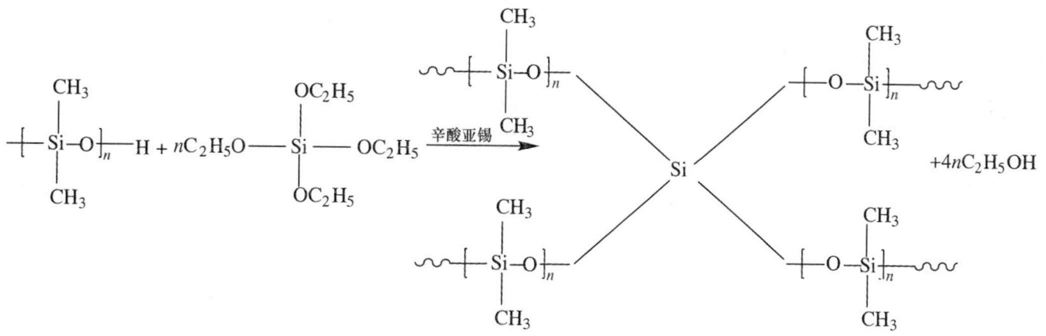

图 5-23 缩合型硅橡胶的基质-端羟基聚二甲基硅氧烷
在辛酸亚锡作用下与交联剂硅酸乙酯发生反应

5.1.5 高分子的聚集态结构

高分子的聚集态结构指的是高聚物材料本体内部高分子链之间排列和堆积结构。

高聚物的聚集态结构在很长一段时间内都没搞清楚,长而柔的链分子如何形成规整的晶体结构是很难想象的,特别是这些分子纵向长度要比横向大许多倍;每个分子的长度又都不一样,形状更是变化多端。所以,起初人们认为高聚物是缠结的乱线团构成的系统,像毛线一样,无规整结构可言。X线衍射研究了许多高聚物的微观结构以后发现:许多高聚物虽然宏观上外形不规整,但它确实包含有一定数量的、良好有序的微小晶粒,每个晶粒内部的结构和普通晶状体一样,具有三维远程有序,由此证明了它们的确是真正的晶体结构。所以高分子聚集态结构可以分为晶态和非晶态。

结构规整或链间范德瓦耳斯力较强的聚合物容易结晶,例如高密度聚乙烯等。结晶聚合物往往存在一定的非结晶区,并不是所有分子都处于规则排列,存在结晶程度。熔融温度是结晶聚合物使用时的上限温度。

结构不规整或者链间次价力较弱的聚合物,如聚氯乙烯、聚甲基丙烯酸甲酯等,难以结晶,一般为非晶态。非晶态结构是一个比晶态更为普遍存在的聚集形态,不仅有大量完全非晶态的聚合物,而且即使在晶态聚合物中也存在非晶区。 非晶态结构包括玻璃态、橡胶态、粘流态(或熔融态)及结晶聚合物中的非晶区。

5.2 口腔高分子材料基础

本节根据口腔临床的实际应用情况,对口腔高分子材料进行了简要介绍。目前应用于口腔医学的高分子材料主要有塑料、橡胶、纤维、粘结剂、涂料及高分子复合材料等,下面将逐个进行介绍。

5.2.1 塑料

5.2.1.1 塑料的定义及分类

塑料是以单体为原料,通过加聚或缩聚反应聚合而成的高分子化合物,俗称塑料或树脂,可以自由改变成分及形体样式,由合成树脂及填料、增塑剂、稳定剂、润滑剂、色料等添加剂组成。根据受热后性能变化,可分为热塑性塑料和热固性塑料。热塑性塑料可溶、可熔,是以热塑性树脂为基本成分,一般具有线型或支链型结构,受热后可软化或流动,冷却则凝固成型,可反复加工成型。如聚苯乙烯、聚甲基丙烯酸甲酯(即有机玻璃)、丙烯酸酯类的塑料基托、塑料牙、塑料衬层材料和颌面缺损修复材料等。热固性材料是以热固性树脂为基本成分,在一定温度及压力下加工成型时会发生化学变化,受热时不软化,不能反复塑制,而且具有第一次加工成型时的固定形状,如酚醛树脂和环氧树脂等。

合成树脂中未成型加工前的原始聚合物,在工程技术上有时称作树脂。在合成树脂和塑料的基础上,又衍生出粘结剂、涂料等,用途虽然有别,但聚合物本身可能相似。

若按使用性能,又可分为通用塑料和工程塑料,前者有四烯(聚乙烯、聚丙烯、聚氯乙烯、聚苯乙烯)和聚甲基丙烯酸甲酯等;后者有聚碳酸酯和聚砜等,是具有优良机械强度的聚合物,现已广泛用于工程塑料上。

若按其是否降解可分为可降解塑料和不可降解塑料。可降解塑料是在规定环境条件下,经过一段时间和包含一个或更多步骤,导致材料化学结构的显著变化而损失某些性能(如完整性、分子质量、结构或机械强度)和/或发生破碎的塑料。按降解方式可分为生物分解塑料、热痒降解塑料、光降解塑料和可堆肥塑料。

5.2.1.2 塑料的成型

塑料的成型方式,有浇铸成型、模压成型、层压成型、注射成型、挤出成型、吹塑成型和压延成型。口腔高分子材料常用前两者,特别是浇铸成型。浇铸成型是直接把液态单体和预聚物等注入模型中,在常压或低压下加热固化的方法,适用于流动性大而收缩率较小的品种,可用于某些热塑性塑料(如甲基丙烯酸酯类)和部分热固性塑料(如环氧树脂类和不饱和聚酯类)。

5.2.1.3 塑料的特性

(1)轻质

无填料的塑料的相对密度在 0.82~22 之间,是钢铁的 1/8~1/4。有填料的塑料的相对密度也只有铝的 1/2。因此,塑料的比强度反而比金属大。

(2)耐腐蚀性良好

塑料在水、水蒸气、酸、碱、盐、汽抽等化学介质中;大多比较稳定,不起化学变化。在某些强腐蚀性介质中,有的塑料的耐蚀性甚至超过某些贵金属。因此,在工业生产中,许多设备是由塑料制造的。所谓"塑料王"——聚四氟乙烯,在很宽的温度范围内,对许多强腐蚀性的化学介质,甚至王水都是很稳定的。

(3)加工和成型的工艺性能良好

塑料的加工成型方法很多,而且加工方法简单。热塑性的塑料在很短的时间内即可成型出制品,比金属加工成零件的车、铣、刨、钻、磨等工序简单得多。塑料也可以采用机器加工,大多数塑料便于焊接。

(4)优良的电绝缘性

大多数塑料有优良的电绝缘性,在高频电压下,可以作为电容器的介电材料和绝缘材料,也可以应用于电视、雷达等装置中。

(5)摩擦系数小,润滑性能好

因此塑料制成的机械传动部件,机械动力的损耗小,有的甚至可以不加润滑剂,或用水润滑即可。这是金属材料所无法相比的。

（6）热性能不好，耐热性差

大多数塑料的耐热性差，一般只可在100℃以下使用，有的使用温度不能超过60℃，少数可以在200℃左右的条件下使用。高于这些温度，塑料即软化、变形，甚至丧失使用性能。

（7）塑料较容易变形

大多数塑料比金属容易变形，这是作为工程材料的塑料的最大缺点。金属材料在较高温度下，才有显著的蠕变现象；而塑料即使在室温下，经过长时间受力也会缓慢变形，并随温度升高，蠕变加剧。热塑性塑料的蠕变更为严重。添加填料，或使用金属、玻璃纤维、碳纤维等增强材料的塑料，可使所受外力分布到较大的面积上，蠕变会减轻。

（8）塑料会逐步老化

塑料制品在使用中，由于大气中氧气、臭氧、光、热等及各类机械力的作用，又有树脂内部微量杂质的存在，塑料的性能变坏，甚至丧失使用价值，即为塑料的老化。当然，如果在塑料中加入一些防老剂，或者在塑料的表面喷涂防老剂以阻隔或减轻光和热的作用，可以减缓塑料的老化速度，延长使用寿命。

5.2.1.4 常用口腔用塑料材料

1. 聚甲基丙烯酸甲酯

聚甲基丙烯酸甲酯（PMMA）俗称有机玻璃，具有透明性好、光泽度好、韧性好、成型容易、可现场固化、与牙托材料粘合性好等优点，是一种最常用的牙用材料。PMMA的质量轻，密度比玻璃小：PMMA的密度在$1150\sim1190\,kg/m^3$，是玻璃（$2400\sim2800\,kg/m^3$）的一半。同样大小的材料，其质量只有普通玻璃的一半，金属铝（属于轻金属）的43%。为改善PMMA硬度及耐磨性，常用其他丙烯酸与MMA共聚或对PMMA进行交联处理。

甲基丙烯酸甲酯（MMA）是合成PMMA的原料，称为单体，俗称牙托水。MMA在常温下是无色透明液体，易挥发、易燃、易溶于有机溶剂中，微溶于水。MMA在光、热、电离辐射和自由基的激发下，容易发生加成聚合，形成聚合物。

聚甲基丙烯酸甲酯分子式为，$\left[\!\!\begin{array}{c} CH_3 \\ | \\ -CH_2-C- \\ | \\ COOCH_3 \end{array}\!\!\right]_n$ ，有机玻璃的相对分子质量大约为200万，

是长链的高分子化合物。自从1936年德国人首先推出热固性甲基丙烯酸甲酯（MMA）义齿基托材料，以替代当时普遍使用的硫化橡胶，义齿的质量获得了显著的提高。

2. 工程塑料

与PMMA相比，工程塑料大都具有优异的强度、硬度，耐磨性也很好，缺点为吸水率高，与牙托材料粘合强度不高。2010年，我国工程塑料消费量达244.3万t，同比增长11%，是全球需求增长最快的国家；2011年我国工程塑料消费量为272万t，同比增长11.34%。到2013年我国工程塑料消费量将达到337万t，2015年达到417万t。常用的工程塑料有：聚酰胺类（PA）、聚碳酸酯类（PC）及聚砜（PSF）等。

（1）聚酰胺

聚酰胺类塑料由主链重复单元中含酰胺基（$-\overset{\overset{\displaystyle O}{\|}}{C}-\overset{\overset{\displaystyle H}{|}}{N}-$）的高分子化合物组成，也称作尼龙（Nylon）。聚酰胺高分子化合物有脂肪族聚酰胺、半芳香族聚酰胺、全芳香族聚酰胺、含杂环芳香聚酰胺及脂环族聚酰胺等。适合做塑料的主要是脂肪族聚酰胺。

聚酰胺塑料具有机械强度优良、耐磨自润滑、耐油、难燃自熄性、低的氧气透过率和与玻璃等复合效果显著等优点；有吸水率高、其制品性能及尺寸随温度变化大、热变形温度低和不耐酸等缺点。

（2）聚碳酸酯

聚碳酸酯是由异丙撑基（—$\overset{\overset{\displaystyle CH_3}{|}}{\underset{\underset{\displaystyle CH_3}{|}}{C}}$—）与碳酸酯基（$\overset{\overset{\displaystyle O}{\|}}{-O-C-O-}$）交互与苯环相连接构成的线性大分子。它是具有高透明性、综合机械性能优良、低蠕变、低收缩率，在－170℃～130℃各种性能稳定，而且难燃自熄的热塑性工程塑料。聚碳酸酯存在的主要缺点有：制品容易产生内应力，存在应力开裂，耐磨耗及耐疲劳性低。所以出现了 PC/PE、PC/ABS、PC/PMMA 等共混物合金，改善聚碳酸酯应力开裂性及成型加工性。玻璃纤维增强聚碳酸酯的耐疲劳性和耐应力开裂性大大提高。

（3）聚砜

聚砜是微带琥珀色透明体或象牙色的不透明体。难燃，离火后自行熄灭，燃烧时产生黄褐色的烟，熔融时带橡胶焦臭味。

聚砜的合成工艺是双酚 A 和 NaOH 在溶剂二甲基砜中脱水生成钠盐，所得双酚 A 钠盐再与 4,4′-二氯二苯基砜在二甲基亚砜中进行常压溶液缩聚反应得到聚砜。其反应式如图5-24所示。

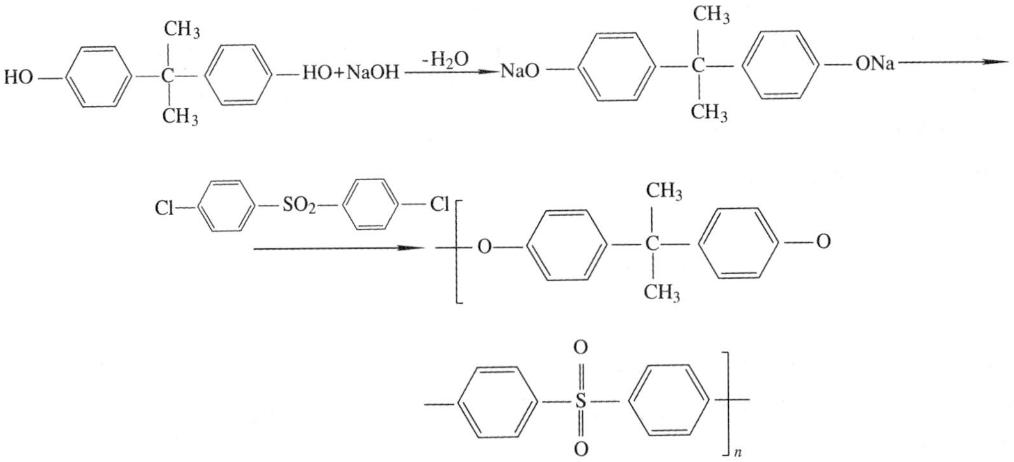

图 5-24　聚砜的合成反应式

3. 改性树脂

改性树脂是为了进一步改善塑料牙科材料的强度、硬度及耐磨性等而加入的无机增强材料一类树脂。常用的添加材料为硅烷处理的细微或超微 SiO_2。改性树脂的光洁度、耐磨及硬度明显提高，色泽及半透明性接近天然牙体。

改性树脂种类繁多，其中聚乙烯（PE）、聚氯乙烯（PVC）、聚苯乙烯（PS）、聚丙烯（PP）和 ABS 树脂为五大通用树脂，是应用最为广泛的改性树脂材料。

（1）聚乙烯

聚乙烯是分子结构最简单、产量最大的半结晶性热塑性塑料。聚乙烯质轻，可在相当低的温度下保持柔韧性,耐化学药品性能好,各种电气性能,特别是高频电绝缘性能优良。成型加工性能也好,可以用各种方法(如注射、挤出、吹塑、热成型等)成型制品,用途极为广泛。

聚乙烯是由乙烯直接聚合所得到的聚合物,分子式可用通式 $\text{+CH}_2\text{—CH}_2\text{]}_n$ 表示。聚乙烯是化学组成和分子结构最简单、生产量最大、应用最广的塑料品种。聚乙烯最早是在 1939 年实现了用高压法的工业化生产,50 年代又相继出现了低压法和中压法的工业化生产。

（2）聚氯乙烯

聚氯乙烯可以看作是聚乙烯分子链上每个单体单元中的一个氢原子交替地被氯原子取代结果。通常以乙炔和氯化氢(电石路线)或乙烷、乙烯与氯(石油路线)合成的氯乙烯

$$\left(\begin{array}{c}\text{CH}_2\text{—CH}\\ |\\ \text{Cl}\end{array}\right)$$ 为单体,经悬浮、乳液或本体法聚合制得聚氯乙烯树脂,其分子式

为 $$\left[\begin{array}{c}\text{CH}_2\text{—CH}\\ |\\ \text{Cl}\end{array}\right]_n。$$

聚氯乙烯具有阻燃(OI 值为 40 以上)、耐化学药品性高(耐浓盐酸、浓度为 90％的硫酸、浓度为 60％的硝酸和浓度 20％的氢氧化钠)、机械强度及电绝缘性良好的优点。但耐热性较差,软化点为 80℃,于 130℃开始分解变色,并析出 HCl。

（3）聚丙烯

聚丙烯是无毒、无味、质轻(密度 0.908～0.91 g/cm^3)、软化点高(>140℃)、可水煮的乳白色高结晶性聚合物。具有独特的抗弯曲疲劳性。硬度、刚性、耐磨性高于聚乙烯;对光的稳定性和低温韧性低于聚乙烯(−5℃以下韧性急剧下降);其他如电绝缘性、耐溶剂性及加工性能和聚乙烯一样好;其粘结、印刷性与聚乙烯一样差。

聚丙烯是结构单元为 $$\begin{array}{c}\text{—CH}_2\text{—CH—}\\ |\\ \text{CH}_3\end{array}$$ 的线型高分子,是只含有碳、氢元素的脂肪族化合物。聚丙烯树脂工业合成方法有溶液法、本体法和气相法。我国以溶液法为主。该法系以纯度为 99％以上的丙烯($$\begin{array}{c}\text{CH}_2\text{=CH}\\ |\\ \text{CH}_3\end{array}$$)为原料,在烷烃(乙烷、庚烷或汽油等)中,以三氯化钛为催化剂,一氯二乙基铝为活化剂,氢气为分子量调节剂,于 50℃和 1 MPa 压力下,连续进行阴离子配位聚合,制得聚丙烯悬浮液,将其送入闪蒸装置,从顶部分离出来未反应的丙烯和部分溶剂,在酯化釜中加入甲醇进行酯化反应,破坏残存的催化剂,再经中和、洗涤、分离、干燥后,挤出造粒（添加防老剂）,即得乳白色半透明的粒状聚丙烯料。聚丙烯的分子式

为 $$\left[\begin{array}{c}\text{CH}_2\text{=CH}\\ |\\ \text{C}\end{array}\right]_n。$$

（4）ABS 树脂

ABS 树脂是丙烯腈、丁二烯、苯乙烯三元共聚物,也是人们在对聚苯乙烯改性中开发的一种新型塑料材料。由于具有很优异的综合物理力学性能、良好的耐化学性,容易成型加工,价格又便宜,已成为用途极广的一种工程塑料。其结构通式如图 5-25 所示:

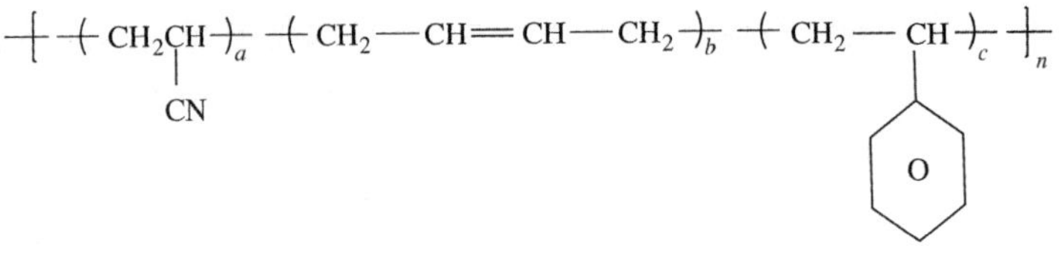

$$ \left\{ \left[CH_2CH \right]_a \left[CH_2-CH=CH-CH_2 \right]_b \left[CH_2-CH \right]_c \right\}_n $$

图 5-25 ABS 树脂结构通式

其分子链中三种单体比例可在较大范围内调节,其大致的比例范围是:$a=0.2\sim0.3$,$b=0.05\sim0.4$,$c=0.4\sim0.7$。

ABS 外观上是淡黄色非晶态树脂,不透明,密度与聚苯乙烯基本相同。ABS 具有良好的综合物理力学性能,耐热、耐腐、耐油、耐磨、尺寸稳定、加工性能优良,它具有三种单体所赋予的优点。其中丙烯腈赋予材料良好的刚性、硬度、耐油耐腐、着色性和电镀性;丁二烯赋予材料良好的韧性、耐寒性;苯乙烯赋予材料良好的刚性、硬度、光泽性和加工流动性。改变三组分的比例,可以调节材料性能。

5.2.2　橡胶

5.2.2.1　橡胶的种类

具有可逆形变的高弹性聚合物材料称为橡胶。橡胶分为天然橡胶和合成橡胶两类。

合成橡胶按用途可分为通用合成橡胶和特种合成橡胶。通用合成橡胶的性能,与天然橡胶类似,有丁苯橡胶、顺丁橡胶、异戊橡胶、乙丙橡胶、氯丁橡胶和丁基橡胶等主要品种。特种合成橡胶具有某些特殊性能,用于制造在特定条件下使用的橡胶制品,主要品种有丁腈橡胶、硅橡胶、氟橡胶、聚硫橡胶、聚氨酯橡胶、氯醇橡胶、丙烯酸酯橡胶等。通用橡胶和特种橡胶之间并没有严格的界限。

特种合成橡胶在口腔中应用较多,如硅橡胶、聚硫橡胶、聚醚橡胶和丙烯酸酯橡胶等。

5.2.2.2　橡胶的组成

橡胶以生胶或胶乳为主要成分,但是无论天然的还是合成的生胶或胶乳,都不能直接制成橡胶成品,而必须按使用要求有选择地加入配合剂,经一定加工程序,方能制成橡胶制品来加以应用。

配合剂主要包括硫化基、硫化促进剂、助促进剂、防老剂、增强剂、填充剂、着色剂、稳定剂、分散剂等。

凡能使橡胶由线型结构变为网状或体型结构,使之成为弹性体的物质(包括非硫物质),均称为硫化机,如硫黄、金属氧化物、过氧化物和四乙氧基硅烷等。能活化硫化基并可缩短硫化时间的物质称为硫化促进剂。能提高橡胶力学性能的物质称为增强剂,最常用的是炭黑。主要起增容作用以降低成本的物质称为填充剂,常用的有碳酸钙、硫酸钡等。

5.2.2.3　橡胶的加工

橡胶制品一般分为干胶制品和乳胶制品两大类。干胶制品的加工过程,包括塑炼、混炼、成行和硫化等四个步骤。乳胶制品的加工过程:首先转变成硫化乳胶或混合乳胶,然后采用不同的方法,加工为浸渍制品、压出制品、注模制品、海绵制品等。

5.2.2.4　有机硅聚合物

有机硅聚合物即聚有机硅氧烷,属于元素有机聚合物,是一大类含无机主链-Si-O-Si-O-和有机侧链的聚合物,这些侧基可以是甲基、乙基、乙烯基、丙基、苯基和氯代苯基等。有机硅聚合物在口腔材料中的应用也较普遍,如可作精密印模材料、衬层材料、颌面缺损修复材料等。根据它们的形态和用途,聚有机硅氧烷可以分为三大类,即硅油、硅树脂和硅橡胶。在全部有机硅制品中,三者的产量分别占 60％,15％,25％。

1. 硅油的合成

有机硅油是由单官能团和双官能团的甲基(或乙基或苯基)氯硅烷等经水解缩聚而成,为线型结构的低分子量油状液体。常用的硅油是聚二甲基硅氧烷(甲基硅油)和聚甲基苯基硅氧烷(甲基苯基硅油)。

甲基硅油的制备,是先将二甲基二氯硅烷(双官能团单体)放在溶剂中,用硫酸催化进行水解缩聚,可得含羟基的聚硅氧烷,其反应式如图 5-26 所示。

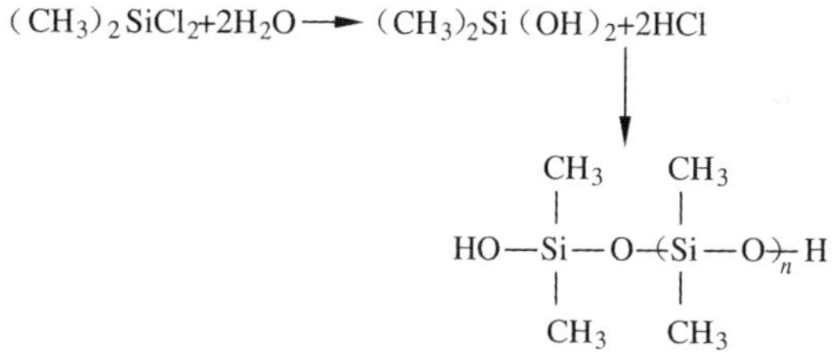

$$(CH_3)_2SiCl_2 + 2H_2O \longrightarrow (CH_3)_2Si(OH)_2 + 2HCl$$

$$
\begin{array}{c}
\downarrow \\
\underset{\underset{CH_3}{|}}{\overset{\overset{CH_3}{|}}{\ }} \quad \underset{\underset{CH_3}{|}}{\overset{\overset{CH_3}{|}}{\ }} \\
HO\!-\!Si\!-\!O\!\!\left(\!Si\!-\!O\!\right)_{\!n}\!H
\end{array}
$$

图 5-26　甲基硅油制备的反应式

此外,将一定量的链封端剂六甲基二硅氧烷(单官能团单体)加入上述水解缩合反应体系中,便可得到稳定的线型聚有机硅氧烷。硅油的分子量,是由单官能团和双官能团单体的摩尔比加以控制的,可值得类似油状(最低为 0.65 厘泊)和类似糖状(最高达 100 万厘泊)的不同黏度的硅油。

2. 硅树脂的合成

有机硅树脂是热固性树脂,由三官能团和双官能团单体以一定配比进行水解缩聚制得。先通过水解预缩聚生成线型聚合物,然后在加工成型过程中完成交联固化反应,得到热固性网状立体结构的硅树脂,如图 5-27 所示。

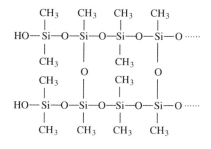

图 5-27　硅树脂

3. 硅橡胶的合成

线型硅橡胶只有在分子量很高的条件下,才具有高弹性,这就要求单体有极高的纯度(≥99％)。为此,一般先将二甲基二氯硅烷变为易分馏提纯的二甲基二乙氧基硅烷$(CH_3)_2Si(OC_2H_5)_2$或八甲基环四硅氧烷,然后经水解缩聚或开环聚合而得到高分子量的聚有机硅氧烷,如图 5-28 所示。

聚二甲基硅氧烷线型大分子可通过加入过氧化物加温硫化,或用有机锡催化在室温下硫化,生成网状硅橡胶分子。

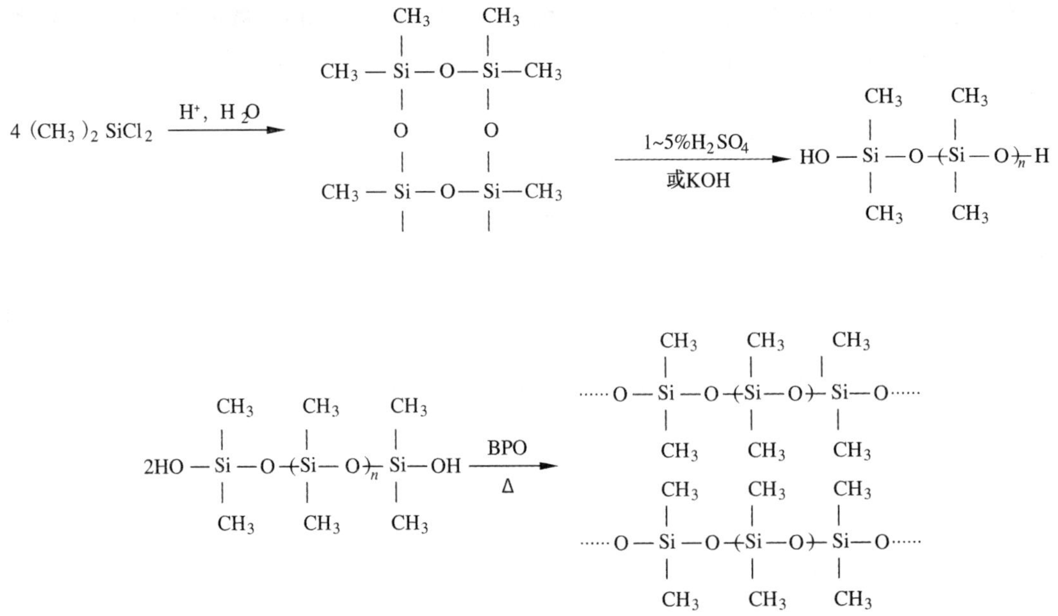

$$4\ (CH_3)_2\,SiCl_2 \xrightarrow{\ H^+,\ H_2O\ }$$

(硅氧烷四元环结构)

$$\xrightarrow[\text{或 KOH}]{1\sim5\%\,H_2SO_4} \quad HO-\underset{CH_3}{\overset{CH_3}{Si}}-O\!\!\left(\!\underset{CH_3}{\overset{CH_3}{Si}}-O\!\right)_{\!n}\!H$$

$$2HO-\underset{CH_3}{\overset{CH_3}{Si}}-O\!\!\left(\!\underset{CH_3}{\overset{CH_3}{Si}}-O\!\right)_{\!n}\!\underset{CH_3}{\overset{CH_3}{Si}}-OH \xrightarrow[\Delta]{BPO}$$

(交联聚有机硅氧烷网状结构)

图 5-28　硅橡胶的合成

4. 聚有机硅氧烷的用途

由于聚有机硅氧烷含有无机主链-Si-O-Si-O-和有机侧链,因而它既具有一般天然无机高聚物(如石英、石棉等)的耐热性,又具有一般有机聚合物的韧性、弹性和可塑性。无论是液体、固体还是弹性体的聚有机硅氧烷,都具有很高的耐热性、电绝缘性、耐候性、耐水性、耐寒性及生物惰性,因而在工业和医药卫生方面有着广泛的用途。

有机硅油:除工业用途外,还可作医药和食品工业中的消泡剂;在口腔材料中,可用作颌面缺损或整容修复的填充物,还可作脱模剂。

有机硅树脂:是优良的电绝缘漆,也是耐热、耐气候老化涂料和成型材料用的基础树脂。

有机硅橡胶:除工业用途外,还是较理想的医用高分子材料,可用作人工心脏瓣膜、人工胆管、整复外科材料,以及印模、衬层、颌面缺损修复和整容等口腔材料。

聚有机硅氧烷的缺点是机械强度较低,耐油性稍差,长期热稳定性需进一步提高,这些方面都需要加以改善。

5.2.3　纤维

纤维是纤细而柔软的丝状聚合物,其长度至少为直径的 100 倍。根据原料来源可分为天然纤维(如棉、毛、丝、麻等)和化学纤维两大类。

化学纤维一般包括两部分,一部分是由天然高分子物质经化学处理而制得的人造纤维,另一部分是由合成聚合物制得的合成纤维。无论是天然高分子还是合成高分子,一般都是由不同相对分子质量的大分子混合而成,纤维高分子的分子链长度是不同的,其聚合度与相对分子质量可按不同的统计方法计算出来,因此是一个统计平均值。如要了解相对分子质量多分散性的特点,还需测定其相对分子质量分布。在化学纤维生产中,经常将相对分子质量及其分布作为控制生产和改进产品质量的重要手段,而成纤高聚物的相对分子质量及其分布也确实能对高聚物的加工性能及纤维性能产生明显的影响。

人造纤维中最主要的品种是粘胶纤维。合成纤维的主要品种是涤纶、锦纶、腈纶、维纶、丙纶和氯纶等。前三种是最主要的,其中涤纶尤居首位。

纤维在口腔材料中的应用较少,这里不再详述。

5.2.4 粘结剂

能把两个物体通过紧密的接触结合在一起,并在其结合处有一定强度的物质,称为粘结剂,通常又称为胶粘剂或粘合剂。

粘结剂的分类方法较多,通常有如下几种分类原则,即按粘结剂的来源、被粘结材料、使用目的、粘结剂的供应形态、粘结剂基料的性质和粘结剂的流变性质来分类。共中,按粘结剂的流变性质分类较普遍,即粘结剂可分为:热固性粘结剂、热塑性粘结剂、合成橡胶粘结剂和混合型粘结剂。

粘结剂通常是由基料(一般是一种或几种聚合物混合而成)和固化剂、填料、增塑剂或增韧剂、稀释剂、防老剂、促进剂、着色剂等组成的一种混合物。

在口腔临床的粘结上,都涉及聚合物与金属、非金属和牙体组织的粘结性能问题,所以,研究聚合物的粘结性是非常重要的。

粘结是一个非常复杂的问题,只有综合界面科学、流变学、应力分析、断裂力学和口腔医学等诸学科,才能获得较满意的粘结理论和口腔高分子粘结材料。

5.2.5 涂料

涂料是一种涂布于物体表面能结成坚韧保护膜的物质,可使被涂物体的表面与大气隔离,从而起到保护、装饰、标志和其他特殊作用。

涂料虽有无机涂料和有机涂料之分,但一般均指有机高分子涂料,多为粘稠状液体。涂料一般由成膜物质、稀释剂及各种辅料和颜料所组成。如 EM 口腔窝沟封闭防龋涂料由环氧丙烯酸醋成膜剂、MMA 稀释剂、BPO-DHET 引发体系和 264 稳定剂等组成。

防龋涂料(窝沟封闭剂)是 20 世纪 60 年代发展起来的一种新型的口腔医用高分子材料。防龋涂料的防龋效果,目前仅局限于窝沟,许多研究者指出,当涂膜脱落后,虽然在短期内(2年内)并不增加对龋病的易感性,但长期的防龋效果尚待验证。

5.2.6 高分子复合材料

单一的聚合物,往往有这样或那样的缺点,不能满足实际使用的某些要求,特别是力学强度和硬度比金属低得多,因而更广泛的应用受到了限制。为了满足现代科学技术对材料性能越来越高的要求,人们以高分子材料、金属、陶瓷等作为基体,以粒子、纤维、片状形式的其他材料作为改性剂,依据实际使用要求,选择适当的基体与改性剂及相应的复合方式,制得了具有预定结构和所期望的综合性能的高分子复合材料。这种材料不仅大大改进了高聚物的力学强度和其他一些性能(如耐热性、耐腐蚀性等),而且具有相应的单一材料所没有的新性能,从而更能适应多样性应用的要求。对高分子复合材料的研究、生产与应用的综合发展,将推动整个材料科学和工程技术的发展。

尽管高分子复合材料在临床上已经取得了很大的成功,但是有一些重要的问题和难点一直困扰着牙科高分子复合材料。其中最重要的一个问题就是树脂单体分子在聚合时的体积收缩问题。体积收缩一方面会在牙齿和填充材料的界面及填充材料内部形成应力,从而导致填充物在界面脱落;另一方面会在牙齿和填充材料的界面形成空隙,从而导致细菌的侵入。这两方面均会影响到材料的使用寿命。因而,研发具备低体积收缩或者抗菌性能的牙科高分子复合材料一直是牙科材料领域的热点。

目前高分子复合材料的品种繁多,但大致可分为两大类:

1. 聚合物基复合材料

一般在高聚物中采用机械混合或层压的方法,加入一些粉状、粒状、纤维状或片状无机填料,使得增强高聚物的力学强度有显著提高。

聚合物基复合材料的主要成分是增强材料和聚合物基体。其增强材料有碳纤维、有机纤维、玻璃纤维和硼纤维等。对于粉状填料的复合材料(即粒子增强复合材料),在承受载荷时,起主要作用的是基体材料;在纤维增强的复合材料中,起主要作用的是纤维。所以,两种复合材料的增强原理是不同的。粒状填料增强的材料,强度取决于分散的粒子阻止基体位错的能力。在纤维增强的复合材料中,基体几乎只是通过界面黏附强度和基体的剪切强度起传递载荷作用。

2. 高分子合金

与金属合金相似,高分子合金是由两种聚合物结合或共混在一起的材料,可通过共聚或将两种聚合物共混的方法制得。

高分子合金技术使得高分子材料功能化和高性能化,相溶剂是高分子合金技术的关键。让热力学不相容的不同高分子材料各自优越的性能进行叠加,这是高分子材料合金化的目的。高分子材料完全不容将失去使用价值,完全互容各项性能平均同样降低材料的使用价值。

高分子在聚合过程中出现的聚合收缩是其固有特性之一。通常高分子的聚合收缩表现在产生收缩体积与收缩应力两个方面。在临床使用中,修复树脂与龋齿齿壁的粘结会导致其聚合收缩变形受到限制,最终导致收缩应力的产生,继而引发一系列的临床问题,如边缘适应性差、微渗漏、边缘污染和术后敏感疼痛、继发龋、修复体与牙齿间界面缺陷等问题,当收缩应力超过修复树脂-牙齿的界面粘结强度时,甚至有可能导致粘结脱落,修复失败。

目前,高分子复合材料已在许多方面成功地代替了很多传统材料。在口腔临床医学方面的应用也日益普遍,如复合牙冠材料、复合充填材料、复合种植材料、硅橡胶和金属烤瓷材料等。

参考文献

[1] 胡庚祥,蔡珣,等.材料科学基础[M].上海:上海交通大学出版社,2000.
[2] 陆阳,刘俊义,叶玲,等.有机化学[M].8 版.北京:人民卫生出版社,2013.
[3] 张克惠.塑料材料学[M].西安:西北工业大学出版社,2000.
[4] 潘祖仁.高分子化学[M].5 版.北京:化学工业出版社,2014.
[5] 赵信义,孙皎,等.口腔材料学[M].5 版.北京:人民卫生出版社,2012.

第6章

陶瓷口腔材料

6.1.1　陶瓷材料的发展

传统的陶瓷材料是陶器和瓷器的总称,随着科学技术的发展,陶瓷的概念扩大到整个无机非金属材料,即陶瓷材料是以氧化物、氮化物、碳化物等为原料制成的无机固体材料的总称。在口腔医学中应用的陶瓷,包括烧结全瓷、金属烤瓷、铸造陶瓷、种植陶瓷、陶瓷牙等;其他无机非金属材料还包括牙科石膏、牙科水门汀、包埋材料及部分切削和研磨材料等,是应用非常广的一类材料。

自 1774 年,法国药师 Duchateau 制作出第一副陶瓷全口义齿开始[1],陶瓷在口腔医学中的应用越来越引起人们的关注。1820 年 Lindere 用陶瓷作充填修复,1880 年 Rollins 采用型片法进行了陶瓷嵌体修复的初步尝试,1887 年美国 Land 自制煤气炉进行陶瓷的烧结,1889年陶瓷冠试制成功,使陶瓷修复工艺取得了很大的进步[2-4]。1919 年 Welben 第一次试作了铸造陶瓷,虽然陶瓷的流动性没有解决而未能使用,但为铸造陶瓷的研究奠定了基础。1920 年 Tompson 采用陶瓷牙来修复前牙唇面,因陶瓷的脆性而没有取得成功。1940 年 Woolson 开始将陶瓷烧结于金属,以增加强度,但由于两者的结合问题而未能推广,直到 1960 年,人们初步解决了金属陶瓷相互匹配以后,陶瓷修复才进入了一个新的阶段[2-3]。为了扩大其应用范围,1965 年 Mclaen 和 Hughes[5]研制了氧化铝陶瓷,提高了陶瓷的强度和韧性,使陶瓷材料的应用日趋广泛。同期口腔种植陶瓷也得到了迅速发展,1969 年多晶氧化铝陶瓷、1973 年玻璃陶瓷[6]、1975 年单晶氧化铝陶瓷和 1978 年羟基磷灰石陶瓷相继研制成功,促进了口腔修复技术的发展。20 世纪 80 年代初,出现了无收缩全瓷冠系统和可铸造陶瓷系统[7]。人们采用了多种方法研制增强增韧陶瓷材料[8],使强度和韧性得到了很大提高。1993 年 Anderson等[9-11]报道了将高纯氧化铝制成放大的牙齿代型来补偿烧结收缩(15%～20%),得到的陶瓷全冠强度达 687MPa[12-13]。近年来随着仿生学的崛起,在模拟人体硬组织结构组成的生物陶瓷方面发挥了促进作用,将对未来口腔临床修复产生重大影响。

6.1.2　口腔陶瓷材料的结构与性能

6.1.2.1　陶瓷材料的结构

陶瓷材料的结构一般指陶瓷材料的显微结构,往往决定着陶瓷的物理、化学性能,是陶瓷材料各种性能的基础。其显微结构通常由 3 种不同的相组成,分别为结晶相、玻璃相及气相[14]。

1. 结晶相

结晶相是陶瓷中原子、分子按周期、有规律的空间排列而成的固体相,是陶瓷材料中最主要的组成相,构成陶瓷体的骨架。结晶相决定陶瓷的物理、化学性能。结晶相不同,陶瓷的机械性能及光化学性能也不同。陶瓷材料的晶体结构比较复杂,结晶相的结构,与配料矿物质的成分和制作工艺有关。

2. 玻璃相

玻璃相是一种非晶态低熔点固态相,存在于各晶粒间,经常与晶界相联系,能够粘结陶瓷内分散的晶粒,提高陶瓷材料的致密程度,增加陶瓷的透明性。它是一个低熔点固体,可降低烧结温度,还可抑制晶粒长大。玻璃相的化学成分大多为 SiO_2,对于不同的陶瓷,玻璃相的含量不同。

3. 气相

气相即陶瓷材料中的气孔。大部分气孔是在加工过程中不可避免残存下来的,有些气孔可通过特殊工艺方法获得。陶瓷的许多性能随着气孔率、气孔尺寸及其分布的不同可在很大范围内变化。气孔的存在通常会使陶瓷机械性能、透光率显著下降。因此合理控制陶瓷中气孔的数量、形态和分布极为重要[15]。

6.1.2.2 结合键

陶瓷材料的结合键包括离子键、共价键及离子键与共价键的混合键。

离子键:以正、负离子间的静电作用力为结合力,没有方向性。离子晶状体的键强度较高,组成的陶瓷强度高、硬度高,但脆性大,金属氧化物主要以离子键结合。

共价键:具有方向性和饱和性,因此共价晶状体中原子的堆积密度较小。共价晶状体键强度较高,且具有稳定的结构,故这类陶瓷熔点高、硬度高、脆性大、热胀系数小。

口腔陶瓷材料多为混合键结合,既有离子键结合也有共价键结合。

6.1.2.3 陶瓷材料的性能

1. 物理性能

口腔陶瓷材料的主要物理性能见表 6-1。

表 6-1 　　　　　　　　　　　口腔陶瓷材料的主要物理性能[16]

密度 /(g·cm⁻³)	热胀系数 /℃	热导率 /(J·cm⁻¹·s⁻¹·℃⁻¹)	吸水率	光透过率	热收缩率	体积收缩率
2.4	$6×10^{-6}$~$8×10^{-6}$	0.042	0~2%	50%	13%~70%	35%~50%

口腔陶瓷材料是热的绝缘体,热胀系数与人牙较接近,但其在烧结制作过程中存在较大的体积收缩而影响修复体的精度,需采取必要的措施,如烧结前尽量去除水分、振荡、压缩成型、真空烧结等以减小其收缩。陶瓷材料色泽美观,有一定的透明度,是目前美学性能最好的修复材料。石英含量多,气孔多,陶瓷粉颗粒大,则透明性下降;反之,则透明性较好。

2. 机械性能

口腔陶瓷材料的主要机械性能见表 6-2。

表 6-2

表 6-2	口腔陶瓷材料的主要机械性能[16]		单位：MPa
压缩强度	拉伸强度	弯曲强度	努氏硬度
345~3000	24.8~37.4	55~1300	4600~5910

口腔陶瓷材料的机械性能是影响其应用的主要因素,口腔陶瓷材料的压缩强度、硬度较高,耐磨性好。而拉伸强度和弯曲强度及冲击强度较低。陶瓷是一种脆性材料,在常温时静拉伸载荷下,不出现塑性变形阶段。弹性阶段过后立即发生脆性断裂。如何解决陶瓷材料质脆易折的问题是当今研究的重要课题。

3. 化学性能

口腔陶瓷材料的化学性能是口腔材料中最稳定的,长期在口腔环境中,能耐受唾液、微生物及各种食物的影响,不出现变质、变性。但氢氟酸可使陶瓷的溶解度增加。

4. 生物性能

口腔陶瓷材料具有较优良的生物性能,在口腔内使用安全、无毒,还可作为植入材料。

5. 美学性能

口腔陶瓷材料具有较好的审美性能。表面光洁度高,呈透明或半透明状,色泽与天然牙相似。

6.1.3 口腔陶瓷材料的分类及制品的制备

6.1.3.1 分类

口腔陶瓷材料按临床使用部位分为植入体内和非植入体内的陶瓷材料;按材料成分分为长石质陶瓷(Feldspathic Porcelain)、玻璃陶瓷(Glass Ceramic)、氧化铝陶瓷(Alumina Porcelain)、羟基磷灰石陶瓷等;按成型技术可分为铸造玻璃陶瓷、热压陶瓷、粉浆涂塑铝瓷以及可切削陶瓷;按临床应用分为烧结全瓷、金属烤瓷、铸造陶瓷、种植陶瓷、成品陶瓷牙及牙科石膏、水门汀、包埋材料、部分切削和研磨材料等无机非金属材料。

6.1.3.2 口腔陶瓷制品的制备

口腔陶瓷材料可采用天然或人工合成的材料作用原材料,经高温熔融、淬冷、粉碎及混合等工艺制备成陶瓷粉。将制备的陶瓷粉经烧结、表面涂层、铸造等工艺后可制备获得口腔陶瓷制品。口腔陶瓷制品的具体制备工艺如下所示:

1. 烧结

将陶瓷粉,在低于熔点的温度下加热,使固体粉粒熔合在一起,获得高强度的致密结晶体。烧结后,陶瓷粉的物理和化学性能发生改变,烧结是陶瓷制作中的重要步骤,它决定了最终制品的性能。烧结过程通常伴有气孔减少、体积收缩。根据烧结条件的不同,烧结可以分为液相烧结、常压固相烧结、热压烧结、等静压烧结、微波烧结和反应烧结等。

2. 表面涂层

是采用一定的工艺手段,将一种材料均匀、等厚、紧密地结合在另一种基地材料的技术。表面涂层包括高温熔烧、等离子喷涂、热扩散、气相沉积、磁控溅射、真空镀膜等。

在口腔临床中采用高温熔烧涂层工艺最普遍,其方法是把陶瓷涂层材料通过浸、刷、喷等方法在金属基体表面均匀涂层,然后将涂层复合体置于一定温度下熔烧即可。如烤瓷熔附金属修复体的制作,就是采用此种工艺方法。

3. 铸造

将陶瓷材料熔融后浇注到铸模内,冷却后成为预制体,再在特定的温度下经过结晶化处理,析出结晶相而瓷化,使材料获得足够强度。目前多采用玻璃陶瓷为原料进行铸造,铸造工艺采用熔模铸造法,即失蜡铸造法。经过结晶化处理后进行铸造的陶瓷材料称为铸造陶瓷材料。

6.1.4 几类口腔陶瓷材料的特征

6.1.4.1 长石质陶瓷

是以长石(Feldspar)为主要原料,并与石英(Quartz)、白陶土(Kaolin Clay)、少量硼砂(Borax)及着色剂等成分配合烧结而成的一种陶瓷材料。口腔长石质陶瓷所用的长石为天然钠长石($Na_2O \cdot Al_2O_3 \cdot 6SiO_2$)和钾长石($K_2O \cdot Al_2O_3 \cdot 6SiO_2$)的混合物。当长石在1250℃～1500℃熔化时,成为一种结合剂,使石英和白陶土($Al_2O_3 \cdot 2SiO_2 \cdot 2H_2O$)紧密结合。石英($2SiO_2$)可增加陶瓷材料的强度。白陶土具有一定的可塑性,有利于制作陶瓷制品时塑形,其优点是易与长石结合。增加陶瓷的韧性和不透明性,缺点是失水后收缩很大。

长石、石英和白陶土是长石质陶瓷的基本成分,而组成比例的变化,将使长石质陶瓷的物理机械性能出现一些差异。

此外,长石质陶瓷中尚有少量助熔剂,其主要成分是碳酸钠、硼酸钠及碳酸钾,用以降低陶瓷的熔点。助熔剂用量越少,熔点越高,孔隙越多;反之,助熔剂用量越多,则熔点越低,孔隙越少。还可加入白榴石晶状体提高长石质陶瓷的强度。

长石质陶瓷对机体无毒、无刺激性,能耐受口腔内唾液中的各种微生物、酶等的作用,是一种具有良好生物性能的口腔陶瓷材料,可作为修复用陶瓷粉的材料及制备成品陶瓷牙、陶瓷牙面等供临床使用。

6.1.4.2 玻璃陶瓷

玻璃陶瓷是将普通玻璃经微晶化处理制成的多晶固体,由一种或数种结晶相和残存玻璃相组成,结晶相均匀地分布在玻璃基质中。其结晶相数量上多于玻璃相。它可用于制作冠桥修复体及充当种植材料。修复临床上常用的玻璃陶瓷有铸造玻璃陶瓷、切削玻璃陶瓷、注入型玻璃陶瓷及植入型玻璃陶瓷。

6.1.4.3 氧化铝陶瓷

氧化铝陶瓷的主晶相为 α-Al_2O_3,它是在玻璃基质中分散一定氧化铝结晶而制成,其实质是一种玻璃陶瓷。口腔修复用氧化铝陶瓷,Al_2O_3 的含量在45％以上,陶瓷材料中还含有 SiO_2 等其他矿物质。其弯曲强度,随 Al_2O_3 含量的增加而增大。因此,将40％～50％的 Al_2O_3 加入到长石质陶瓷混合体中,烧成后的陶瓷将比传统的长石质陶瓷弯曲强度高2倍。将 Al_2O_3 形成多孔支架,在高温下渗透玻璃制备的玻璃渗透陶瓷复合材料强度更佳,可应用于人工牙根和全瓷冠。

6.1.4.4 氧化锆陶瓷

氧化锆陶瓷是以氧化锆矿或锆英石为主要原料通过成型、烧结等系列工艺制得的陶瓷制品。氧化锆的制造分四个阶段[17]:①锆英石的分解;②锆组分的溶解;③锆组分的沉淀;④锻烧成氧化锆。分解锆英石的两种主要工艺分别是:热分解为 SiO_2 和 ZrO_2;化学分解为 Zr 和 Si 的化合物。采用的技术决定于产品要求的纯度、颗粒尺寸、形态和表面积。

氧化锆陶瓷具有优良的力学性能。其断裂韧性可达1000 MPa,高于氧化铝陶瓷,可用于制作全瓷冠、桩核材料,还可以用于其他陶瓷的增强相,氧化锆会降低瓷的半透明性,制作修复体时需要与色泽效果较好的陶瓷材料联合使用。

6.1.4.5 羟基磷灰石

羟基磷灰石其分子式为 $Ca_{10}(PO_4)_6(OH)_2$,是一种无味、无嗅的白色透明粉末,由于人工合成的羟基磷灰石陶瓷结构与人体牙骨组织的无机成分类似,因此它具有良好的生物相容性,能与细胞膜形成良好结构,与骨组织形成骨性结合,常用作种植材料和良好的牙、骨缺损代用材料。

6.2 烧结全瓷材料

烧结全瓷材料即烤瓷材料。烧结是在口腔修复中,直接采用各种粉状瓷料经烧结制作陶瓷修复体的工艺过程,用于制作陶瓷修复体的瓷料称为烤瓷材料(Porcelain Materials),又称为烤瓷粉。

烧结全瓷材料自 20 世纪 80 年代开始在临床应用,最早的铝瓷强度很低,加工技术是简单的烤瓷技术,精确度较差。全瓷材料优秀的美观效果和良好的生物相容性使其一经出现便倍受口腔修复医师和广大患者的青睐,逐渐成为最受欢迎的美观修复材料,而其力学性能和加工工艺也得以不断改善以适应更广泛的应用。现今的全瓷修复体已经具备良好的边缘适合性和较好的力学性能,能够满足大部分的美观修复要求。了解和认识各类全瓷材料的物理、化学性能有助于正确选择和使用全瓷材料制作,既满足美观需求又满足长期生理功能的美观修复体。

6.2.1 分类

(1)烧结全瓷材料根据熔点分为三类:① 高熔烧结全瓷材料,1200℃~1450℃;②中熔烧结全瓷材料,1050℃~1200℃;③低熔烧结全瓷材料,850℃~1050℃。

(2)按材料的成分和性质分为长石质瓷、氧化铝质瓷、玻璃渗透氧化铝质瓷、氧化锆瓷等。

6.2.1.1 长石质瓷

长石质瓷是以长石为主要原料,根据组成比例的变化,可构成不同熔点的陶瓷。它可分为:高熔长石质瓷、中熔长石质瓷和低熔长石质瓷。

(1)高熔长石质瓷的原料组成:长石,61%;石英,29%;碳酸钾,2%;碳酸钠,2%;碳酸钙,5%;硼砂,1%。

(2)低熔长石质瓷的料组成:长石,60%;石英,12%;碳酸钾,8%;碳酸钠,8%;碳酸钙,1%;硼砂,11%。

(3)中熔长石质瓷的原料组成:介于以上两者之间。

6.2.1.2 氧化铝瓷

氧化铝瓷是在长石质烤瓷基础上发展起来的全瓷材料,一般将氧化铝的含量在 45%以上的陶瓷材料称为氧化铝瓷。氧化铝瓷包括核心材料和外层材料两部分。核心材料:含 45%~50%的氧化铝结晶体,是全瓷冠的核心部分,也是全瓷罩冠的内层核心材料。外层材料:包括体瓷料和釉瓷料两部分,同样含有氧化铝成分,但含量低于核心材料。

由于氧化铝瓷的氧化铝结晶体,能够提高强度,因此氧化铝瓷克服了过去因烧结全瓷材料强度不足的限制,达到了临床应用要求。

6.2.1.3　玻璃渗透氧化铝瓷

玻璃渗透氧化铝陶瓷:在疏松多孔的氧化铝中渗透了一定量玻璃成分,玻璃渗透前的胚体是不完全烧结的多孔高纯度氧化铝,其孔隙率为 30% 左右,孔隙的大小为 $1\sim5\mu m$,渗透后的陶瓷微观结构可见氧化铝结构之间充满了玻璃成分。

多孔氧化铝胚体制作方法有两种。一种是将氧化铝粉末调和后,利用粉浆涂塑方法在耐火代型上成型,然后在 $1125℃$ 高温下烧结 2h 左右,在此温度下的氧化铝烧结是不完全烧结,烧结后形成疏松多孔结构,这种状态下的氧化铝质地较软,韧性较好。另一种是 CAD/CAM(计算机辅助设计/计算机辅助制作)技术,不完全烧结的多孔氧化铝胚体制作成可切削的成品,通过数控车床切削成修复体形态。制作完成的氧化铝胚体在 $1100℃$ 下进行玻璃渗透,渗透所用玻璃粉是镧系玻璃,融化后具有很好的流动性。氧化铝胚体的颜色是纯白色的,玻璃粉有不同颜色,可根据修复体所需的颜色进行选择。高温熔化的玻璃进入多孔氧化铝的间隙之中,冷却后通过喷砂去除表面多余的玻璃,玻璃渗透之后,多孔氧化铝成为致密结构,增加了强度,此时氧化铝晶状体的含量是 85%。

氧化铝瓷用于制作基底冠和前牙三单位固定桥的支架,也有报道用于制作全瓷粘结固定桥的支架。

6.2.1.4　氧化锆瓷

氧化锆瓷是以氧化钇为稳定剂的二氧化锆,是目前产品种类最多的牙科陶瓷材料,大多产品含有质量比 3%~5% 的三氧化二钇作为稳定剂,显微结构是多晶像的氧化锆晶体结构。氧化锆陶瓷具有优良的力学性能,有高于氧化铝质陶瓷的断裂韧性和抗弯曲强度。一般用于制作后牙基底冠和长跨度的固定桥支架,也有用于制作全瓷粘结固定桥支架。

6.2.2　原料组成

全瓷陶瓷材料的原料包括长石、石英、白陶土、硼砂、硅石、氧化铝、着色剂、釉料、荧光剂和结合剂等。

1. 金属烤瓷材料长石

是陶瓷的主要原料,为天然钠长石(硅铝酸钠)$(Na_2O\cdot Al_2O_3\cdot 6SiO_2)$ 和钾长石(硅铝酸钾)$(K_2O\cdot Al_2O_3\cdot 6SiO_2)$ 的混合物。具有助熔作用,在烧结过程中熔融而成乳白色黏稠玻璃,冷却后以透明玻璃状态存在于瓷体中,构成瓷的玻璃基质。

2. 金属烤瓷材料石英

化学成分为 SiO_2,是陶瓷的基本成分,在陶瓷中起骨架作用,可以提高陶瓷的强度,但透明度低。

3. 金属烤瓷材料白陶土

化学成分为 $Al_2O_3\cdot SiO_2\cdot 2H_2O$,是岩石风化分解后的一种黏土,是陶瓷的基本成分,具有独特的可塑性和结合性。调水后成为软泥,易于塑形,烧结后变硬而致密,其易与长石结合,增加陶瓷的韧性和不透明性。其缺点是烧成脱水后体积收缩较大。

4. 金属烤瓷材料硼砂

在口腔烧结全瓷材料的烧结中起助熔作用,主要成分为硼砂、碳酸钠、碳酸钾和碳酸钙,可降低长石的熔融温度。

5. 硅石

能增加烧结全瓷材料的强度和透明性,但在常压下烧结时容易产生气孔,所以一般采用真空烧结。

6. 氧化铝

能增加口腔烧结全瓷材料的强度,并可减小烧结收缩。

7. 着色剂

通常用金属氧化物作为陶瓷的着色剂。主要有氧化钛(白色)、氧化铈(黄色)、氧化镍(灰色)、氧化钴(蓝色)、氧化铁(褐色)、磷酸锰(红色),根据需要调配使用,可获得自然色感。

8. 釉料

主要用于增加烧结全瓷光洁度,由石英和助熔剂组成,在全瓷表面形成薄层。

9. 荧光剂

主要为稀土氧化物如氧化铈、氧化铕等。根据需要调配使用,可以增加烧结全瓷的自然色感。

10. 结合剂

是一种专用液体,其目的是为了使瓷粉形成糊状涂于代型或冠核表面,在烧结前塑成所需的形态。

6.2.3 性能

6.2.3.1 物理机械性能

经烧结后的全瓷材料具有硬度高、耐磨性好的优点,其硬度接近牙釉质的硬度,耐磨性与牙釉质相当,具体值如表 6-3 所示。

表 6-3   烧结全瓷材料的物理机械性能

性能	长石质瓷	氧化铝瓷	牙釉质
弯曲强度/MPa	65	118	—
压缩强度/MPa	172	1 048	400
布氏硬度/MPa	400	—	300
弹性模量/GPa	83	123	84
热胀系数/($\times 10^{-6} \cdot K^{-1}$)	12	5.6	11.4

6.2.3.2 化学性能

烧结全瓷材料化学性能稳定,能耐受多种化学物质及唾液的作用而不发生变化。

6.2.3.3 生物性能

烤瓷材料具有良好的生物安全性、惰性、无毒,对口腔组织无刺激、无致敏,长期在口腔内不会发生不良反应。

6.2.3.4 审美性能

烤瓷材料具有着色性好、表面光洁度高的优点,能获得牙体组织的天然色泽。

6.2.4 工艺步骤

6.2.4.1 成型

根据临床需要,选择合适的烤瓷粉。以一定比例的蒸馏水或烤瓷专用液调和成糊状,用特制的毛笔蘸取糊状物均匀涂布于代模上,用雕刻刀加压雕塑修复体的外形。为了补偿烧结后体积的收缩,需将烤瓷预成体形态和尺寸放大 15%～25%,在塑形过程中需注意加压,加压既可减少气孔的产生又可减少烧结过程的体积收缩,从而提高了强度和透明性。然后及时冷凝脱水,并在预热到 650℃ 的炉前干燥几分钟,即可获得全瓷预成体。

6.2.4.2 烧结

将获得的全瓷预成体在真空烧结中进行烧结,从而使全瓷预成体中烤瓷粉粒表面产生熔融而相互凝聚成为致密的结晶体。一般将烧结过程分为三个阶段:①低温烧结阶段——将已预热干燥后的烤瓷预成体放入炉内,逐渐升温,使烤瓷粉粒中玻璃质软化,产生流动,粉粒间开始凝聚,由于凝聚不全,烤瓷预成体呈多孔态而体积很少产生收缩。②中温烧结阶段——随着温度的升高,粉粒间完全凝聚而成致密体,此期体积收缩明显。③高温烧结阶段——粉粒相互熔结形成牢固的结晶实体,此时体积收缩趋于稳定。经上述三个阶段烧结后,离炉、冷却。根据需要可对预成体进行调磨修改或修补,再次烧结。经试戴合适后,再进行修复体表面上釉,完成最后一次烧结。在烤瓷的制作过程中应重视体积收缩和表面的审美问题。一般的解决办法是:选择粒度细而均匀的粉料,预成体必须均匀预热,缓慢升温,在高温烧结达到熔点后,可快速升温,使产生热塑性流动获得光滑表面和审美性。另外,在补瓷后应在相同的条件下重复烧结。

烧结全瓷材料脆性较大,单纯使用其作为修复材料时,易折断。近年来,采用氧化铝渗透、晶须晶片增强及加入氧化锆、白榴石、镧系玻璃、云母微晶玻璃提高烧结全瓷材料的强度,并结合 CAD/CAM 技术,使烧结全瓷修复技术得到完善。

6.3 金属烤瓷材料

金属烤瓷材料是由金属烤瓷粉和金属两部分组成的材料,该技术是 20 世纪 60 年代末发展起来的一种新型口腔技术[18]。在临床口腔修复时,为了克服单纯陶瓷材料的本身强度不足和脆性大的问题,利用金属底板的强度在金属冠核表面熔附上一种性能与金属相匹配的陶瓷材料,就称为金属烤瓷材料,又称为金属烤瓷粉(Porcelain-Fuse-to-Metal-Powder),这种修复技术称为烤瓷熔附金属(Porcelain-Fused-to-Metal,PFM)工艺,制作的修复体称为金属烤瓷修复体。

这种修复体具有陶瓷的美观性能和金属的强度。现已广泛应用于临床牙体缺损、缺失的修复。金瓷修复体成功的关键是金属和瓷层之间要有良好的结合,以保证其在口腔正常功能运动中能承受各方向的力而不致瓷脱落[19]。

6.3.1 组成、结构及性能

6.3.1.1 组成

金属烤瓷材料的一般组成见表 6-4。

表 6-4 金属烤瓷材料的一般组成及作用

成分	含量范围/%	含量/%	作 用
SiO_2	55%～60%	58.0	基质
Al_2O_3	12%～15%	14.2	增强作用
$Na_2O \cdot K_2O \cdot CaO \cdot Li_2O$	15%～17%	15.2	碱化作用
$ZrO_2 \cdot SnO_2 \cdot Ti$	6%～15%	8.0	不透明作用并能促进与烤瓷合金氧化物的结合
$B_2O_3 \cdot ZnO$	3%～5%	2.9	助熔作用
$Fe_2O_3 \cdot MgO \cdot NaF$	微量	微量	添加剂

6.3.1.2 结构

金属烤瓷材料在结构上分为合金底层、遮色层(不透明层)、牙本质层及牙釉质层,如图 6-1 所示。相应地,陶瓷粉至少有遮色层、牙本质层和牙釉质层三种瓷粉。遮色瓷直接熔附在金属基底上,初步维持金属与陶瓷间的热匹配及遮盖金属底色,因此,遮色层对于金属烤瓷修复体来说是最关键的一层;牙本质瓷与遮色瓷直接接触,要求牙本质瓷的热膨胀系数略小于遮色瓷,使得材料处于压应力的状态(陶瓷材料的抗压强度是抗张强度的 10 倍以上),提高强度;牙釉质瓷处于最外层,主要作用是提高修复体的光泽度和调整颜色[19]。

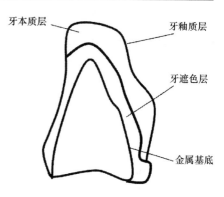

图 6-1 金属烤瓷材料结构示意图

6.3.1.3 性能

经烧结后金属烤瓷材料的主要性能见表 6-5。

表 6-5 金属烤瓷材料的主要性能

压缩强度/MPa	630～1500	热胀系数/K^{-1}	12×10^{-6}～15×10^{-6}
拉伸强度/MPa	23～33	热导率/$(W \cdot s^{-1} \cdot K^{-1})$	0.012 56
弯曲强度/MPa	60～110	体积收缩率	33%～43%
弹性模量/MPa	84×10^5	透明度	0.27
努氏硬度/MPa	4 600～5 910	密度/$(g \cdot cm^{-3})$	2.4

6.3.2 金属烤瓷材料的要求

6.3.2.1 烤瓷用陶瓷粉的要求

(1) 为了使瓷粉的烧成温度低于金属合金的熔点,瓷粉必须是低温瓷粉,这样烤瓷材料熔融后才能牢固熔附在金属表面上,烧结冷却时,陶瓷不会产生龟裂,金属也不会变形。

(2) 瓷粉的热膨胀系数必须与金属合金相匹配。

(3) 在与金属接触的底层瓷中还需要加入能提高金瓷结合的氧化物及遮挡颜色的不透明物质。

(4) 为了使金属和烤瓷结合界面达到良好的润湿状态而提高两者的结合度,要求烤瓷熔融时具有良好的流动性。

6.3.2.2 烤瓷用金属材料的要求[20]

（1）金属的固相点比陶瓷烧成温度高。

（2）机械性能优良。

（3）金属和陶瓷的热膨胀系数要小，在全部温度范围内，其差必须在0.1%以内。

（4）金属与陶瓷能牢固结合并耐久。

（5）无有色氧化物形成。

（6）金属表面极度清洁和光滑，使金属和烤瓷的结合界面保持良好的润湿状态从而达到两者的良好结合。

（7）也可加入微量非贵金属元素，增大金属表面能，从而获得良好的润湿界面。

6.3.3 烤瓷用金属的种类

目前烤瓷用金属合金分为贵金属和非贵金属两大类。

（1）贵金属包括：金含量达到80%的金合金；金含量达到50%的金合金；不含金的钯-银系合金。

（2）非贵金属包括镍铬合金、钛和钛合金瓷及钴铬合金[20]。

贵金属如金合金、钯-银系合金因其生物相容性卓越、美观、有益于健康、长期修复效果好等优点，一直受到业内人士的推崇，成为发达国家的主要牙科修复形式。由于贵金属烤瓷修复的价格较高，国内一般患者较难接受。因此，中国最为普遍使用的是非贵金属烤瓷牙。目前被许可上市的主要是镍铬合金烤瓷、钛和钛合金烤瓷及钴铬合金烤瓷。随着现代医学的发展，镍基合金的应用引起了许多争议，有人认为该合金中的镍析出进入人体组织后可能会引起镍中毒。目前虽然对此尚未有一个一致的结论，但这对镍基合金的使用也造成了一定的影响。近年来，钛和钛合金因其良好的生物相容性和较低的价格越来越受到材料学者和牙科医师的关注，但是钛和钛合金在高温下化学反应性大，其热膨胀系数较低，与传统的烤瓷不匹配，给钛和钛合金的表面烤瓷带来了困难，对与其相匹配的烤瓷的研究，也是目前金瓷修复体的一个前沿课题[19]。

6.3.4 金属烤瓷材料与金属的结合

金属烤瓷材料与金属之间的结合一般存在四种结合形式[21]：机械结合、物理结合、压力结合、化学结合。

6.3.4.1 机械结合

机械结合是指金属表面进行糙化后（如喷砂、腐蚀）形成凹凸不平的表层，扩大了瓷层与合金的接触面积，起到机械嵌合的作用，但其作用相对较小[22-24]。

6.3.4.2 物理结合

当熔融的陶瓷材料覆盖在合金表面，两者密切接触时，将产生范德华力，即分子间的吸引力。熔瓷对金属表面的湿润性越好，其间的范德华力也越大，故要求金属表面极度清洁，烤瓷熔融后具有很好的流动性。为了增加金瓷之间的结合力还可在贵金属合金中加入微量非贵金属元素，以增加金属的表面能，从而提高分子间的结合力。此种结合力也很小，有研究表明，此结合力占金瓷结合力的3%左右。

6.3.4.3 压力结合

压力结合,是指烤瓷可以耐受的压应力大于张应力。若烤瓷的热膨胀系数略小于合金时,当烧结温度降到室温时产生压缩效应,瓷的界面就会受到合金收缩的影响,使内部产生压缩力[25-26],如图 6-2 所示。

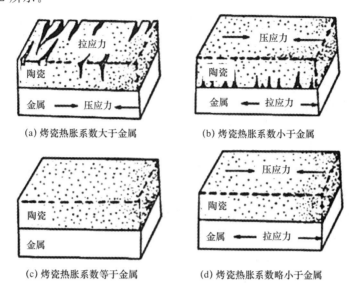

(a) 烤瓷热胀系数大于金属　　(b) 烤瓷热胀系数小于金属

(c) 烤瓷热胀系数等于金属　　(d) 烤瓷热胀系数略小于金属

图 6-2　金属烤瓷热胀系数的关系示意图

金瓷热膨胀系数的匹配对金瓷结合具有重要影响。当烤瓷的热膨胀系数大于金属的热膨胀系数时,在烧结冷却过程中,烤瓷材料产生拉应力,金属产生压应力,而烤瓷材料的拉伸强度远低于压缩强度。当内部产生拉应力时容易造成烤瓷层产生龟裂、破碎。当烤瓷的热膨胀系数小于金属的热膨胀系数时,在烧结冷却过程中,烤瓷材料产生压缩力,而金属受到拉应力,此时,两者界面的烤瓷侧产生裂隙,导致烤瓷层剥脱。当两者的热膨胀系数相同时,界面稳定,结合良好,但实际上这种状态很难达到。又因为烤瓷材料的压缩强度大于拉伸强度,所以一般情况下,要求烤瓷材料的热膨胀系数略小于金属的热膨胀系数,两者之差在$(0\sim0.5)\times10^{-6}/℃$的范围内最为理想,此时,烤瓷与金属之间的结合能保持稳定,金瓷之间还可产生压缩结合力。

在烤瓷熔附金属修复体中,金属的热膨胀系数相对恒定,而陶瓷的热膨胀系数可能因为烧结温度、烧结次数、冷却速度等的不同有较大的变化。所以,可以通过调整烤瓷的热膨胀系数,达到与金属热膨胀系数相匹配的目的,从而增强金瓷之间的结合。比如,可在烤瓷材料中加入负热膨胀系数的物质,如硅酸铝锂,以降低烤瓷材料的热膨胀系数,或在烤瓷材料中加入热膨胀系数大的物质,如白榴石晶状体(又称斜长石,即 $K_2O\cdot Al_2O_3\cdot 4SiO_2$ 晶状体),以增加烤瓷材料的热膨胀系数。

6.3.4.4 化学结合

指合金在预氧化过程中,表面产生一层氧化膜,与烤瓷成分中的氧化物和非晶态玻璃质之间发生化学反应,通过金属键、离子键、共价键等化学键形成结合。在金瓷结合因素中,化学结合力起关键作用,约占金瓷结合力的 2/3[21]。

合金表面氧化层的存在是化学结合的必要条件。对于贵金属烤瓷合金,如金合金,不易被氧化形成氧化膜,故不能与瓷产生化学结合。所以在贵金属合金中通常添加 1% 左右的非贵金属元素,如铁、锡等,当烧结时,这些微量元素在合金中扩散,集中于金属表面,形成氧化层,可与烤瓷中的氧化物形成化学结合。对于非贵金属合金,如镍铬合金,其基本成分 Ni、Cr 本身加热时极易产生 Cr_2O_3、NiO、$NiCr_2O_4$ 等氧化物,其中的添加元素 Be、Ti、Si、Sn、Mo 等也能形成氧化层。

合金表面的氧化层和烤瓷之间的反应比较复杂,主要表现为:合金表面的氧化层和烤瓷中的一些氧化物相互扩散固熔,产生化学反应,形成化学结合。合金表面氧化层的厚度影响金瓷之间的结合强度,当合金表面氧化层厚度不足时会影响结合,但是当氧化层过厚,由于其热膨胀系数与合金或瓷不同,在加热冷却时会产生不同应力而导致界面出现裂缝,降低金属与烤瓷之间的结合强度。通常合金表面氧化层厚度控制在 $0.2 \sim 2\mu m$ 为佳。

6.3.5 工艺步骤

烤瓷熔附金属的制作包括制备金属冠核修复体、烤瓷材料熔附冠核成型两大步骤。

6.3.5.1 制备金属冠核修复体

(1)选用与烤瓷材料相匹配的烤瓷合金制作金属冠核修复体。制作方法与常规铸造金属修复体相同,但要在保证足够强度的基础上,为烤瓷熔附预留足够的空间。

(2)金属底层冠瓷结合面的预处理:为了获得金属与瓷之间的牢固结合,需对金属底层冠瓷结合面进行预处理,采用物理、机械或化学的方法,如喷砂、超声清洁、电解等,除去金属表面的杂质和污染物,以获得清洁的表面。再对表面进行极化处理。然后放入 800℃ 真空烤瓷炉内,保持 $3 \sim 5\,min$,排出气体。然后升温至 1100℃ 后放气,在空气中预氧化 $5\,min$,在金属冠核表面获得均匀、致密的氧化膜,从而提高金瓷之间的结合力。

6.3.5.2 烤瓷材料熔附冠核成型

(1)将烤瓷粉与蒸馏水或烤瓷专用液按一定比例调和成糊状,在震荡条件下,涂在金属冠核表面,待干燥后,进行真空烧结,从 650℃ 烧至 900℃ 立即取出冷却,检查不透明瓷层是否完全覆盖金属冠核表面,若瓷层不足,可补瓷后再烧结,保持瓷层厚度在 $0.2\,mm$ 左右。

(2)涂体瓷、龈瓷,排除水分,加压雕刻成型。在颈缘涂布龈瓷时,可采用蜡代替蒸馏水或烤瓷专用液,将蜡熔化,按一定的比例使蜡与瓷粉混合,采用全瓷颈缘的制作技术如耐火代型术、直接提取术等,制作全瓷颈缘烤瓷熔附金属修复体。待涂布的体瓷干燥后,放入真空烤瓷炉内,从 650℃ 烧至 850℃ 后取出修整。

(3)上釉,在口腔内试戴合适后,再进行上釉。上釉方式有两种:自上釉和上釉瓷,现在一般采用釉瓷上釉方法。

(4)再烧结,最后将修复体放入常压烤瓷炉内,从 650℃ 烧至 830℃,取出冷却后即获得具有天然色泽的金属烤瓷修复体。

烤瓷熔附金属修复体,因具有瓷的美观和金属的强度,是目前口腔临床应用最广的修复方法之一。

6.4 铸造陶瓷材料

玻璃在高温熔化后具有良好的流动性,可浇铸成任意形状的铸件,再将铸件置于特定温度下进行结晶化处理,能够析出结晶相而瓷化,使材料获得足够的强度。这种采用铸造工艺成型的陶瓷叫作铸造陶瓷。

6.4.1 种类和组成

6.4.1.1 种类

1. 主晶相为硅氟云母的铸造陶瓷材料

如商品名为 Dicor 陶瓷和 Liko 陶瓷。Dicor 陶瓷产于美国登士柏公司,属于 K_2O-MgF_2-MgO-SiO_2-ZrO_2 系列,内含 45% 玻璃基质和 55% 的四硅氟云母晶状体,在修复体坯体铸造完成后,再经过 650℃ 的热处理后成核,并在 1075℃ 高温下控制晶核生长,而形成四硅氟云母晶状体($KMg_{2.5}Si_4O_2F_2$)。其晶粒尺寸 5~7μm,透光率为 48%,其弯曲强度为 125MPa,断裂韧性为 1.31MPa·$m^{1/2}$。该材料铸造收缩小,在 1% 左右,其铸造精度也较高,Malament[27] 报道瓷化前 Dicor 的冠边缘浮升量为 25μm。Dicor 陶瓷材料投放市场已 30 多年,其修复体的美学效果已得到认同。Liko 陶瓷产于中国,属 K_2O-Al_2O_3-MgO-SiO_2-F 系统,主要晶相为四硅氟云母,其理化性能各主要指标与 Dicor 瓷十分接近,但强度较低,它与国外同类产品相比颜色、机械性能、材料质地等均有一定差距[28-30],但价格低廉,目前仅在国内推广使用。

2. 主晶相为磷灰石的铸造陶瓷材料

如商品名为 Cerapearl 陶瓷,产于日本京都 Kyocera 公司,是一种铸造磷灰石玻璃陶瓷,属于 CaO-P_2O_5-MgO-SiO_2 系列。在将其重复加热后会生成氧磷灰石晶状体,再遇水则变为羟基磷灰石晶状体,与牙釉质成分类似,但排列不规则,其强度有赖于这些晶状体及其与无机基质的结合力,该瓷的机械强度与 Dicor 相仿,烧注温度为 1510℃,其抗弯强度达 300MPa,抗压强度为 870MPa。Cerapearl 陶瓷收缩小,精度高,线收缩率为 0.53%[31]。

6.4.1.2 组成

主晶相为硅氟云母铸造陶瓷和主晶相为磷灰石的组成如表 6-6、表 6-7 所示。

表 6-6　　　　　　　　　　主晶相为硅氟云母铸造陶瓷的组成　　　　　　　　　　单位:wt

铸造陶瓷	K_2O	MgO	Al_2O_3	SiO_2	F	其他
主晶相为硅氟云母	10~18	14~19	0~2	55~65	4~9	0~7

表 6-7　　　　　　　　　　　主晶相为磷灰石铸造陶瓷的组成　　　　　　　　　　单位:wt

铸造陶瓷	CaO	P_2O_5	MgO	SiO_2	其他
主晶相为磷灰石	45	15	5	34	1

铸造陶瓷材料实质上是在某些玻璃基质中加入成核剂,使玻璃中析出结晶相,获得既有玻璃相又有结晶相的玻璃陶瓷。以组成 TiO_2、ZrO_2、P_2O_5 作为成核剂;Al_2O_3、SiO_2 可提高材料的强度和硬度;MgO 可提高陶瓷粉熔化后的流动性,改善其铸造性能;CaO,P_2O_5 及氟化物等可改善材料的生物性能。

6.4.2 性能

6.4.2.1 物理机械性能(表6-8)

表6-8　　　　　　　　　　　铸造陶瓷的物理机械性能

性能	Dicor	Cerapearl	牙釉质
密度/(g·cm⁻³)	4.1	3.0	3.0
折射率	1.52	1.63	1.65
热导率/(W·m⁻¹·K⁻¹)	0.0167		0.0084
热胀系数/(×10⁻⁶·K⁻¹)	8.3	10.6	11.4
压缩强度/MPa	530	590	400
弯曲强度/MPa	152		77
拉伸强度/MPa	—	150	14
弹性模量/GPa	70	103	84
努氏硬度/MPa	3620	3500	3430

　　口腔铸造陶瓷材料的密度、折射率、热导率、热膨胀系数、压缩强度、硬度等与天然牙釉质接近,与牙体组织具有较好的力学适应性。用该材料制作修复体,因采用失蜡铸造法,收缩小,修复体精确,边缘密合性好。铸造陶瓷具有与天然牙相似的色泽,具有牙釉质的透明和半透明性。与烤瓷熔附余属修复体相比,消除了不透明的金属层,更加美观自然。铸造陶瓷材料的机械性能与晶状体的大小、分布和种类等因素有关。晶状体的转化率越高,裂纹在玻璃相中扩散时,受到结晶相阻止的概率越大,材料的强度越大。

6.4.2.2 化学性能

　　铸造陶瓷的化学性能稳定,在口腔环境内无降解、无溶出,无刺激性离子释出。

6.4.2.3 生物性能

　　铸造玻璃陶瓷具有良好的生物安全性,无毒,无刺激,特别是含有 CaO、P_2O_5 的铸造陶瓷,更具有较好的生物相容性。

6.4.3 制备工艺

　　不同品种的铸造玻璃陶瓷,由于它们材料组成成分的不同,制作工艺技术要求有所区别。但一般制作工艺都包括牙体预备、蜡型制作、铸造、结晶化处理、试戴、着色、上釉和粘结等步骤。

6.4.3.1 铸造

　　采用常规方法完成牙体预备和蜡型制作,然后安插铸道,铸道设计因铸造方法、材料而异。蜡型完成后,立即用磷酸盐类包埋材料进行包埋。要求包埋材料的膨胀能补偿玻璃的铸造收缩,并具有良好的透气性和光洁度。包埋料凝固后 2h 进行焙烧和铸造,采用真空无圈铸造法,铸造设备多由电脑控制,以减少人为因素对铸件质量的影响。

6.4.3.2 结晶化处理

　　铸造后的修复体为玻璃制品,强度较低,需结晶化处理,即将铸件再次加热。使其在玻璃相中析出结晶相,成为性能优于原始材料的玻璃陶瓷。结晶化处理工艺因铸造陶瓷品种而异,一般先加热至转化温度范围内维持一定时间使玻璃成核,再加热至更高温度完成结晶化。结晶化过程中升温速度的控制非常重要。结晶化热处理工艺中,影响铸造陶瓷材料晶状体形成数量、形式和性能的主要因素有:成核剂、成核温度、结晶化温度和结晶化热处理温度。

6.4.3.3 试戴、着色与上釉

结晶化处理后的铸造陶瓷修复体,颜色比天然牙白,试戴合适后,需经着色和上釉焙烧处理。

6.4.3.4 粘结

粘结前,先对铸造陶瓷修复体的粘结面进行机械喷砂及化学酸蚀处理,选用色泽适宜的修复体粘结剂,如玻璃离子粘结剂或树脂类粘结剂,粘结时用手指缓慢加压,以免修复体破碎。

铸造陶瓷作为修复材料制作全瓷修复体,具有颜色逼真、与牙体组织吻合等优点,具有广泛的应用前景。但存在制作技术和工序复杂、耗时较长等缺点。开发制作工艺简便、耗时短,并有较大强度的铸造陶瓷新品种及提高临床成功率是今后的主要发展方向。

6.5 成品陶瓷牙

成品陶瓷牙是由工厂加工生产的各种规格型号的陶瓷牙,主要用于牙列缺损缺失的修复。它的特点是能恢复牙体的形态功能,抗折力强且颜色、外观逼真,表面光滑,耐磨性强不会变形,色泽稳定。成功的陶瓷修复体应当是形态逼真,色泽稳定,耐酸碱,属永久性修复体。但它与基托的结合强度不及塑料牙,脆性也较大。

6.5.1 原料组成

成品陶瓷牙主要由石英和长石组成,基料的基本组成为:长石,24.2%;石英,47.2%;硼酸,19.7%;硫酸钠,1.1%。将各种配料混合,经高温熔烧骤冷、粉碎等工艺制备基料。在基料中加入不同的成分——体瓷料和釉瓷料。体瓷料、釉瓷料的配方如表6-9所示。

表 6-9 体瓷料、釉瓷料的配方

配料	体瓷料	釉瓷料
基料	93%~94%	97%~98%
石英	4%~5%	—
高岭土	2%	2%
玻璃粉	0.75%	0.15%

为获得满意的修复效果,在瓷料中需掺入某些着色剂、荧光剂和结合剂。着色剂有氧化钛、氧化铁、氧化铜等,荧光剂有氧化锡、氧化锗等,结合剂有蜡、硬脂酸、羧甲基纤维索等有机物。

6.5.2 种类

成品瓷牙按数目分为全口牙、部分牙和个别牙;接固位形式分为有孔瓷牙、无孔瓷牙、固位

钉瓷牙;按加工形式分为双层瓷牙和多层瓷牙;按色泽又分为各种色型;按颌面形态分为解剖式、半解剖式和无尖瓷牙;陶瓷牙前牙与牙面按唇面形态又分为尖圆形、椭圆形及方圆形。

6.5.3 性能和应用

瓷牙具有硬度大、耐磨性好的优点,其耐磨性是塑料牙的10~20倍,与天然牙相同或略大于天然牙;其化学性能稳定,在口腔环境中几乎任何食物都不对其造成侵蚀。但瓷牙与塑料基托仅为机械结合,由于两者热膨胀系数的差异,易使瓷牙脱落。瓷牙的脆性大,易折裂,且硬度大不易调改。因此,成品陶瓷牙多用于颌间距离较大,颌关系正常的局部义齿或全口义齿,树脂牙、瓷牙与牙釉质性能比较见表6-10。

表 6-10　　　　　　　　　树脂牙、瓷牙与牙釉质性能比较

性能	树脂牙	瓷牙	牙釉质
密度/(g·cm^{-3})	1.2	2.4	3.0
线胀系数/(×10^{-6}·K^{-1})	80	7	11.4
弹性模量/GPa	2.5	80	84
努氏硬度/MPa	20	5000	3430

6.5.4 制造工艺

陶瓷制品制造工艺均需经过配料、成型和烧结三段流程。

按规定比例将成分混合,借赋形剂使干燥状态的混合料能赋形并具有一定的机械强度,以便于模塑、成型。

成品陶瓷牙的烧结过程分为四个阶段:氧化、收缩、烧成和变形阶段。在600℃以前是氧化阶段,此阶段主要是将赋形剂和脱模用的油脂充分氧化除去,避免在瓷坯产生气泡。600℃~825℃为收缩阶段,此阶段瓷料颗粒逐渐熔化颗粒相互熔结,消除素坯中存在的空隙,逐渐成为致密玻璃体,因此,在该阶段存在很大收缩。825℃~925℃为烧成阶段,此时收缩已完成,超过925℃则开始变形。

成品陶瓷牙、陶瓷牙面的制造工艺流程如下:

混料→配色→混蜡→常压烧结排蜡→常压烧结→真空烧结→自然冷却→上釉→常压烧结→自然冷却→修整→包装。

6.6　模型材料

口腔模型即口腔阳模,由口腔印模(阴模)灌注而成。口腔模型记录各部分组织形态及关系,用以灌注模型的材料称为模型材料(Modeling Materials)。模型材料即石膏材料。常用的模型材料按临床应用分为普通石膏、普通人造石、高强度人造石、高强度高膨胀牙科人造石。按石膏类型分为五型:Ⅰ型为印模石膏,Ⅱ型为普通石膏,Ⅲ型为普通人造石,Ⅳ型为高强度人造石,Ⅴ型为高强度高膨胀人造石,其中Ⅱ、Ⅲ、Ⅳ型材料的生产原料都是二水硫酸钙石膏矿,且具有相同的化学成分——半水硫酸钙,但是它们却拥有不同的物理性能,从而适应不同的用

途[32]。Ⅱ型材料主要作为活动修复的模型材料,Ⅲ、Ⅳ型为冠桥修复的代型材料[33]。

模型材料主要作为制作各种修复体的工作模型。要使模型真实反应口腔组织的解剖形态,制作出各种精密的修复体,模型材料需满足以下要求:

(1)有良好的流动性、可塑性:作为口腔模型材料,应具有良好的流动性,在灌注模型时能充满印模的每一个细微部分。良好的可塑性可使材料在印模中成型,固化后复制出口腔组织的解剖形态。

(2)有适当的凝固时间:凝固时间一般 30～60min 为宜,包括灌注到取出模型的时间。

(3)精确度高:要求凝固后的模型体积变化小,尺寸稳定,精确度高,复制的口腔组织解剖形态清晰。

(4)抗压缩强度大,表面硬度高:要求模型材料压缩强度大,能耐高温高压不破碎。表面硬度高能经受修复体制作的磨损。

(5)与印模材料不发生化学变化:要求模型材料与任何印模材料不发生化学变化,保持表面光滑清晰,容易脱模。

(6)操作简便,取材方便,价格低廉,有利于推广使用。

6.6.1 普通石膏

普通石膏即Ⅱ型石膏材料,为 β-半水硫酸钙石膏,晶状体形态不规则,疏松多孔。普通石膏由生石膏经开放式加热脱水煅烧而成。其方法是将生石膏研磨成粉末,置于 $110℃～120℃$ 温度下,驱除一部分结晶水而获得,如图 6-3 所示。

$$CaSO_4 \cdot 2H_2O \xrightarrow{\triangle} 2(CaSO_4 \cdot 1/2H_2O)$$

图 6-3　普通石膏的生成反应式

6.6.1.1　普通石膏组成

普通石膏主要由半水石膏组成,此外还含有少量的生石膏、无水石膏和矿物质。其中半水石膏又称半水硫酸钙,即含 1/2 结晶水的硫酸钙。生石膏是未脱水的硫酸钙,即含 2 分子结晶水的硫酸钙。无水石膏是过度脱水的硫酸钙,即不含结晶水的硫酸钙。矿物质包括磷酸盐、硫化物、二氧化硅及其他金属盐。熟石膏组成的具体成分如表 6-11 所示。

表 6-11　　　　　　　　　　　　　普通石膏组成成分

成分	半水石膏	生石膏	无水石膏	矿物质
含量	80%～85%	5%～8%	5%～8%	4%

6.6.1.2　影响石膏质量的因素

1. 生石膏的质量

采用纯度高、杂质少的生石膏制成的普通石膏质量好,反之质量差。

2. 加热脱水的温度、时间

将生石膏逐步加热到 $110℃～120℃$ 进行均匀脱水,就能得到高质量的石膏。若加热不够、时间过短,会导致生石膏含量高,而影响石膏质量;反之,加温过高、时间过长、含无水石膏多,会导致无水石膏多,使晶状体形成不规则的松孔形和凹凸不平的不定型晶状体,增大了表面积,在后续的凝固过程中需要吸收更多的水分,其膨胀变大,强度减少,影响石膏质量。

6.6.1.3 提高普通石膏强度的方法

普通石膏主要存在主要机械强度不足、表面硬度差等问题。因此为了提高石膏强度,可以改进石膏的制作工艺和采用模型表面硬化。聚酯模型材料的开发,其性能超过任何种类的石膏模型材料,强度、表面硬度高,是一类很有前途的模型材料。但该材料价格高、操作较不便,因而其推广应用受到一定限制。目前,有研究人员正试图将聚酯材料添加到石膏模型材料中,一方面可降低成本,另一方面也可提高石膏模型材料的物理机械性能,目前尚未见该方面的具体研究报道。然而今后随着高分子及其复合模型的发展,模型材料将会有更大的突破[34-35]。

6.6.1.4 临床应用制作方法

先将水放入干净的橡皮碗内,逐渐放入石膏粉。水粉比例2:1。临床操作比例是以观察石膏粉浸入水中后,表面没有过多的水为准,用调拌刀均匀搅拌,用振荡器或手振荡在印模内完成模型灌注。石膏模型在15 min内产生初凝,1 h基本凝固,21 h完全凝固,其强度达到最高。初凝时,石膏模型逐渐变稠、失去表面光泽和可塑性,此时能用刀切割,但到终凝阶段时,则不易用器械修整。

6.6.1.5 石膏凝固

1. 凝固原理

关于石膏的凝固机理一般认为有两种:(1)溶解析晶理论——半水硫酸钙颗粒的溶解及同时发生的二水硫酸钙颗粒的沉淀,从而形成不断长大的晶状体。(2)水化过程中,半水石膏首先与水生成某种吸附络合物(某种水溶胶),水溶胶凝集形成胶凝体,然后凝胶体再进一步转化为结晶态的二水石膏[33]。目前,大多数学者赞同晶状体理论,认为由于半水硫酸钙是轻度溶水,在与水混合后,过量的水使其达到一定的溶解度后,很快出现饱和状态转化为二水硫酸钙,二水硫酸钙的溶解度更小,仅是半水硫酸钙的1/4,二水硫酸钙很快形成过饱和溶液(物质溶解度越小,溶解很少物质,就能达到饱和状态)。结晶在过饱和溶液中析出,在凝固的过程中原有的石膏晶状体,即为结晶作用的核心,以结晶核为中心析出二水硫酸钙的整体结晶,针状的二水硫酸钙晶状体彼此交织成网,成为致密坚硬的固体。在整个反应过程中,二水硫酸不断析出晶状体,半水硫酸钙不断进行水化,生成二水硫酸钙,随着二水硫酸钙的沉淀与结晶生成,新的半水硫酸钙不断通过溶液进行水化作用,反应向生成物方向移动,直到半水硫酸钙全部生成二水硫酸钙为止,二水硫酸钙形成结晶,整个反应过程可用图6-4所示的公式表示。

$$2(CaSO_4 \cdot 1/2H_2O) + 3H_2O \longrightarrow 2(CaSO_4 \cdot 2H_2O) + 热量$$

图6-4 石膏凝固反应过程

以后,人们通过X线衍射和表观密度方法,从晶体结构变化对固化理论进行了补充,并采用X线衍射法从反应速度进一步来研究石膏加速和迟缓固化过程[36]。半水石膏水化产物的电镜形貌特征及水化过程物相变化的X射线衍射图谱充分说明了溶解沉淀的水化方式,给出了无凝胶机理的实验证据[37]。

2. 凝固过程中的需水量

凝固过程中的需水量,理论值采用化学反应原理计算得到100 g半硫酸钙加水量为18.6 mL。实际的需水量是理论值的2~3倍,即100 g石膏粉需水量为40~50 mL。需水量高是由于半水硫酸钙对水的溶解度较低,需要过量的水,使其达到一定的溶解度,形成饱和、过饱和溶液。当半水硫酸钙转变为二水硫酸钙结晶后,多余的水凝结在结晶体之间,以自由水的形式分布于凝固的材料中而未参与反应,这些过量的水在调和过程中对于润湿粉末颗粒是必需的,而且调和起来比灌注模型容易一些。

半水硫酸钙的需水量，按比例准确计量，可提高模型的抗压强度。半水硫酸钙与水的比例可用混水率(W/P)来表示。混水率是水的体积除以半水硫酸钙粉末质量所得的分数。当模型石膏与较少的水混合时调和物稠度大，难以操作，且在灌注模型时容易混入气泡，但凝固后的石膏强度要大一些。因此在混合时仔细调整水量对凝固物的质量是必要的。实践证明，石膏模型材料混水率越大，凝固时间越长，最后的生成物越脆，强度越低。这是由于混水率大，材料的结构疏松，形成饱和溶液时需要较多的水。由于水量增加使二水硫酸钙的结晶核减少，结晶体间的相互交织现象也少，使材料强度降低。同时当多余的水挥发后，会形成一些微小的孔隙。石膏混水率与材料强度之间的关系如表6-12所示，混水率越高，孔隙越多，材料强度越低。石膏模型材料的混水率以0.5为宜。

表 6-12　　　　　　　　　　　　　混水率与压缩强度之间的关系

	混水率	压缩强度
普通石膏	0.45	12.5
	0.5	11.0
	0.55	9.0

6.6.1.6　凝固速度

适当的固化时间是石膏材料最重要的性能之一[32-38]，因此控制合适的凝固速度非常关键。影响熟石膏凝固速度的主要因素有：熟石膏粉的质量、混水率、搅拌时间和速度、水温。

1. 普通石膏粉的质量

普通石膏粉的质量在制造熟石膏粉时，当加热脱水不够，含生石膏多，凝固速度加快。反之加热脱水过度，含硬石膏多，凝固缓慢甚至不凝，普通石膏粉在存放运输过程中受潮吸水，因此在存放过程中需要注意防潮。

2. 混水率

当熟石膏粉与水调和的比例不当，混水率高，水量过多，凝固时间延长，导致抗压强度和表面硬度降低；水量过少，凝固时间加快，膨胀率增大，而且气泡多、脆性大，表面粗糙，硬度不能达到最大。

3. 搅拌时间和速度

搅拌时间越长，搅拌速度越快，形成的结晶中心越多，凝固速度越快。但膨胀率也大，强度降低。

4. 水温

(1) 水温在0℃～30℃，凝固速度随水温的升高而加快。

(2) 水温在30℃～50℃，凝固速度随水温的升高无明显变化。

(3) 水温在50℃～80℃，随着水温的升高，凝固反应剧烈，二水硫酸钙晶状体被冲碎，减少了结晶中心的形成，从而导致了凝固速度的下降。

(4) 水温超过80℃，因温度高而脱水，形成半水硫酸钙而不凝固。

6.6.2　人造石

6.6.2.1　普通人造石

普通人造石(Dental Stone)即Ⅲ型石膏，由生石膏密闭式加热脱水制成，所得的半水硫酸

钙是 α-半硫酸钙。与 β-半硫酸钙不同之处在于加热脱水的方法不同,得到的晶粒颗粒不一样。α-半硫酸钙晶状体颗粒密度大,形状规则呈棱柱形;β-半硫酸钙结晶松散,排列紊乱。

人造石的制作力法:在 100 g 生石膏中加入 2 g 的琥珀酸钠,与 100 mL 水混合,搅拌均匀后装入袋中,置于密闭的压力为 133 kPa 的容器内,加热至 123℃,恒温 7 h,干燥后粉碎球磨,过筛选 120 目,并加入适量的色素[32]。这样的加工制作工艺,既不含未脱水的生石膏,也没有过度脱水的无水石膏,结晶致密,混合时需水量小、强度高。

普通人造石的混水率为 0.25~0.35;需水量低,孔隙率减少,强度增加。凝固时间 10~15 min,压缩强度 21~25 MPa,布氏硬度 10~12;凝固膨胀率 0.1%~0.2%;弯曲强度 15.3 MPa。人造石在强度、硬度方面都比普通石膏高。

6.6.2.2 高强度人造石

高强度人造石(Dental Stone,High Strength)即 IV 型石膏或超硬石膏。高强度人造石,强度高、硬度大,是一种改良的人造石。其性能比普通人造石又更提高了一步,压缩强度可达到 50~110 MPa,布氏硬度大于 17,流动性好,可得到形态精密的模型。其制作方法是采用 Densite 高密度原料制造。这种高密度原料变体是通过将石膏石在 30% 氯化钙溶液中煮沸,然后用 100℃ 水冲洗除占氯,最后磨到所需细度而制成。在 100℃ 水存在下,半水硫酸钙并不反应生成二水硫酸钙,因为在这一温度下,它们的溶解度是相同的。通过这一过程获得的粉末是最致密的类型。用这些材料来配制的高强度人造石比普通人造石纯度高,晶状体不变形,表面积小,混水率低,硬度和强度大。几种模型材料性能的比较如表 6-13 所示。

表 6-13　　　　　　　　　　普通石膏、普通和高强度人造石性能比较

性能	普通石膏	普通人造石	高强度人造石
压缩强度/MPa	12	21~35	10~110
抗弯压缩强度/MPa	6	15.3	
布氏硬度	6~8	10~12	17
膨胀率	1.15	0.1~0.2	0.085
混水率	0.4~0.5	0.25~0.35	0.22
密度	小	大	大
形态	晶状体疏松	晶状体呈棱柱状	晶状体不变形、表面积小

高强度人造石在使用中要严格控制混水率。调拌最好在搅拌器内进行,调拌时间不超过 50 s。灌模如果采用分步灌注(印模的组织面灌注超硬石膏,其他部分灌注普通石膏),需在高强度人造石未完全凝固前灌注普通石膏,以免两种模型材料分离。高强度人造石粉容易吸潮,吸潮后强度和硬度降低,同时影响凝固时间,必须贮存在封闭的良好的容器中。高强度人造石加工条件复杂、产量低、价格高,用于精密铸造模型和冠桥修复的代型材料。

6.6.2.3 高强度、高膨胀人造石

高强度、高膨胀人造石即 V 型石膏材料。比高强度人造石具有更大的压缩强度、表面硬度和耐磨损能力,同时其最大凝固膨胀,较之高强度人造石的 0.1% 提高为 0.3%。高强度、高膨胀人造石的高膨胀有助于补偿合金的铸造收缩。特别是某些合金(如烤瓷非贵金属台金)比贵金属合金具有较大的铸造收缩,采用较高膨胀的代型材料可补偿合金的铸造收缩,提高修复体的精度。高强度人造石与高强度、高膨胀人造石的比较如表 6-14 所示。

表 6-14 高强度人造石与高强度、高膨胀人造石的比较

石膏材料	水粉比	凝固时间 /min	2 h 凝固膨胀		1 h 压缩强度 /(kg·cm^{-2})
			min	max	
高强度人造石	0.22～0.24	12±4	0.00%	0.10%	350
高强度、高膨胀人造石	0.18～0.22	12±4	0.10%	0.30%	490

6.6.3 石膏临床操作注意的问题

（1）石膏粉与水调和后，若发现水粉比例不合适时，应重新取料调和。因为，此时再加入石膏粉和水会造成结晶中心反应的时间和数量不一致，生成晶状体体间凝聚力减少的不均匀块状物，使凝固时间不同步，导致石膏强度降低。

（2）搅拌的速度不宜过快，以免人为带入气泡，形成过多的结晶中心，导致石膏膨胀，强度降低。

（3）灌注模型时应从一侧逐渐到另一侧，振荡缓慢灌注，排除气泡，充分显示牙体及周围组织的解剖结构。形状复杂的印模，在组织面灌注超硬石膏，其他部分用普通石膏，以保证模型的强度。

（4）石膏在凝固过程中存在体积膨胀。这是石膏水化时所产生二水硫酸钙晶状体的长大以及水分蒸发后气孔的体积增大所致。石膏凝固膨胀的大小与混水率有关。当粉多时，由于结晶体迅速相遇而使凝固的石膏膨胀，水多时，结晶间的距离较大，互相间的推动力减小而降低膨胀。当体积膨胀而影响修复体的制作时，可以加入减膨胀剂和增膨胀剂，具体的关系如表 6-15 所示。

表 6-15 石膏膨胀的调整

类型	品名	用量	调节范围
减膨胀剂	硫酸钠	4%	膨胀降低 0.05%
	硫酸钾	4%	
增膨胀剂	醋酸钠	4%	膨胀增加 1% 以上

6.7 水门汀

水门汀（Cement）通常是指由金属盐或其氧化物作为粉剂与专用液体调和后能够发生凝固的一类具有粘结作用的材料，口腔临床亦称粘固粉或粘固剂。理化性质稳定，生物相容性好，易于操作，价格便宜等，在临床应用比较广泛[39]，主要用于各种修复体的粘结、乳牙和恒前牙的充填、暂封、衬层、垫底、盖髓、保髓，根管充填等，目前已有多种水门汀广泛应用于口腔临床。

6.7.1 种类

按用途可分为粘结用水门汀、充填用水门汀和衬层及垫底用水门汀。按水门汀组成可分

为磷酸锌水门汀(Zinc Phosphate Cement)、聚羧酸锌水门汀(Zinc Polycarboxylate Cement)、玻璃离子水门汀(Glass Ionomer Cenlent)、氧化锌丁香酚水门汀(Zinc Oxide-Eugenol Cement)和氢氧化钙水门汀(Calcium Hydroxide Cement),此外,还可分为无机水门汀和有机水门汀。临床常用水门汀包括:磷酸锌水门汀、氧化锌丁香酚水门汀、氢氧化钙水门汀、聚羧酸锌水门汀和玻璃离子水门汀,主要用途如表6-16所示。

表 6-16　　　　　　　　　　　　口腔临床常用水门汀分类和用途

水门汀种类	主要用途
磷酸锌水门汀	修复体粘结、衬层及垫底、充填
氧化锌丁香酚水门汀	修复体暂时粘结、衬层及垫底、暂封
氢氧化钙水门汀	盖髓、保髓、根管充填、牙本质脱敏
聚羧酸锌水门汀	修复体粘结、衬层及垫底
玻璃离子水门汀	修复体粘结、衬层及垫底、窝沟封闭

6.7.2　磷酸锌水门汀

6.7.2.1　组成

磷酸锌水门汀由 Ames 在 1893 年最先报道,它是世界上最早应用于口腔修复的粘结材料,在临床应用至今已有 100 多年的历史。磷酸锌水门汀由粉液双组分构成,粉剂主要含氧化锌,液体为含少量氧化锌和氧化铝的正磷酸缓冲溶液,调和后的粘结剂由酸碱反应激发固化[40-41],具体成分含量及作用如表6-17所示。

表 6-17　　　　　　　　　　　　磷酸锌水门汀组成含量及作用

	成分	含量(质量分数)	作 用
粉剂	氧化锌	75%～90%	基质材料
	氧化镁	<10%	提高强度、减少溶解性
	二氧化硅	<2%	增加机械强度
	氧化铋	<1%	延缓固化、增加延展性、增加光洁度
液剂	正磷酸	45%～63%	基质材料,与氧化物反应
	氧化铝	2%～10%	延缓和调整固化速度
	氧化锌	2%～10%	延缓和调整固化速度
	水	20%～35%	调节固化速度

6.7.2.2　性能

1. 凝固反应

当粉液混合后发生反应,结果形成不溶于水的磷酸锌及残留氧化物而凝固,并伴随体积收缩,为放热反应。反应方程式如图6-5所示。

$$ZnO + H_3PO_4 \longrightarrow Zn(H_2PO_4)_2 + H_2O \longrightarrow Zn_3(PO_4)_2 \cdot 4H_2O + 热量$$

图 6-5　凝固反应方程式

2. 粘结性能

磷酸锌水门汀在凝固前为具有一定流动性的糊状物,可渗入牙和修复体表面的细微结构中而形成一定的机械嵌合力。由于磷酸锌水门汀对牙体和修复体缺乏化学性粘结,仅仅是依靠机械固位,固位力受到很大影响,因此这种粘结力通常较低,对牙釉质和牙本质的粘结强度一般为 2 MPa 和 1.5 MPa 左右。

3. 理化性能

磷酸锌水门汀调和时的稠度与其用途有关,即在应用于衬层及垫底、修复体粘结和正畸带环粘结时的稠度各有差异;此外 ANDS/ADA96 号标准对用于精密修复体粘结的水门汀做出了规定,其最大膜厚度为 $25 \mu m$。稠度越大,膜厚度越大,铸造修复体就位越不完全,并影响粘结强度。该水门汀粉液调和后在 5～8 min 内凝固,此时即具有适当的强度,可承受一定的咀嚼力,1 d 后压缩强度约为 130 MPa,拉伸强度约为 15 MPa,表面硬度(HV)为 35,弹性模量大,约 13 GPa,与牙本质的弹性模量近似。它可以抵抗较高咀嚼应力区域的弹性变形和适应跨度较长的固定修复体。现在许多学者研究新粘结剂的粘结强度时,通常将磷酸锌水门汀作为标准对照[42]。但磷酸锌水门汀在调制过程中,若粉液比例不当,调和过快时,产热过高,或调和时被水污染等,都会导致抗压强度下降。

在凝固初期有轻微的体积膨胀,但在固化后 2～3 h 内产生体积收缩较明显,最大的体积收缩率为 0.04%～2%。该材料基本不导热,也不导电,是一种很好的绝缘物质。磷酸锌水门汀几乎不溶于水,但可被酸性物质所溶解。通常唾液略带酸性,同时食物残渣的分解也将产生乳酸或醋酸。因此,长期在口腔环境中它将逐渐被溶解,在人工唾液中的溶解率为 1.38%,这种溶解性将使水汀本身的强度下降,体积发生改变,粘结力也随时间延长而逐渐减弱。

4. 生物学性能

磷酸锌水门汀在凝固时以及凝固后,有少量游离磷酸析出,这会刺激牙髓和牙龈,故在深龋洞衬层使用前应先用无刺激的材料垫底,以保护牙髓不受损伤。该水门汀在粉液调和后的短时间内其酸性较强,调和 3 min 后其 pH 值为 3.5,此时可使牙髓产生炎性反应,1～2 d 后酸性减弱,接近中性,此外,该水门汀引起的牙髓反应一般是可逆的,通常在 5～8 周后即可恢复正常。

6.7.2.3 应用

磷酸锌水门汀可直接用于冠、桥、嵌体和正畸附件等的粘结,还可用于深龋洞的间接衬层及垫底以及中龋洞的直接衬层及垫底,并且可起到阻断冷热和微电流对牙髓的刺激。

在充填深龋洞时,不宜直接用该水门汀衬层及垫底,而应先用其他低刺激性的材料,如氧化锌丁香酚水门汀衬层或衬底。口腔临床使用该材料作充填和衬层垫底时,通常按每 3 g 粉配 1 mL 液的比例进行调和,作粘结时可适当加大液剂的用量,以获得较好的流动性。但粉液调和比越低,材料的溶解性和刺激性就越大,理化性能也越差。

6.7.3 氧化锌丁香酚水门汀

6.7.3.1 组成

氧化锌丁香酚水门汀几乎与磷酸锌水门汀同时出现,由于其具有很好的止痛效果而被广泛应用于齿科修复。根据不同用途,氧化锌丁香酚水门汀通常可分为 I—IV 种类型,各型之间除少量增强剂和改性剂不同外,均是以氧化锌为主要成分的粉剂,与丁香酚或其改性物为主要成分的液剂反应而成的水门汀,其成分含量及用途见表 6-18。

口腔内的环境复杂,在与唾液接触中各种水门汀都存在一定的溶解,为减少溶解性,提高机械强度,近年来对氧化锌丁香酚水门汀进行了改进,一种是在粉剂中加入聚甲基丙烯酸甲酯或二氧化硅、氧化铝,另一种是在液剂中加入高达60%的乙氧基苯甲酸(Ethoxybenzoic Acid),都可以起到减少溶解度的作用。由于水门汀液剂中含有影响复合树脂聚合的丁香酚,因而可采用丁香酚脂溶于O-乙氧基苯甲酸中作为液剂进行改性,可避免对复合树脂及树脂型粘结剂聚合反应的影响,或将n-己基香兰酸酯溶于O-乙氧基苯甲酸中作为不含丁香酚的改性液剂[39]。

表 6-18 氧化锌丁香酚水门汀成分含量及用途

	成分	含量(质量分数)	作用
粉剂	氧化锌	69%	基质,消毒收敛作用
	松脂	29%	增加粘性与韧性
	硬脂酸锌	1%	增塑剂,加速固化
	醋酸锌	1%	加速固化,增加强度
液剂	丁香油	85%	基质材料,与氧化锌反应
	橄榄油	15%	增加粘性与韧性

6.7.3.2 性能

1. 凝固反应

丁香油中含有75%质量分数的丁香酚,它可与氧化锌反应生成一种螯合剂——丁香酸锌,它是一种较硬的物质。在有水环境中这种固化反应很快,且水分越多凝固越快,而在干燥环境中固化反应极慢或不固化。调和物中含水2%(质量分数),在1d后固化;而当含水5%时,可在15 min内凝固。临床使用时,不必将组织面完全干燥,适当的湿度会有利于该水门汀的固化,故可用小棉球蘸水加压成形。

2. 粘结性能

其粘结力主要是机械嵌合力,粘结强度较低。

3. 理化性能

粉液调和后在口腔内4～10 min内固化,粉液比越大,凝固速度越快。其压缩强度因不同类型而低至3～4 MPa或高达50～55 MPa。该水门汀可阻止热传导,其导热系数近似于牙本质,并有一定的X线阻射作用。它易溶于水和唾液,在蒸馏水中24 h以后溶解率为2.5%质量分数,与唾液长时间接触也将被逐渐溶解破坏。含丁香酚的水门汀对复合树脂有阻聚作用,并会减弱牙本质粘结剂的粘结效果,改性的无丁香酚的水门汀则没有这些不利影响。

4. 生物性能

该水门汀对牙髓的刺激作用轻微,不仅不会引起牙髓炎症,因含有丁香酚,对炎性牙髓还具有一定的镇痛和安抚作用。此外,该水门汀还具有阻止冷热刺激传导的作用。

6.7.3.3 应用

Ⅰ型用作暂时粘结;Ⅱ型用作修复体的长期粘结;Ⅲ型用作暂时充填和隔热垫底;Ⅳ型用作洞衬剂。此外,还可与牙胶尖或银尖一起作根管充填,加入纤维素、鞣酸和花生油等可作为牙周塞治剂。必须注意,当采用复合树脂充填修复窝洞,以及准备用牙本质粘结剂修复窝洞时,不宜直接用含丁香酚的水门汀作衬层及垫底,而应选择不含丁香酚的改性水门汀,若要用含丁香酚的水门汀,则必须再衬一层材料,如用氢氧化钙水门汀。临床使用时首先按需要量将粉和液分别放于清洁消毒的玻璃板上,然后用水门汀调拌刀将粉加入液中,采用旋转调和法加入粉剂调和,直至呈膏状或所需的稠度为止。

6.7.4 氢氧化钙水门汀

氢氧化钙水门汀(Calcium Hydroxide Cement)的溶解性很大,析出 $Ca(OH)_2$ 使周围呈碱性多用于衬层和垫底盖髓,有抑菌、灭菌和促进洞底钙化及形成继发性牙本质的作用,一般作为深龋保髓及盖髓材料使用,故又称氢氧化钙糊剂或盖髓剂;此外,氢氧化钙在甲乙酮或乙醇有机溶液中形成悬浮液并可加入其他成分而作为洞衬剂使用。

6.7.4.1 组成

氧氧化钙水门汀主要由氧氧化钙和螯合剂组成,常配成双糊剂。氧氧化钙水门汀具体成分及用途见表6-19。

表6-19 氧氧化钙水门汀成分含量及用途

双糊剂	成分	含量(质量分数)	作 用
糊剂 A	氢氧化钙	50%	主要基质,促进继发性
	氧化锌	10%	牙本质生长
	硬脂酸锌	0.5%	加速剂
	N-乙基邻、对甲苯磺酰胺	39.5%	赋型载体
糊剂 B	水杨酸乙醇酯	40%	螯合剂
	二氧化钛	60%	惰性材料
	硫酸钙	60%	阻射 X 线、颜料
	钨酸钙	60%	遮光剂

6.7.4.2 性能

两糊剂调和后,钙离子和锌离子与螯合剂生成螯合物而固化。湿度对凝固速度影响很大,有水分存在时会很快凝固。该水门汀的强度较低,压缩强度约 2 MPa,它在口腔水环境中有较大的溶解性,析出氢氧化钙而使材料周围呈碱性,可杀灭细菌和抑制细菌生长,能促使洞基底钙化和形成继发性牙本质。

6.7.5 聚羧酸锌水门汀

聚羧酸锌水门汀(Polycarboxylate Cement)是种含氧化锌的粉剂,由 D. C. Smith 于 1963 年首次制备出以化学作用键合的牙科粘合剂。

6.7.5.1 组成

聚羧酸锌水门汀由粉、液剂两部分组成,粉剂主要成分为氧化锌,另外加入氧化镁、氟化钙、氟化亚锡等,液剂为聚丙烯酸或丙烯酸和不饱和羧酸如衣康酸、马来酸的共聚物,具体成分及用途见表6-20。

表 6-20　　　　　　　　　　　　　　聚羧酸锌水门汀的组成

组成	成分	含量(质量分数)	作用
粉剂	氧化锌	90%～95%	基质材料
	氧化镁	5%～10%	增加强度
	氟化钙	微量	防龋
	氟化亚希	微量	防龋
	氧化铝	微量	增加强度
液剂	聚丙烯酸	32%～48%	主要基质
	水	余量	

以上粉状混合物在 (1150 ± 10)℃烧结 $7\sim10h$ 后,粉碎成直径小于 $10\mu m$ 的细粉,即制成粉剂。液剂中一般采用聚丙烯酸,其分子量为 $25\,000\sim50\,000$,也可用丙烯酸与衣康酸或马来酸的共聚物。

6.7.5.2　性能

1. 凝固反应

聚羧酸锌水门汀的固化机理是:当粉液调和后,氧化锌中的 Zn^{2+} 与聚丙烯酸侧链上的—COOH发生络合反应生成聚丙烯酸,形成交联的网状结构而固化,反应如图 6-6 所示。

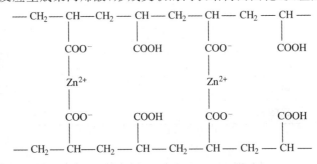

图 6-6　聚羧酸锌水门汀的凝固反应

2. 粘结性能

该水门汀产生粘结力的机理是:①产生类似于磷酸盐类水门汀的机械嵌合力;②未反应的羧基与牙体组织中的羟基磷灰石的 Ca^{2+} 形成络合键;③已离解的羧基阴离子与 Ca^{2+} 形成离子键;④羧基可能与氢键与牙本质中的胶原相结合。聚羧酸锌水门汀与牙釉质、牙本质可能具有一定的化学性粘结作用,故其粘结强度较磷酸盐类水门汀高,对人牙釉质和牙本质的粘结强度分别为 $3\sim10MPa$ 和 $2\sim6MPa$。该水门汀对牙体组织的粘结作用有赖于 Ca^{2+} 的存在,由于牙本质的钙化程度比牙釉质低,故它与牙本质的粘结强度小于它与牙釉质的粘结强度,若采用含 $CaCl_2$ 等成分的矿化剂处理牙本质 $2\sim3min$ 后,可提高该水门汀与牙本质的粘结强度。

3. 理化性能

该水门汀在调拌后 $5\sim8min$ 凝固,固化物的机械强度不高,1d 后压缩强度约 $80MPa$,拉伸强度约为 $7MPa$,表面硬度(HV)为 20,在人工唾液中的溶解率为 1.42% 质量分数。因为聚丙烯酸中—COOH基团的离解常数较低,溶出物的酸性较低。在唾液中,该粘结剂还可释放出 F,从而具有防龋的作用。

4. 生物学性能

由于聚丙烯酸侧链羧基离解常数较小,游离出的氢离子浓度相对低,所以,该水门汀对牙髓的刺激性很小,与氧化锌丁香酚水门汀相似。但它对暴露的牙髓会引起不同程度的炎症,故它不能用于直接盖髓,该水门汀在未固化时黏稠度较大,易黏着器械,影响操作。

6.7.5.3 应用

由于聚羧酸锌水门汀的抗拉强度高,具有一定的化学粘结作用,因此,它在临床上常用于冠、嵌体、固定桥等的粘结。由于它具有一定的机械强度,加之它对牙髓刺激性小,还可用作为深龋和银汞合金充填时直接衬层使用,衬层后就不必再用磷酸锌水门汀衬层,该水门汀还可用于儿童乳牙龋齿的充填治疗,但是不宜在主要受力处使用,因它在应力作用下会逐渐变形,也不能直接用于盖髓或保髓。聚羧酸锌水门汀一旦混合后必须立即使用,部分原因是粘固剂的键合能力靠有足够多的未反应羧酸基团去腐蚀和润湿被粘结物体,因为粘度迅速增高,同时随着丙烯酸锌交联数目的增加,弹性记忆效应增大,此问题在粘固牙冠和桥时尤其显著[39]。

临床使用时首先用水、酒精或过氧化氢溶液清洗牙体和修复体表面,经隔湿、干燥后进行粘结和充填。通常按粉液化 1.5∶1(质量比)进行调和,并在清洁、干燥的玻璃板或专用调和纸上进行。由于液剂黏稠度大,且在空气中水分易挥发而变得更稠,故应在 30~40 s 的时间内,将粉逐份加入液剂中,迅速调和均匀。用作粘结时,为获得良好的流动性可稍调稀。此外,应及时用湿棉球擦净残留在牙体、修复体、调和器皿表面的水门汀,否则待水门汀固化后很难除去。

6.7.6 玻璃离子水门汀

20 世纪 70 年代初,出现了一种由硅酸铝玻璃粉和聚丙烯酸液体组成的新型水门汀,称为聚丙烯酸硅酸铝盐(Aluminosilieate Polyacrylate,ASPA)。因这类材料由玻璃粉与聚丙烯酸反应,生成含离子键的聚合体,故又称为玻璃离子水门汀(Glass Ionomer Cement,GIC)或玻璃离子体水门汀。该类水门汀同时具备了硅酸盐玻璃粉的强度、刚性、氟释放性和聚丙烯酸液体的生物性及粘结性。

1972 年,第一种推向市场的玻璃离子水门汀——ASPA(聚丙烯酸硅铝酸盐)诞生;19 世纪 80 年代,发现了一种新方法夹层可修复技术,即用玻璃离子水门汀和复合树脂取代牙本质;19 世纪 80 年代后期,人们发现了改性玻璃离子体,这种材料在可修复牙科医学应用中产生了迅速及深远的影响;目前,玻璃离子水门汀已有众多的品种广泛用于临床,可作为充填、粘结和衬层使用,根据使用目的不同其成分略有差异。但其机械强度不足,尤其是耐磨性差,使其应用受到一定限制。近年来,许多学者尝试着用不同的添加物来改善玻璃离子水门汀的性能,使其有望成为继复合树脂后又一潜在的银汞合金替代材料。

6.7.6.1 传统的玻璃离子水门汀

1. 组成

该水门汀通常由两组分构成,即粉剂和液剂。

(1) 粉剂

基本组成是由 SiO_2—Al_2O_3—CaF_2—$AlPO_4$—Na_3AlF_2 构成,其中 Al_2O_3/SiO_2 比例为 1∶2 或更高,氟化物含量可达 23% 质量分数。近年来,粉剂的成分有了变化,增加了钠含量而减少了氟含量,目的在于获得半透明性和 X 射线阻射性以及避免氟过多症。常规组成见表 6-21。将这些成分混合,经 1000℃~1400℃ 熔化、淬冷、研磨制成。

表 6-21

成分	含量(质量分数)		
	配方一	配方二	配方三
钙	8%	10%	7%
钠	5%	2%	7%
铝	16%	14%	16%
氟	13%	13%	10%
磷	1%	3%	5%
硅	20%	16%	13%
氧	37%	35%	42%
锶或钡	少量	少量	少量

表 6-21 标题：玻璃离子水门汀粉剂组成

（2）液剂

早期使用的液剂是 47.5%～50%聚丙烯酸水溶液，其分子量为 30 000～60 000。为获得良好的操作性能和固化性能，还加入了约 5%的酒石酸。为进一步得到更高分子量的聚合物且不发生凝胶，又采用丙烯酸与衣康酸或马来酸，3-丁烯-1,2,3-羧酸形成共聚物。这样制得的共聚物水溶液不仅防止了液体凝胶，而且增加了反应活性，可获得更佳的物理机械性能。

现有的传统玻璃离子水门汀主要有Ⅰ—Ⅲ三种类型，主要用作粘结、充填和衬层及垫底，根据不同的用途和要求，材料的组成略有差异。

2. 性能

（1）凝固反应

当水门汀两组分调和后，Al^{3+}，Ca^{2+} 离子均能与聚丙烯酸反应生成聚羧酸盐，形成交联的网状结构，并将未反应的玻璃粉结合在一起，逐渐由糊状变为凝胶而固化，反应如图 6-7 所示。其中，Ca^{2+} 与聚丙烯酸的反应很快，属酸碱中和反应，通过静电吸引力与聚羧酸链间形成纯离子键结合，整个反应可进行完全，而 Al^{3+} 与聚丙烯酸反应则进行得并不完全，在聚丙烯酸盐凝胶中有部分络合键，即在铝离子与聚丙烯酸的结合中有两种结合形式，一种是离子键，一种是络合键[43]。

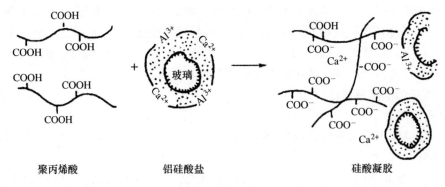

聚丙烯酸　　　　　　铝硅酸盐　　　　　　硅酸凝胶

图 6-7 玻璃离子水门汀凝固反应示意图

在固化过程中酒石酸起着重要的作用。在水门汀混合后，它在低 pH 值的情况下优先与离子玻璃反应生成络合物。因聚丙烯酸盐络合物要在高 pH 值时才能形成，这就防止了过早凝胶化,从而延长了水门汀的有效操作时间。

该水门汀粉液混合后 5 min 左右凝固,光固化型则在光照时才凝固。在凝固的早期阶段,生成聚羧酸钙凝胶,此时材料极易吸收水分,可被侵蚀和溶解。进一步反应生成聚羧酸铝后,水门汀才变得坚硬和不易溶解,这一过程至少需要 30 min。因此,在这段时间内一定要在水门汀表面涂布保护剂,防止水气的侵蚀。

(2) 粘结性能

在凝固反应的早期阶段,由于存在未完全反应的—COOH,材料呈现一定酸性。这些自由基团不但可与牙组织中羟基磷灰石的 Ca^{2+} 结合而形成粘结力,而且还可与牙本质胶原中的轻羟基发生反应,形成化学结合,正是这些有效结合,形成了水门汀与牙体的粘结力。该水门汀与牙釉质的粘结拉伸强度为 4～6 MPa,牙本质为 2～3 MPa。其粘结边缘封闭性优于其他齿科水门汀。玻璃离子水门汀与陶瓷和金属之间难以形成化学性结合,其结合主要是一种物理机械性粘结,陶瓷和贵金属表面经过适当处理后,才能与该水门汀产生较强的粘结力。

临床研究发现,在现存的牙本质粘结修复材料中,只有玻璃离子水门汀的固位效果最佳。但实验室的粘结强度测试结果却发现,对于牙本质的粘结,绝大多数牙本质粘结剂与复合树脂联用体系的粘结强度值均高于玻璃离子水门汀。这一相反结果颇耐人寻味,促使人们去进一步探明实验室所测粘结强度数据与实际效果不相符的原因,以便对包括玻璃离子水门汀在内的粘结修复材料做出正确的评价。

(3) 理化性能

该水门汀的色泽与天然牙色接近,呈半透明状,能保持稳定,是一种热和电的不良导体,在人工唾液中有轻度溶解,其溶解率为 0.3% 左右。固化 24 h 后,其压缩强度约为 170 MPa,拉伸强度约为 16 MPa,表面硬度(HV)为 50 左右,并有较好的耐磨性。这些性能均优于其他水门汀,但其机械强度却低于复合树脂和银汞合金。加入金属微粉增强的金属陶瓷水门汀,其机械强度和耐磨性则有很大的改善,几种修复材料的性能比较如表 6-22 所示。

表 6-22　　　　　　　　　　　　　　几种修复材料性能比较

材料	体积磨耗量/mm³	挠曲强度/MPa
传统玻璃离子水门汀	6.0	20
金属陶瓷水门汀	0.3	40
超微型复合树脂	0.2	68～80
传统型复合树脂	0.41	10～135
银汞合金	0.21	40

该水门汀固化后将持续地释放出氟,但随时间的延长,其释放率将逐渐降低。但牙釉质和牙骨质中确实存在来自水门汀中释放出的氟,且牙釉质所获得的氟随着与水门汀充填物距离的接近而增加,这一性能表明其客观存在具有防龋的作用。在固化时和固化后,玻璃离子水门汀还要溶出一定数量的游离 H^+,造成对牙髓的刺激。在这种由溶出的 H^+ 和食物所形成的酸性环境中,该水门汀的表面将会产生腐蚀,由于这种表面腐蚀,以及表面扩散和磨损,经一段时间后其表面将发生一定程度的分解,但这种分解均低于磷酸锌和聚羧酸锌水门汀。

(4) 生物学性能

玻璃离子水门汀在凝固过程中,其溶出物的 pH 值小于 3,呈酸性。它对牙髓所产生的刺激性略强于改进的氧化锌丁香酚水门汀和聚羧酸锌水门汀,而明显低于磷酸锌水门汀。

3. 应用

(1) 应用范围

由于玻璃离子水门汀具有良好的粘结性、生物安全性、抗龋性和耐溶解性等特点,目前已广泛用于粘结、充填和衬层及垫底等方面。通常Ⅰ型用作粘结固位,Ⅱ型用作充填修复,Ⅲ型用作衬层及垫底。

传统型玻璃离子水门汀的机械强度较低,不能用于充填恒牙的Ⅱ、Ⅳ类洞及受力较大部位,但可用于乳牙所有洞形的修复。对于恒牙的修复多用于Ⅲ、Ⅴ类洞,尤其适宜作楔状缺损的修复。

玻璃离子水门汀对洞形的要求不严,不必预备特殊的洞形,但对较深的窝洞应作衬层及垫底,最好用硬质氢氧化钙衬层及垫底。当牙髓暴露时,不能用该材料作衬层垫底或盖髓。此外,该水门汀还可用作预防性充填和窝沟封闭,以防止龋蚀的发生。近年来推出了一种利用玻璃离子水门汀和复合树脂联合修复牙本质缺损的叠层修复术(Laminate Restoration),这种联合形式因颇似三明治的夹心结构,故俗称为"三明治"修复术,这种技术利用玻璃离子水门汀与牙本质的良好粘结性,将其作为牙本质的替代物,同时利用复合树脂与牙釉质的优良粘结性和高的机械强度,将其作为牙釉质的替代物,先将水门汀衬垫于洞底与牙本质结合,待其固化后对表面进行酸蚀或粗化处理,然后再充填复合树脂,这两种材料借助微机械嵌合而结合在一起,临床应用表明,叠层修复术明显减少了微渗漏的程度和范围,增强了固位效果。

(2) 使用方法

首先按产品说明准确取量粉液进行调和,应注意不适当的粉液比将降低材料的性能且容易在口腔环境中发生分解,通常作充填修复按粉液比3:1(质量比),作粘结按粉液比1.25～1.5:1(质量比)取量放置于清洁、干燥、冷的玻璃板上。因为液剂中的水分容易挥发而改变酸与水比例,故一旦完成粉液的取量,必须尽快进行调和,且应在45 s内完成调和。然后用塑料器械将水门汀充填或涂覆于所修复部位,最好采用成形片(matrix)协助塑形和保护材料表面。因为在初期固化阶段,水门汀对暴露在空气中和失去水分极为敏感,容易造成表面龟裂,所"此时必须仔细保护水门汀表面,成形片至少应覆盖表面5 min。一旦取下成形片且进行边缘修整时,必须立即采用配套的清漆或凡士林,甚至最好采用单组分的光固化树脂粘结剂涂抹在材料表面以提供保护,直至水门汀完全固化。若需要进一步的边缘修整和抛光,最好在24 h后进行。对某些快速固化的水门汀可在10 h后进行修整。

总之,临床使用玻璃离子水门汀时,必须严格按照调和程序,并在水门汀固化时提供仔细的表面保护,才能获良好的修复效果。

6.7.6.2 新型玻璃离子水门汀

近年来还开发出以下几类性能更佳的新型玻璃离子水门汀及其改性产品。

1. 单一的粉剂型

它由传统玻璃离子水门汀玻璃粉和经过真空干燥的丙烯酸均聚物或共聚粉构成,使用时仅需用水或酒石酸溶液调和即可,避免了粉液型中聚丙烯酸水溶液发生凝胶(其溶液黏稠度大,不利于与粉剂调和),并且采用分子量较高的丙烯酸类聚合物可改善水门汀的物理机械性能。

2. 光固化的玻璃离子水门汀

它也由粉剂和液剂组成,粉中含有具光学活性的硅酸铝盐玻璃粉,液剂则由含有甲基丙烯酸酯支链的聚羧酸、2-甲基丙酸羟乙酯、光敏剂和水组成。可同时发生化学固化和光固化，当粉液混合时即发生一般玻璃离子水门汀所具有的凝固反应，但此时仅稠度增大，不会凝固，需待光照后发生自由基聚合反应才迅速固化，这两种凝固反应相互独立，互不干扰。

3. 金属陶瓷水门汀

其液剂与一般玻璃离子水门汀相同，在一般玻璃粉中加入金属粉，以改善色泽。固化反应是以酸碱反应原理为基础，在粉液调和后，液剂中的聚丙烯酸侧链上的羧基不断离解，其中 H^+ 不断向粉粒表面渗透，使金属阳离子与羧基结合生成铰链状的聚羧酸盐钙网络结构，在充分固化时，释放铝离子与羧基形成聚羧酸铝，最后完成固化。这类水门汀由于加入了金属微粉作为增强剂，其物理机械性能比传统的材料有了明显的提高。由于该水门汀与牙体组织有较强的粘结力，因此对洞型制备时的固位形要求不高，也可不酸蚀牙体组织而直接进行粘结或充填。它可以作为牙本质的替代物而广泛用于内冠(核)制作、Ⅱ类洞修复、乳牙修复、嵌体洞衬、根管治疗、金属冠和嵌体边缘破损的修补等方面。

4. 玻璃离子-树脂复合体

玻璃离子水门汀可与牙本质、釉质形成化学及物理粘结，对牙髓刺激小，边缘密封性好，而复合树脂不仅可配色，而且机械强度较高、耐磨损、表面性能较理想，所以为了兼备二者优点，近年来许多研究都集中在玻璃离子-树脂复合体上。玻璃离子-树脂复合体可分为树脂改性的玻璃离子(RMGIC)和聚合酸改性的树脂(PMRC)两大类。

树脂改性的玻璃离子是在传统玻璃离子水门汀中加入少量亲水的光固化树脂基质成分，如甲基丙烯酸缩水甘油酯(GMA)，2-羟基乙基甲基丙烯酸酯(HEMA)，也有直接在聚合酸链上引入丙烯酸官能团的，在光激发下发生聚合反应。

聚合酸改性的树脂可分为两类：

(1) 将部分和酸发生预反应后的玻璃离子粉研磨后加入丙烯酸酯树脂，它们在凝固过程中酸碱反应所占比例甚微；

(2) 玻璃离子粉与酸性树脂基质的混合物(丁基四羧酸与 HEMA 反应产物)，为糊剂型。使用时表层吸收环境和牙体表面水分发生酸碱反应，整体仍以聚合反应为基础。该复合体可用于金属烤瓷修复体等的粘结，但不宜用于全瓷冠、贴面等的粘结。

玻璃离子-树脂复合体具有较好的生物相容性，可直接用于深龋修复而无需垫底，另外边缘封闭性也较传统玻璃离子水门汀好，释氟能力因含玻璃离子水门汀成分不同有所差异，MRGIC 接近传统玻璃离子水门汀，而 PMRC 较差。总体而言其机械强度、耐磨性、表面特性、美学性能较传统玻璃离子水门汀有不同程度的提高。但是玻璃离子-树脂复合体在表面粗糙度、耐磨性、综合机械强度等方面仍不及超微填料的复合树脂，故尚不能用于受力部位的修复。

5. 羟基磷灰石改性型玻璃离子水门汀

Milantia 等[44]在传统型粉剂中加入羟基磷灰石(按 8% 质量比)，手工调和后与液剂聚丙烯酸、衣康酸的水溶液，按照粉液比 3∶6 调和。与传统型玻璃离子水门汀比较，发现由于 HA 被酸溶解，游离出的钙离子可与聚丙烯酸中的羧基官能团形成化学性结合，其抗断裂强度在最初 15 min 就可达到相当高的水平了，而传统型玻璃离子水门汀的抗断裂强度在固化 24 h 后才达到最高值，且羟基磷灰石改性型与牙本质的粘结性能和氟释放性能没有改变。Lucas 等[45-46]等也报道，在 GIC 中加入足够量的羟基磷灰石可使玻璃离子水门汀的弯曲强度、微观结构和最初的抗弯强度得到提高。Yap 等[47]报道玻璃离子水门汀与牙体之间的粘结强度强于玻璃离子水门汀内部基质与玻璃微粒之间的粘结强度，而 HA 是牙体硬组织中成分之一，故 HA 不但可以加强玻璃基质的强度,而且可以与玻璃微粒形成良好的粘结,使断裂韧性得以提高。

6.8 包埋材料

自 Taggart 于 1907 年将失蜡铸造法首次用于口腔修复临床以来[4],铸造修复体的应用日趋广泛,绝大多数的固定修复体,包括嵌体、冠、桩、固定桥等,大多数可摘局部义齿及部分总义齿的基托都是采用失蜡铸造法完成的。

失蜡铸造法修复过程中,包埋蜡型所用的材料称包埋材料(Investment Materials)。按用途可以分为中熔合金铸造包埋材料、高熔合金铸造包埋材料以及铸造陶瓷使用的包埋材料。包埋材料的主要成分是耐高温的二氧化硅(SiO_2),但纯二氧化硅难以固定成型,必须加入结合剂,有石膏结合剂或磷酸盐和硅酸盐结合剂。包埋材料的强度取决于结合剂的添加量。

6.8.1 性能要求

铸造包埋材料是铸造工艺中包埋铸型(如蜡型)的材料。铸造时,首先通过加热使铸型内的蜡型材料熔化并挥发,在包埋材料中形成铸型的阴模,然后向阴模中灌入熔化的金属,完成金属修复体的铸造。理想的铸造包埋材料应符合这些要求:①调和时呈均匀的糊状;②有合适的固化时间;③粉末粒度细微,使铸件表面有一定的光洁度;④能够补偿铸造过程中金属及蜡型的收缩量,即具有合适的膨胀系;⑤能承受铸造压力及冲击力,不因此而产生微裂纹;⑥耐高温;⑦铸造时,不应与液态金属发生化学反应,不产生有毒气体,并对铸入的金属材料无破坏作用(如腐蚀);⑧有良好的透气性,以利铸模内的气体逸出;⑨铸造完成后,包埋材料易于被破碎,并且不黏附在金属修复体表面;⑩在 1000℃ 以上的高熔点合金,如钯合金、铀铬合金、镍铬台金等,这类包埋材料应有良好的操作性能;⑪易于保存。

6.8.2 分类

6.8.2.1 中熔合金铸造包埋材料

中熔合金铸造包埋材料又称石膏类包埋材料,适用于铸造熔化温度在 1000℃ 以下的中熔合金,如贵金属金合金、银合金、铜合金、锡锑合金等。这类包埋材料一般用石膏作为结合剂,故又称石膏类包埋材料。在高温下,石膏会因分解而失去结合力。因此,这类包埋材料只耐一般高温,热胀系数易控制,有一定强度。

6.8.2.2 高熔合金铸造包埋材料

高熔合金铸造包埋材料又称无石膏类包埋材料,适用于铸造熔化温度在 1000℃ 以上的高熔合金,如贵金属金-银-铂,钯-铜-镓,银-钯合金,非贵金属镍铬合金、钴合金、铬合金等。这类包埋材料具有良好的膨胀性,能补偿高熔合金铸造后较大的收缩率,同时耐高温、耐高压强。是目前口腔医学应用较多的一类包埋材料。主要包括磷酸盐包埋材料、硅胶包埋材料和铸钛包埋材料。

6.8.2.3 铸造陶瓷包埋材料

用于全瓷铸造的包埋,具有代表性的是列支敦士登 Ivoclar 公司提供的 IPS-Empress 热压铸造陶瓷专用快速包埋材料。

6.8.3 中熔合金铸造包埋材料

6.8.3.1 组成

中熔合金铸造包埋材料主要成分是二氧化硅和硬质石膏,同时还含有少量用于调整固化时间的成分,石墨和硼酸及一些着色剂。二氧化硅主要耐高温,硬质石膏用作结合剂,提供凝固膨胀,石膏在200℃~400℃时,脱水收缩,直到700℃石膏分解发生显著收缩。因此,石膏包埋材料只能使用在700℃以下的铸造过程中。石墨起还原作用,可防止金属氧化,使铸件光洁度提高,硼砂起到使热膨胀均匀的作用。具体组成成分如表6-23所示。

在包埋材料中充当结合剂的石膏与水调和后,可以与石英结合成一个整体,并在凝固时提供一定的固化膨胀,使之凝固后有一定的强度。

表6-23　　　　　　　　　　中熔合金铸造包埋材料组成成分

二氧化硅	硬质石膏	石墨	硼酸	着色剂
55%~75%	25%~45%	1%	5%	少量

二氧化硅(SiO_2)有4个同素异构体:石英、磷石英、方石英及熔融石英。他们之间的转化过程如图6-8所示。石英、磷石英和方石英被加热后,它们的晶状体形态由低温下稳定的α型变为高温下稳定的β型。它们的晶状体形态的温度转变点不同,石英为573℃,磷石英为120℃,方石英为220℃。当晶格形态由α型转变为β型时,会发生急剧的体积膨胀,临床制作修复体正是利用二氧化硅的这种热膨胀特性,使金属的铸造收缩得到补偿。常使用的温度范围为600℃~700℃,此时石英的热膨胀系数较大。

$$\beta\text{-石英} \xrightarrow{870℃} \beta\text{-磷石英} \xrightarrow{1475℃} \beta\text{-方石英} \xrightarrow{1700℃} \beta\text{-熔融石英}$$
$$\uparrow 573℃ \qquad \uparrow 120℃ \qquad \uparrow 220℃$$
$$\alpha\text{-石英} \qquad \alpha\text{-石英} \qquad \alpha\text{-石英}$$

图6-8　二氧化硅转化过程

6.8.3.2 性能

1. 固化时间

包埋材料的凝固与石膏的含量有关。因此,包埋材料的固化性质与水粉比例、水温、调和速度及时间有关。其中水粉比是影响包理材料特性的重要因素。水粉比为0.5时,表示50 mL水与此同时100 g粉调和。商品包埋材料的水粉比一般为0.3~0.4。若水粉比例太大,固化时间将延长,固化膨胀和热膨胀量将减少。ADA标准规定包埋材料的固化时间为5~25 min。

2. 膨胀

中熔合金铸造包埋材料具有固化膨胀、吸水膨胀和热膨胀的性质。

(1) 固化膨胀(Setting Expansion)

中熔合金铸造包埋材料在固化时发生膨胀,这是由石膏的固化反应起主要作用,而与二氧化硅无关。其机理与石膏本身的固化膨胀相同,二水硫酸钙针状结晶生长向外膨胀。二氧化硅粒子的存在,针状结晶易于生长,有利于材料膨胀。所以中熔合金铸造包埋材料比单独的半水石膏固化膨胀系数大。ADA标准中有关包埋材料膨胀特性规定见表6-24。

另外,水粉比小的包埋材料膨胀系数大。

表 6-24 包埋材料膨胀特性的 ADA 标准

种类	抗压强度/MPa	固化膨胀系数		热膨胀系数	综合热膨胀系数
		空气中	水中		
嵌体用热膨胀型（Ⅰ型）	＞2.46	0.0%～0.5%	—	1.0%～2.0%（700℃）	1.3%～2.0%
嵌体用吸水膨胀型（Ⅱ型）	＞2.46	—	1.2～2.2	0.0%～0.6%（500℃）	1.3%～2.7%
局部义齿用热膨胀型（Ⅲ型）	＞4.92	0.0%～0.4%	—	1.0%～1.5%（700℃）	1.2%～2.9%

（2）吸水膨胀（Hygroscopic Expansion）

在中熔合金铸造包埋材料固化之前或固化期间与水接触会发生较大的膨胀,这种膨胀称为吸水膨胀或水合膨胀。将包埋材料的这种特性应用在金属铸造过程中,使铸造收缩得到补偿的方法称为吸水膨胀法（水合膨胀法）。ADA 标准中的Ⅱ型包埋材料就是用吸水膨胀法铸造嵌体的包埋材料,它的吸水膨胀率为 1.2%～2.2%。

吸水膨胀率与包埋材料的成分及粉米粒度有关,硅含量与吸水膨胀成正比;二氧化硅粉末粒度越小,吸水膨胀率越大;α-半水石膏比 β-半水石膏的膨胀率大。另外,吸水膨胀的大小也可以通过操作方法进行调节,水粉比小,接触水的时间长、水量多硬水温高等,均会使吸水膨胀增加。

用法:①包埋前,先将向铸圈内壁围贴 1～3 层充分吸水的石棉纸,然后包埋。包埋材料在凝固过程中吸取石棉纸中的水分,可产生吸水膨胀。②在包埋材料初凝时,将铸圈置于 38℃水中,约 30 min。③包埋后,以针筒有控制地向铸圈内加水。

（3）热膨胀（Thermal Expansion）

热膨胀是由两个独立的反应叠加的结果。①包埋材料固化后,半水石膏与水发生反应,生成的二水石膏成为主要成分,继续加热,石膏则因脱水,发生反应:二水石膏→半水石膏→无水石膏;②加热后,二氧化硅由 α 型转化为 β 型。

二氧化硅由 α 型向 β 型转化是可逆的,加热后的二氧化硅经冷却仍可由 β 型转化为 α 型。包埋材料在 700℃ 以下的加热曲线和冷却曲线,如图 6-9 所示。

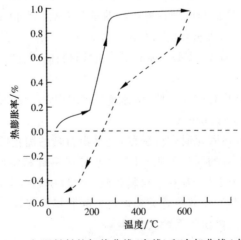

图 6-9 包埋材料的加热曲线（实线）和冷却曲线（虚线）

在高温段,两条曲线比较接近,但在 400℃ 以下时冷却曲线继续以近乎相同的斜率下降。冷却至室温时,表现为收缩状态,即短于原始长度或小于原始体积。这种现象不是由二氧化硅的性质决定的,而是因为加热生成的无水石膏。冷却时不再发生转化,仍以小于二水石膏的体积产生冷却收缩,所以冷却至室温时,膨胀率为负值即收缩。如果对包埋材料进行第二次加热,虽然会发生与第一次几乎相同的膨胀,但有很大可能会使固化的包埋材料内部产生微裂。因此,对已经加热除去蜡型的铸型不要中途冷却,而应继续加热至铸造温度后,立即铸造。

热膨胀亦与水粉比有关,水粉比小,则膨胀量大;石英量越多,膨胀量也越大。

3. 机械强度

包埋材料在加热和铸造过程中应有足够的强度。但是强度过高,又会给铸造后包埋材料的清除造成困难。包埋材料的机械强度一般用压缩强度表示。ADA 标准规定,压缩试验应于材料调和 2 h 后,在相对湿度为 100% 的室温下进行。严格地讲,用加热条件下的机械强度来评价包埋材料更为合理。包埋材料的压缩强度,与石膏的种类、石膏的含量及水粉比有关;加入硬质石膏的强度高于普通石膏,水粉比越大压缩强度越低。

4. 粉末粒度与透气性

包埋材料的粉末粒度越细,铸造修复体的表面就越平滑。此外,二氧化硅粒子越细,吸水膨胀越大。铸造时,熔融金属在离心力等压力作用下进入铸腔,如果铸腔内空气不能顺利排除,将使熔融金属不能充满铸腔,从而导致铸造缺陷产生。因此,包埋材料固化后应有微小孔隙,以便空气能在铸造压力下全部排除。包埋材料的粒度分布及石膏含量,是影响透气性的重要因素。粒子尺寸均一,有利于气体透过。减少石膏量,增加水粉比,可使透气性增加。

5. 耐热性(耐热分解性)

包埋材料要有一定的耐热性,即要求材料在高温下不易被分解。二氧化硅在其熔点(1700℃)以下不发生分解,无水石膏在 1000℃ 以上便开始分解,其反应式如图 6-10 所示。

$$CaSO_4 \longrightarrow 2CaO + 2SO_2 + O_2$$

图 6-10 无水石膏分解反应式

蜡型被熔除后,有些碳元素残留在铸型中,当无水石膏在 700℃ 以上时,可通过碳元素迅速还原。生成对金属铸造修复体产生污染的二氧化硫,且石膏在 750℃ 时可出现显著的收缩倾向。所以,铸造时石膏类铸造包埋材料的加热温度必须在 700℃ 以下。

6.8.4 高熔合金铸造包埋材料

6.8.4.1 磷酸盐包埋材料

磷酸盐包埋材料是最常用的高熔合金铸造包埋材料,用于临床已经有几十年的历史。随着口腔修复学和口腔材料学的不断进步,磷酸盐包埋材料也不断发展,除了用于高熔合金铸造及带模整体铸造以外,也逐渐用于高精度的种植义齿上部结构的铸造、钛合金支架的铸造及全瓷材料的铸造。

1. 组成

磷酸盐包埋材料中石英和方石英占 80%～90%,磷酸二氢铵($NH_4H_2PO_4$)、磷酸二氧镁(MgH_2PO_4)及金属氧化物为结合剂。

使用时,用硅胶溶液或水作为调拌剂,按一定比例将粉液调和。硅溶胶可以提高包埋材料的膨胀率。磷酸盐包埋材料的固化膨胀和热膨胀率均比石膏包埋材料高,耐热性也优于石膏包埋材料,故一般用于高温铸造包埋。

2. 固化反应及加热反应

耐高温材料与结合剂在有水存在的情况下，生成磷酸盐晶状体结合耐火材料，产生强度。在包埋材料中结合剂的含量越高，凝固膨胀越大，当结合剂含量一定时，氧化镁所占的比例越大凝固膨胀越大。磷酸盐包埋材料固化是通过结合剂发生的酸碱中和反应来实现的。反应过程，磷酸二氢铵($NH_4H_2PO_4$)或磷酸二氢镁(MgH_2PO_4)与碱性氧化物(MgO)在加水作用下，通过水化反应生成针柱状晶状体磷酸盐将石英颗粒包裹结合在一起。其反应式如图 6-11 所示：

$$NH_4H_2PO_4 + MgO + 5H_2O \longrightarrow NH_4MgPO_4 \cdot 6H_2O$$

图 6-11　磷酸二氢铵水化反应式

当反应开始后，由于微粒相互作用，形成了腔体状粒子，在高温下粒子经过 $Mg_2P_2O_7$ 阶段最终形成 $Mg_3(PO_4)_2$ 阶。在固化及加热过程中，化学反应及加热反应的结果，还使包埋材料从室温下强度达到高温下强度，当铸造温度在 800℃时，反应最终产物是 $Mg_2P_2O_7$ 和一些过剩的 MgO，以及未发生任何变化的 β-石英、β-方石英。

3. 性能

（1）凝固时间和操作性能

包埋材料的凝固时间是影响包埋材料操作性能的一个重要因素。如果凝固时间太短，则操作时间也短，影响制作质量。凝固时间太长，则包埋后加热前的等待时间也延长。ADA 规定的包埋材料凝固时间是 5～25 min。临床使用的磷酸盐包埋材料的凝固时间为 8～11 min。凝固时间的长短主要由凝固反应的快慢所决定的，而影响这一反应速度的因素除了磷酸盐和氧化镁的含量和相对比例外，还包括包埋材料的粒度、粉液比、环境温度、调拌时间等。一般来说，粒度越细，粉液比越大，环境温度越高，调拌时间越长，凝固越快。

（2）膨胀率

磷酸盐包埋材料的膨胀率包括凝固膨胀、热膨胀和吸水膨胀。其综合膨胀率为 1.3%～2.0%。凝固膨胀本质是 $NH_4MgPO_4 \cdot 6H_2O$ 的针柱状水化物结晶的生成、生长。凝固膨胀受磷酸盐和氧化镁的含量和相对比例、粉液比、调拌液的浓度、环境温度等的影响。结合剂磷酸盐和氧化镁的含量越高，凝固膨胀就越大；当结合剂的含量一定时，氧化镁所占的比例越大，凝固膨胀就越大。粉液比对凝固膨胀的影响是，在粉液比较小的情况下，凝固膨胀随粉液比的增大而增大，这是因为粉液比增大了，包埋材料分子堆集密度也相应地增大了，形成水化物晶状体时的推挤和膨胀作用就更明显。但增大到一定限度后，凝固膨胀随粉液比的增大而减小。这是因为粉体太多，水太少，反应物的水解不充分。作为反应物之一的水分子也不足，影响了凝固反应和凝固膨胀。

磷酸盐包埋材料用硅溶胶调拌比用水调拌凝固膨胀显著增大。硅溶胶调拌液能显著增加包埋材料的热膨胀量的原理是，因为调拌液中含有 SiO_2，烧结后还是形成石英或方石英，因此调拌液浓度越高，贡献的石英、方石英越多，膨胀越大。

磷酸盐包埋材料的热膨胀较凝固膨胀稳定，相对固定在 1.2%左右。热膨胀与材料中石英和方石英的总含量及方石英所占比例有关，总含量越大，热膨胀越大；方石英所占的比例越高，热膨胀越大。热膨胀量也和原粒度分布有关。小颗粒的石英只能获得小的膨胀系数，大颗粒的石英则能获得大的膨胀系数，所以当粒度分布适当时，小颗粒石英正好嵌在大颗粒石英之间，获得最大的膨胀量。

磷酸盐包埋材料也具有吸水膨胀的性质。在进行包埋时，可通过在材料即将固化后注水调整膨胀量,以获得较大的膨胀效果。

（3）压缩强度

磷酸盐包埋材料具有较高的压缩强度,调和后 24 h 可达到 9～30 MPa,经加热冷却后,达 2～14 MPa。包埋材料在凝固后加热前以及升温后铸造时都有不同的强度。凝固后有一定强度保证在铸造前的操作中铸形和蜡形不会损坏变形,升温后有一定强度保证在铸造时铸形不会破裂。一般认为,包埋材料在终凝时强度较高,加热过程中由于结晶水的丧失,NH_3 的逸出,压缩强度降低。700℃ 以上时,二氧化硅磷酸盐复合物形成使强度增加。

磷酸盐包埋材料凝固后的强度与结合剂的含量有关,结合剂的含量越大,压缩强度越高;粉液比越大,堆集密度越高,强度也越强。磷酸盐包埋材料的压缩强度也不宜过高,会给铸件脱模造成困难。

（4）粒度与透气性

磷酸盐包埋材料的粒度,一般在 200～350 目之间,粒度分布是包埋材料的重要参数,合理的粒度级配与流动性和致密度相关,小颗粒嵌于大颗粒的空隙里,可以获得较大的包埋密度。同时大颗粒石英膨胀较大;细粒石英保证铸件有较高的光洁度。磷酸盐包埋材料的透气性小于石膏包埋材料,因为后者的水粉比大于前者 1 倍以上,透气性与加水量正相关,水分多则结构疏松,磷酸盐包埋材料在 1000℃ 以上时,石英、方石英颗粒熔融,使透气性下降,易使铸件产生气泡。因此包埋时常附加气孔以减少铸件内气泡的发生,或者在包埋材料中加入纤维增加透气性。

（5）耐热性（耐热分解性）

磷酸盐包埋材料在使用温度下,由结晶的 $Mg_2P_2O_7$、未反应的 MgO、β-方石英以及 β-石英组成。它们的熔点均在 1000℃ 以上,所以具有较高的耐热性。

6.8.4.2 硅胶包埋材料

1. 组成

硅胶包埋材料分为正硅酸乙酯包埋材料和硅酸钠包埋材料两种。硅酸钠包埋材料以硅溶胶悬浊液的形式与磷酸盐包埋材料合用。正硅酸乙酯包埋材料是以正硅酸乙酯作结合剂的高熔铸造包埋材料,耐高温材料仍然由二氧化硅形式存在的石英和方石英组成。正硅酸乙酯中含有 28% 的 SiO_2,分子式为 $Si(OC_2H_5)_4$,经加水分解,生成硅溶胶并固化,其反应式如图 6-12 所示:

$$Si(OC_2H_5)_4 + 5H_2O \longrightarrow Si(OH)_4 + 4C_2H_5OH$$

图 6-12　正硅酸乙酯水解反应式

上述水解作用需在乙醇溶剂的帮助下完成,乙醇对水解制剂具有稳定性。为加速反应,一般以盐酸水溶液作为包埋材料的调和液。因此,包埋材料的特性取决于正硅酸乙酯、盐酸及水之间的配合比例。盐酸量不合适会使包埋材料产生裂隙,太多会使 SiO_2 沉淀过多,影响铸件质量。耐火材料仍然以二氧化硅形式存在的方石英和石英组成,并在其中加入固化调节剂 MgO。

2. 性能

（1）固化反应和固化时间

正硅酸乙酯包埋材料的加水分解反应,实际比上述反应式复杂得多。反应过程产生的 $SiO_2 \cdot 2H_2O$ 可以聚合成硅化合物聚合体,这种硅化物聚合体含硅量高,耐火性强。固化时间一般为 10～30 min,MgO 含量越高,固化越快。

（2）膨胀和强度

耐火材料及结合剂中均含有硅，所以具有较大的热膨胀性及综合膨胀性，但结合剂为胶体，所以强度低。

（3）透气性

由于加热后耐火材料的硅粒子间隙被结合剂中的硅微粒堵塞，所以透气性比石膏包埋材料差。

（4）应用

正硅酸乙酯包埋材料一般用作内层包埋材料，用氨气处理后，可使其加速固化。内层包埋材料固化后，用少量硬质石膏（10％）与粗石英粉配制的外包埋料进行外层包埋，可以缩短包埋时间和节约材料。

硅酸钠包埋材料的粉剂同正硅酸乙酯包埋料，液剂为硅酸钠水溶液（即水玻璃）。硅酸钠包埋材料的凝固原理与正硅酸乙酯包埋料相似，硅酸钠溶液用氯化氨处理，沉淀出白色的胶体硅化物，再与石英颗粒结合，形成具有一定强度的包埋料。硅酸钠包埋料一般作为内包埋使用，分 2～3 次完成，每次包埋后浸泡于 20％的氯化氨溶液中，或在氨气中处理加速凝固后进行外包埋。

6.8.4.3　铸钛包埋材料

纯钛具有生物相容性好、耐腐蚀性能优异、质量轻和弹性模量低等优点，是理想的口腔修复材料，可用于制作嵌体、高嵌体、铸造冠、桥、烤瓷基底冠、可摘义齿支架、全口义齿基托、种植义齿的上部结构等[49]。但是，钛与氧、氮、氢等元素有较强的亲和性，且熔点高，熔融钛化学活性大，即使在真空中也容易与包埋材料发生强烈反应，使铸造后的铸件表面氧化、污染，改变钛原有的生物性能和物理性能，另外钛的熔点高为 1668℃，铸造收缩率 1.8％～2.0％，因此要求铸钛包埋材料具有总膨胀率能补偿这一范围的金属收缩，并与熔钛的反应轻微，得到良好的表面性状，不污染铸件、操作性能好等条件。目前应用的主要有含镁铝尖晶石的铸钛包埋材料、改良的磷酸盐包埋材料、氧化锆系铸钛包埋材料及氧化钙系铸钛包埋材料。

1. 含镁铝尖晶石的铸钛包埋材料

含镁铝尖晶石的铸钛包埋材料，具有优良的高温性能及稳定性，作为高温耐火材料用于纯钛的铸造可获得反应层薄、铸造精度大幅度提高的优良义齿。该包埋材料由三氧化二铝、氧化镁、磷酸二氢镁、磷酸二氢铵及添加剂组成，其铸造膨胀主要是利用氧化镁和氧化铝在固相反应中生成镁铝尖晶石产生体积膨胀，并通过氧化镁和氧化铝的含量配比和精确的粒度来调节控制包埋材料的热膨胀量，从而达到在较低的温度下产生足够的体积膨胀以弥补纯钛铸造的收缩。同时，该包埋材料的凝固时间、常温压缩强度及 1100℃处理骤冷后的压缩强度、透气率、铸件的铸流率、气孔率、表面粗糙度、表面硬化层厚度、元素侵入污染等各方面的性能指标均能满足临床需要，具有良好的应用前景。

2. 改良的磷酸盐包埋材料

改良的磷酸盐包埋材料采用粗细对等比例的纯石英 80％，磷酸盐结合剂 20％；其中微粒氧化镁 12％，磷酸二氢铵 8％。这种配方的包埋料中，细小的石英颗粒充填到大颗粒的空隙，结合剂完全包裹右英，使铸模内铸壁光滑平整，与熔钛的接触少，相对减少与熔钛的反应。同时，氧化镁含量高于磷酸二氢铵，两者反应后氧化镁过剩，氧化镁耐高温，可充当耐火材料。避免了磷酸二氢铵过剩后熔钛发生反应，引起铸件表面的磷污染。另外，提高硅溶胶的浓度可增加凝固膨胀，弥补室温铸造时包埋材料热膨胀的不足，提高铸件的精度。若用 35％的硅溶胶溶液,可使膨胀达 2%,接近纯钛 1.8%～2.0%的收缩。但该包埋材料由于石英有与熔钛反应活泼的特点,因此,在反应层的控制方面还有待于进一步研究。

3. 氧化锆系铸钛包埋材料

在钛的精密铸造中,锆也可以金属锆粉的形式被添加入包埋料中,利用其加热后的氧化膨胀以提高铸件精度。理论上,二氧化锆与三氧化二铝、氧化镁、氧化钙等的生成自由能均低于二氧化钛,不会与熔钛发生还原反应,选作铸钛包埋料有助于提高铸件质量。目前该类包埋材料多用作内包埋材料,它以氯化镁作固化促进剂,其成型的抗压强度高达 150～200 kg/cm²,缺点是在烘烤预热时产生氯化物气体,如用 7%的磷酸调拌,其抗压强度为 13 kg/cm²,膨胀率在 1000℃时为 1%。氧化锆系铸钛包埋材料是目前有前途的新型包埋料,更加稳定的氧化锆包埋料正在研究中。

4. 氧化钙系铸钛包埋材料

氧化钙是最稳定的铸钛包埋料之一,早在 1986 年,Hashimoto 等就以氧化钙-石墨为耐火材料形成铸模进行钛的铸造。以氧化钙为包埋料形成的铸件,脱模性极好,表面光泽,铸造精度佳[49]。但氧化钙一旦含有水分易成为氢氧化钙和碳酸钙,难以保存。目前尚未找到适合的结合剂,其产品的开发和实用性还有待于解决。

6.8.5 铸造陶瓷包埋材料

全瓷材料色泽美观自然,具有极佳的美学性能;同时具有良好的生物性能和耐腐蚀、耐磨性,因此学者们一直致力于全瓷修复体的研究和推广。现有的全瓷修复体大致可分为 3 种体系,即高温烧结体系,铸造体系和 CAD/CAM 体系。其中铸造陶瓷体系的美学性能比较突出,铸造精度较高,在全瓷修复中占有较大的比重[50-52]。

IPS-Empress 是列支敦士登 Ivoclar 公司于 20 世纪 90 年代初推出的一种新型的无收缩热压铸造陶瓷材料,它是一种白榴石增强的陶瓷系统。这种铸造陶瓷突出的优点是具有良好的半透明性,对光的折射和散射效果接近于天然牙,因此美学效果非常理想,优于传统烧结法制作的全瓷系统。同时它的硬度和天然牙釉质接近,不会导致对颌天然牙的过度磨耗。IPS-Empress 的抗弯强度为 120 MPa,铸造温度为 1 180℃[53]。6 年后,Ivoclar 公司又研制出了 IPS-Empress2,此产品保留了上一代产品的优点,并把铸造温度降到了 920℃,降低了制作难度。因此,这种铸瓷系统具有良好的临床应用前景。

热压铸造陶瓷技术对包埋材料有较高的要求,首先 IPS-Empress2 铸瓷铸造收缩小,要求的铸造精度高,包埋材料的总膨胀率必须与之精确匹配。其次,陶瓷不同于金属,在熔融状态下粘滞性很强,不易流动,需要用氧化铝棒进行压铸,所以要求包埋材料透气性能好,避免产生气泡,同时能够承受铸造压力。此外,包埋材料应该不影响铸件的表面光洁度,并且容易去除。这样才能保证最终修复体的美观和精确[54-55]。

目前 IPS-Empress2 的铸造主要采用厂商提供的专用包埋材料。由于价格昂贵,供货不便,在一定程度上限制了这一系统在我国的应用,因此研制一种与该系统专用包埋材料性能相当的国产包埋材料,还需要国内研究人员进一步的研究开发。

参考文献

[1] BRENNER M D K. The story of dentistry[M]. London:Kimpton Publishers,1959.

[2] ROBERT K J. Ceramics in dentistry:Historical roots and current perspectives[J]. J Prosthetic Dent,
     1996,75(1):18-31.

[3] 陈治清.口腔材料学[M].2版.北京:人民卫生出版社,2000.

[4] 威廉姆斯 D F.医用与口腔材料[M].朱鹤孙,等,译.北京:科学技术出版社,1998.

[5] MCLEAN J W,HUGHES H. The reinforcement of dental pocrelain with cermaic oxides[J]. Br Dent J3,
     1965,119(6):251-267.

[6] GROSSMAN D G.Machinable glass-ceramics based on tertasilisic mica[J]. J Amer Ceram Soc. ,1972,
     (55):446-449.

[7] 李红.以钙云母为主相的高强度可切削牙科微晶玻璃的研究[D].成都:四川大学,2002.

[8] THOMPSON J Y,BYANE S C,HYEMNA H O. Mechanical properties of a new mica-based machinable
     glass for CAD/CAM restorations[J].J Prosthe Dent,1996,76(6):619-623.

[9] KENNETH J D,KENZIEA M. Tim kemmitta crystallization of bio-coating compounds of potential us in
     bio reinforced oxide cermaics[J].Lutz Mayerc J Europ Ceram Soc,2000,(20):645-650.

[10] 葛曼珍,林建龙,杨辉.金属增强生物玻璃陶瓷的研究状况及展望[J].硅酸盐通报,1996,(4):44-48.

[11] ANDERSON M,ODEN A. A new all-cermaic corwn[J]. Acta Odontol Scand,1993:51-59.

[12] FILTER F,KOCHER P.Reliability and strength of all-ceramic dental restorations[J].Int Computerized
     Dent,2001,(4):89-106.

[13] BRINA R L,Antonia P,Zhnag Y.Materials design in the performance of all cermaiccrowns[J].
     Biomaterials,2004,25(14):2885-2892.

[14] 金志浩,高积强.乔冠军工程陶瓷材料[M].西安:西安交通大学出版社,2000.

[15] 金格瑞 W D.陶瓷导论[M].北京:中国建筑工业出版社,1984.

[16] 张斌.牙科氧化锆增韧陶瓷的研制及性能研究[D].西安:第四军医大学,2002.

[17] 斯温 M V.陶瓷的结构与性能[M].郭景坤,等,译.北京:科学技术出版社,1998.

[18] 谈国强,苗鸿雁,宁青菊.生物陶瓷材料[M].北京:化学工业出版社,2006.

[19] 胡双.齿科用金属烤瓷材料的制备[D].武汉:武汉理工大学,2007.

[20] 张彩霞.金属烤瓷的材料综述[J].国际口腔医学杂志,1982,05.

[21] 宋君祥.提高金属熔附烤瓷性能的研究[D].成都:四川大学,2004.

[22] HOFSTEDE T M. Influence of metal surface finishing on porcelain porosity and beam failure loads at
     the metal-ceramic interface[J].J Proshtet Dent,2000,84(3):309.

[23] GRHAMA J D. The effect of surface treatments on the bond strength of a non precious alloy-ceramic
     interface[J].Int J Prosthodont,1999,12(4):330.

[24] PAPADOPULOUS T. Effect of aluminiul oxide sandblasting on cast commercially pure titanium
     surfaces[J]. Eur J Prosthodont Restor Dent,1999,7(1):15.

[25] DEHOFF P H. Viscoelaxtic stress analysis of thermally compatible and incompatible metal ceramic
     systems[J].Dent Mater,1998,14(4):237.

[26] COEFFY J P. Influence of constraction mismatch and cooling rate on flexural failure of PFM systems
     [J]. J Dent Res,1988,67(1):61.

[27] MALAMENT K A,GROSSMAN D G. The cast glass and ceramic restoration[J]. J Prosthet Dent,
     1987,57:674-683.

[28] KELLY J R. Ceramics in density:Historical root and current perspectives[J]. J Prosthet Dent,1996,
     75(1):18-32.

[29] WAGNER W C. Biaxial flexural strength and indentation fracture toughness of three new dental core

ceramics[J]. J Prosthet Dent,1996,76(2):140-144.

[30] 王忠义,艾绳前,邢惠周. 高强度瓷全冠[J]. 实用口腔医学杂志,1991,7(3):181-183.

[31] 高法章. 铸造玻璃陶瓷的铸造工艺及其相关性能[J]. 口腔材料器械杂志,1993,2(3):28-30.

[32] 何晓丽. 准确控制超硬石膏用量及水粉比灌注口腔模型的研究[D]. 西安:第四军医大学,2004.

[33] 王北京. 石膏表面硬化剂对超硬石膏模型机械性能影响的研究[D]. 郑州:郑州大学,2007.

[34] 余红发,裴锐,任岩. 石膏脱水动力学机理及不同脱水相的性能[J]. 沈阳建工学院学报,1998,14(4):380-383.

[35] 王瑞麟,俞力航,叶培红,等. 影响半水石膏结晶形态的若干因素[J]. 新型建筑材料,1991:(10):6-10.

[36] HAREOURT J K, LAUTENSCHLAGER E P. Aeeelerated and retarded dental plaster setting investigated by X-ray diffraction[J]. J Dent Res,1970,49(3):502.

[37] 牟国栋. 半水石膏水化过程中的物相变化研究[J]. 硅酸盐学报,2002,30(4),532-535.

[38] FLOYD A P, ROBERT GC. Restorative dental materials[J]. The C. V. Mosby Company,1971,213-225.

[39] 吴玮. 几种水门汀稳定性比较研究[D]. 西安:第四军医大学,2006.

[40] ROSENSTIEL S F,LAND M F,CRISPIN B J. Dental luting agents:A review of thecurrent literature[J]. J Prosthet Dent,1998,80(3):280-301.

[41] DUNCAN J P, PAEIJER C H. Retention of parallel-sided titanium posts cementedwith six luting agents:An in vitro study[J]. J Prosthet Dent,1998,80(4):423-428.

[42] KYRIOS D M,DUKE E S,WINDELER A S. Glass ionomer cement film thicknessand working time[J]. J Prosthet Dent,1998,62(5):533-536.

[43] 程汉亭. 玻璃离子水门汀固化反应过程的研究[D]. 武汉:武汉理工大学,2006.

[44] MILANITA E L, KENJI A, MIZUBO N. Toughness, bonding and fluoride-release properties of hydroxyap atite-added glass ionomer cement. [J] Bilmaterials,2003,24(21):3787-94.

[45] LUCAS M E, ARITA K, NISHINO M. Strengthening a conventionalglass ionomer cement using hydroxyapatitc[J]. J Dent Res,2001,80:711.

[46] ARITA K,LUCAS M E,NISHINO M. The effect of addinghydroxyapatite on the flexural strength of glass ionomercement[J]. Dent Mater J,2003,22(2):126-136.

[47] YAP A U J,PED Y S,KURNAR R A. Experimental studies on anew bioactive material:HA ionomer cements[J]. Biomaterials,2002,23 (3):955-962.

[48] 邹承蓉. 不同包埋材料对 Ti-6Al-7Nb 合金铸造性能影响的实验研究[D]. 西安:第四军医大学,2008.

[49] ASAKURA M,TAKAHASHI H,MOTOMURA K. Tensile properties of Ti2 titanium casting obtained from calcia mold[J]. J Dent Res,1997,76:80.

[50] 贺刚. IPS-Empress2 热压铸造陶瓷专用包埋材料的研制[D]. 成都:四川大学,2003.

[51] HUTTONn E. The expansion of phosphate bonded investments:Part I-Setting expansion[J]. J Prosthet Dent,1993,70:121-126.

[52] MICHO I. Effect of wax melting range and investment liquid concentration on theaccuracy of a three-quarter crown casting[J]. J Prosthet Dent,2002,87:57-61.

[53] HUTTON J E. Expansion of phosphate-bonded investments:Part Ⅱ-Thermal expansion[J]. J Prosthet Dent,1995,73:127-31.

[54] SHELL J S. The effect of longitudinal restrictive force on hydroscopic expansion[J]. J Dent Res,1961,40:287-93.

[55] EARNSHAW R. The effect of restrictive stress on the setting expansion of gypsum bondedinvestments[J]. Aus Dent J,1964,9:169-76.

第 7 章

口腔材料的分析与检测方法

7.1　材料的组成成分分析方法

7.1.1　成分分析的定义

　　材料的成分分析是指通过谱图对产品或样品的成分进行分析,对各个成分进行定性定量分析的技术方法。成分分析主要用于对未知物及未知成分等进行分析,通过快速确定目标样品中的组成成分来鉴别材料的材质、原材料、助剂、特定成分及含量、异物等信息[1]。

7.1.2　成分分析的分类

　　按照结论来区分,成分分析可以分为定性分析和定量分析两类。定性分析主要是确定物质的组分种类,而定量分析是在定性分析后进行相应的定量分析,得出各种组分的分配比例。按照科学技术,定量分析只能做到无限接近真实情况,但却无法保证100％准确[1]。

7.1.2.1　指定成分含量分析

　　指定成分含量分析是材料成分分析的重要组成部分,能够有针对性地对材料中某种或几种指定物质的含量进行定量分析。因指定成分含量分析的目的性强,结果一般干扰极小、准确度极高。除部分材料中的某些物质有相关国家标准规定外,大多数指定成分的含量分析需要借助高精密仪器来完成,如光谱、色谱、质谱等[2]。

　　常规材料指定成分含量分析项目包括:无机物含量分析、有机物含量分析和高分子化合物含量分析。

7.1.2.2　元素含量分析

　　元素含量分析也是材料成分分析的重要组成部分之一,能够有针对性地对材料中某种或几种指定元素的含量进行定量分析。元素含量分析的准确度极高,一般能达到百万分之一级别。元素含量分析仅对材料中的元素组成情况进行鉴定,而不能提供材料中具体的化合物组分的组成情况,因此一般适合金属、合金、矿石等主要需求元素组成情况的材料分析[3-4]。

　　常用的元素含量分析手段包括 X 线衍射(XRD)、X 线荧光光谱(XRF)、电感耦合等离子体放射光谱(ICP-AES)等。

　　常规材料元素含量分析项目包括:金属元素含量分析、非金属元素含量分析和全元素含量分析。

7.1.2.3　材质鉴定分析

材质鉴定是材料成分分析的主要组成部分之一,能够对材料中主要组分的含量进行定性或定量分析,或者足以鉴别材料类型的某种或几种成分或元素含量进行分析。部分材料如钢材等的材质鉴定有相关国家标准的规范。

材质鉴定集中对材料的主要组成成分进行定性或定量分析,得到的是材料的大致组成情况,一般不涵盖材料中的全部组分,因此适合企业或个人在进行采购、使用等过程时对材料进行质量的基础控制,既节约了成本,又保证了质量。

常规材质鉴定项目包括:钢材材质鉴定、其他合金材质鉴定、材料主成分定性分析和材料主成分定量分析。

7.1.3　成分分析的可用材料服务领域

服务领域涉及橡胶制品、塑料制品、涂料、食品药品、化工制剂、油品、金属制品、电子、机械、灯饰、家具、微生物、工艺礼品等行业及相关产品,进行材料的定性定量分析、组织结构分析、化学成分分析、表面及微区的形貌、力学性质及物化性能等测试。

7.1.4　成分分析的作用

成分分析可以帮助我们了解材料的组成成分及含量,从而达到了解产品性能、进行质量监控、为产品标签寻找证据、为产品性能下降找原因、解决生产过程出现的问题、比较不同时期的产品、快速查找未知物产生原因消除隐患及改进产品配方模仿生产等目的。

7.1.5　成分分析的方法

7.1.5.1　光谱分析

光谱分析是通过对材料的发射光谱、吸收光谱、荧光光谱等特征光谱进行研究以分析物质结构特征或含量的方法,光谱分析根据光的波长分为可见光、红外线、紫外线、X 射线光谱分析。利用光谱分析可以精确、迅速、灵敏地鉴别材料、分析材料分子结构、确定化学组成和相对含量,是材料分析过程中对材料进行定性分析首要步骤[2]。

根据物质的光谱来鉴别物质及确定它的化学组成和相对含量的方法叫光谱分析,其优点是灵敏、迅速。历史上曾通过光谱分析发现了许多新元素,如铷、铯、氦等。根据分析原理,光谱分析可分为发射光谱分析与吸收光谱分析两种;根据被测成分的形态可分为原子光谱分析与分子光谱分析。光谱分析的被测成分是原子的称为原子光谱,被测成分是分子的则称为分子光谱。

由于每种原子都有自己的特征谱线,因此可以根据光谱来鉴别物质和确定它的化学组成。这种方法叫作光谱分析。做光谱分析时,可以利用发射光谱,也可以利用吸收光谱。这种方法的优点是非常灵敏而且迅速。某种元素在物质中的含量达 10^{-10} g,就可以从光谱中发现它的特征谱线,因而能够把它检查出来。光谱分析在科学技术中有广泛的应用。例如,在检查半导体材料硅和锗是不是达到了高纯度的要求时,就要用到光谱分析。

在历史上,光谱分析还帮助人们发现了许多新元素。例如,铷和铯就是从光谱中看到了以前所不知道的特征谱线而被发现的。光谱分析对于研究天体的化学组成也很有用。19 世纪初,在研究太阳光谱时,发现它的连续光谱中有许多暗线。最初不知道这些暗线是怎样形成的,后来人们了解了吸收光谱的成因,才知道这是太阳内部发出的强光经过温度比较低的太阳大气层时产生的吸收光谱。仔细分析这些暗线,把它跟各种原子的特征谱线对照,人们就知道了太阳大气层中含有氢、氦、氮、碳、氧、铁、镁、硅、钙、钠等几十种元素。

复色光经过色散系统分光后按波长的大小依次排列的图案,如太阳光经过分光后形成按红、橙、黄、绿、蓝、靛、紫次序连续分布的彩色光谱。有关光谱的结构、发生机制、性质及其在科学研究、生产实践中的应用已经累积了很丰富的知识并且构成了一门很重要的学科:光谱学。光谱学的应用非常广泛,每种原子都有其独特的光谱,犹如人们的"指纹"一样各不相同。它们按一定规律形成若干光谱线系。原子光谱线系的性质与原子结构是紧密相联的,是研究原子结构的重要依据。应用光谱学的原理和实验方法可以进行光谱分析,每一种元素都有它特有的标识谱线,把某种物质所生成的明线光谱和已知元素的标识谱线进行比较就可以知道这些物质是由哪些元素组成的,用光谱不仅能定性分析物质的化学成分,而且能确定元素含量的多少。光谱分析方法具有极高的灵敏度和准确度。在地质勘探中利用光谱分析就可以检验矿石里所含微量的贵重金属、稀有元素或放射性元素等。用光谱分析速度快,大大提高了工作效率,还可以用光谱分析研究天体的化学成分以及校定长度的标准器具等。

复色光经过色散系统(如棱镜、光栅)分光后,按波长(或频率)的大小依次排列的图案。例如,太阳光经过三棱镜后形成按红、橙、黄、绿、蓝、靛、紫次序连续分布的彩色光谱。红色到紫色,相应于波长由 $7700 \sim 3900 \text{Å}$ 的区域,是为人眼所能感觉的可见部分。红端之外为波长更长的红外光,紫端之外则为波长更短的紫外光,都不能为肉眼所觉察,但能用仪器记录。

因此,按波长区域不同,光谱可分为红外光谱、可见光谱和紫外光谱;按产生的本质不同,可分为原子光谱、分子光谱;按产生的方式不同,可分为发射光谱、吸收光谱和散射光谱;按光谱表观形态不同,可分为线光谱、带光谱和连续光谱。

发射光谱分析是根据被测原子或分子在激发状态下发射的特征光谱的强度计算其含量。

吸收光谱是根据待测元素的特征光谱,通过样品蒸汽中待测元素的基态原子吸收被测元素的光谱后被减弱的强度计算其含量。它符合郎珀-比尔定律:

$$A = -\lg\left(\frac{I}{I_\circ}\right) = -\lg T = KCL \tag{7-1}$$

式中,I 为透射光强度;$I_\circ$ 为发射光强度;T 为透射比;L 为光通过原子化器光程,由于 L 是不变值,所以 $A = KC$。

物理原理为:

任何元素的原子都是由原子核和绕核运动的电子组成的,原子核外电子按其能量的高低分层分布而形成不同的能级,因此,一个原子核可以具有多种能级状态。

能量最低的能级状态称为基态能级($E_\circ = 0$),其余能级称为激发态能级,而能级最低的激发态则称为第一激发态。正常情况下,原子处于基态,核外电子在各自能量最低的轨道上运动。

如果将一定外界能量如光能提供给该基态原子,当外界光能量 E 恰好等于该基态原子中基态和某一较高能级之间的能级差 E 时,该原子将吸收这一特征波长的光,外层电子由基态跃迁到相应的激发态。原来提供能量的光经分光后谱线中缺少了一些特征光谱线,因而产生原子吸收光谱。

电子跃迁到较高能级以后处于激发态,但激发态电子是不稳定的,经过 10^{-8}s 以后,激发态电子将返回基态或其他较低能级,并将电子跃迁时所吸收的能量以光的形式释放出去,这个过程称原子发射光谱。可见原子吸收光谱过程吸收辐射能量,而原子发射光谱过程则释放辐射能量。

根据研究光谱方法的不同,习惯上把光谱学区分为发射光谱学、吸收光谱学与散射光谱学。这些不同种类的光谱学,从不同方面提供物质微观结构知识及不同的化学分析方法。

发射光谱可以区分为三种不同类别的光谱:线状光谱、带状光谱和连续光谱。线状光谱主要产生于原子,带状光谱主要产生于分子,连续光谱则主要产生于白炽的固体或气体放电。

现在观测到的原子发射的光谱线已有百万条了。每种原子都有其独特的光谱,犹如人的指纹一样是各不相同的。根据光谱学的理论,每种原子都有其自身的一系列分立的能态,每一能态都有一定的能量。

我们把氢原子光谱的最小能量定为最低能量,这个能态称为基态,相应的能级称为基能级。当原子以某种方法从基态被提升到较高的能态上时,原子的内部能量增加了,原子就会把这种多余的能量以光的形式发射出来,于是产生了原子的发射光谱,反之就产生吸收光谱。这种原子能态的变化不是连续的,而是量子性的,我们称之为原子能级之间的跃迁。

在分子的发射光谱中,研究的主要内容是二原子分子的发射光谱。在分子中,电子态的能量比振动态的能量大 $50\sim100$ 倍,而振动态的能量比转动态的能量大 $50\sim100$ 倍。因此在分子的电子态之间的跃迁中,总是伴随着振动跃迁和转动跃迁的,因而许多光谱线就密集在一起而形成带状光谱。

从发射光谱的研究中可以得到原子与分子的能级结构的知识,包括有关重要常数的测量。并且原子发射光谱广泛地应用于化学分析中。

当一束具有连续波长的光通过一种物质时,光束中的某些成分便会有所减弱,当经过物质而被吸收的光束由光谱仪展成光谱时,就得到该物质的吸收光谱。几乎所有物质都有其独特的吸收光谱。原子的吸收光谱所给出的有关能级结构的知识同发射光谱所给出的是互为补充的。

一般来说,吸收光谱学所研究的是物质吸收了那些波长的光,吸收的程度如何,为什么会有吸收等问题。研究的对象基本上为分子。

吸收光谱的光谱范围是很广阔的,从 $10\,nm$ 到 $1000\,nm$。在 $200\sim800\,nm$ 的光谱范围内,可以观测到固体、液体和溶液的吸收,这些吸收有的是连续的,称为一般吸收光谱;有的显示出一个或多个吸收带,称为选择吸收光谱。所有这些光谱都是由于分子的电子态的变化而产生的。

选择吸收光谱在有机化学中有广泛的应用,包括对化合物的鉴定、化学过程的控制、分子结构的确定、定性和定量化学分析等。

分子的红外吸收光谱一般是研究分子的振动光谱与转动光谱的,其中分子振动光谱一直是主要的研究课题。

分子振动光谱的研究表明,许多振动频率基本上是分子内部某些很小的原子团的振动频率,并且这些频率就是这些原子团的特征,而不管分子的其余的成分如何。这很像可见光区域色基的吸收光谱,这一事实在分子红外吸收光谱的应用中是很重要的。多年来都用来研究多原子分子结构、分子的定量及定性分析等。

在散射光谱学中,拉曼光谱学是最为普遍的光谱学技术。当光通过物质时,除了光的透射和光的吸收外,还观测到光的散射。在散射光中除了包括原来的入射光的频率外(瑞利散射和廷德耳散射),还包括一些新的频率。这种产生新频率的散射称为拉曼散射,其光谱称为拉曼光谱。

拉曼散射的强度是极小的,大约为瑞利散射的千分之一。拉曼频率及强度、偏振等标志着散射物质的性质。从这些资料可以导出物质结构及物质组成成分的知识。这就是拉曼光谱具有广泛应用的原因。

由于拉曼散射非常弱,所以一直到1928年才被印度物理学家拉曼等所发现。他们在用汞灯的单色光来照射某些液体时,在液体的散射光中观测到了频率低于入射光频率的新谱线。在拉曼等人宣布了他们的发现的几个月后,苏联物理学家兰茨见格等也独立地报道了晶状体中的这种效应的存在。

拉曼效应起源于分子振动(和点阵振动)与转动,因此从拉曼光谱中可以得到分子振动能级(点阵振动能级)与转动能级结构的知识。

拉曼散射强度是十分微弱的,在激光器出现之前,为了得到一幅完善的光谱,往往很费时间。自从激光器得到发展以后,利用激光器作为激发光源,拉曼光谱学技术发生了很大的变革。激光器输出的激光具有很好的单色性、方向性,且强度很大,因而它们成为获得拉曼光谱的近乎理想的光源,特别是连续波氩离子激光器与氦离子激光器。于是拉曼光谱学的研究又变得非常活跃了,其研究范围也有了很大的扩展。除扩大了所研究的物质的品种以外,在研究燃烧过程、探测环境污染、分析各种材料等方面,拉曼光谱技术也已经成为了很有用的工具。

7.1.5.2 化学分析

化学分析又称经典分析,是根据样品的量、反应产物的量或所消耗试剂的量及反应的化学计量关系,经计算得出待测组分的含量。化学分析是鉴别材料中附加成分的种类、含量,剖析材料组成、准确定量的必要手段[4]。

利用物质的化学反应为基础的分析,称为化学分析。化学分析历史悠久,是分析化学的基础,又称为经典分析。化学分析是绝对定量的,根据样品的量、反应产物的量或所消耗试剂的量及反应的化学计量关系,通过计算得出待测组分的量。而另一重要的分析方法——仪器分析(Instrument Analysis)是相对定量,根据标准工作曲线估计出来。

化学分析根据其操作方法的不同,可将其分为滴定分析(Titrimetry)和重量分析(Gravimetry)。

1. 滴定分析

根据滴定所消耗标准溶液的浓度和体积及被测物质与标准溶液所进行的化学反应计量关系,求出被测物质的含量,这种分析称为滴定分析,也叫容量分析(Volumetry)。利用溶液四大平衡——酸碱(电离)平衡、氧化还原平衡、络合(配位)平衡,沉淀溶解平衡。滴定分析根据其反应类型的不同,可分为:

(1) 酸碱滴定法:测各类酸碱的酸碱度和酸碱的含量;

(2) 氧化还原滴定法:测具有氧化还原性的物质;

(3) 络合滴定法:测金属离子的含量;

(4) 沉淀滴定法:测卤素和银。

2. 重量分析

根据物质的化学性质,选择合适的化学反应,将被测组分转化为一种组成固定的沉淀或气体形式,通过钝化、干燥、灼烧或吸收剂的吸收等一系列的处理后,精确称量,求出被测组分的含量,这种分析称为重量分析。

7.1.5.3 差热分析

热分析是研究热力学参数或物理参数与温度变化关系分析的方法,能快速准确地测定材料的晶型转变、熔融、吸附、脱水、分解等物理性质,在物理、化学、化工、冶金、地质、建材、燃料、轻纺、食品、生物等领域得到广泛应用。通过热分析技术的综合应用可以判断材料种类、材料组分含量,筛选目标材料,对材料加工条件、使用条件做出准确的预判,是材料分析过程中非常重要的组成部分[5]。

差热分析(Differential Thermal Analysis[1]),是一种重要的热分析方法,是指在程序控温下,测量物质和参比物的温度差与温度或者时间的关系的一种测试技术。该法广泛应用于测定物质在热反应时的特征温度及吸收或放出的热量,包括物质相变、分解、化合、凝固、脱水、蒸发等物理或化学反应。广泛应用于无机、硅酸盐、陶瓷、矿物金属、航天耐温材料等领域,是无机、有机、特别是高分子聚合物、玻璃钢等方面热分析的重要仪器。

物质在受热或冷却过程中,当达到某一温度时,往往会发生熔化、凝固、晶型转变、分解、化合、吸附、脱附等物理或化学变化,并伴随有焓的改变,因而产生热效应,其表现为样品与参比物之间有温度差。记录两者温度差与温度或者时间之间的关系曲线就是差热曲线(DTA 曲线)。

差热分析仪的结构包括带有控温装置的加热炉、放置样品和参比物的坩埚、用以盛放坩埚并使其温度均匀的保持器、测温热电偶、差热信号放大器和记录仪(后两者亦可用测温检流计代替)。

从差热图上可清晰地看到差热峰的数目、高度、位置、对称性及峰面积。峰的个数表示物质发生物理化学变化的次数,峰的大小和方向代表热效应的大小和正负,峰的位置表示物质发生变化的转化温度。在相同的测定条件下,许多物质的热谱图具有特征性。因此,可通过与已知的热谱图的比较来鉴别样品的种类。理论上讲,可通过峰面积的测量对物质进行定量分析,但因影响差热分析的因素较多,定量难以准确。

一般的差热分析装置由加热系统、温度控制系统、信号放大系统、差热系统和记录系统等组成。有些型号的产品也包括气氛控制系统和压力控制系统。现将各部分简介如下:

(1)加热系统

加热系统提供测试所需的温度条件,根据炉温可分为低温炉(<250℃)、普通炉、超高温炉(可达 2400℃);按结构形式可分为微型、小型、立式和卧式。系统中的加热元件及炉芯材料根据测试范围的不同而进行选择。

(2)温度控制系统

温度控制系统用于控制测试时的加热条件,如升温速率、温度测试范围等。它一般由定值装置、调节放大器、可控硅调节器(PID-SCR)、脉冲移相器等组成,随着自动化程度的不断提高,大多数已改为微电脑控制,提高了控温精度。

(3)信号放大系统

通过直流放大器把差热电偶产生的微弱温差电动势放大、增幅、输出,使仪器能够更准确地记录测试信号。

(4)差热系统

差热系统是整个装置的核心部分,由样品室、试样坩埚、热电偶等组成。其中热电偶是其中的关键性元件,既是测温工具,又是传输信号工具,可根据试验要求具体选择。

(5)记录系统

记录系统早期采用双笔记录仪进行自动记录,目前已能使用微机进行自动控制和记录,并可对测试结果进行分析,为试验研究提供了很大方便。

(6)气氛控制系统和压力控制系统

该系统能够为试验研究提供气氛条件和压力条件,增大了测试范围,目前已经在一些高端仪器中采用。

凡是在加热(或冷却)过程中,因物理-化学变化而产生吸热或者放热效应的物质,均可以用差热分析法加以鉴定。其主要应用范围如下:

(1) 水

对于含吸附水、结晶水或者结构水的物质,在加热过程中失水时,发生吸热作用,在差热曲线上形成吸热峰。

(2) 气体

一些化学物质,如碳酸盐、硫酸盐及硫化物等,在加热过程中由于 CO_2、SO_2 等气体的放出,而产生吸热效应,在差热曲线上表现为吸热谷。不同类物质放出气体的温度不同,差热曲线的形态也不同,利用这种特征就可以对不同类物质进行区分鉴定。

(3) 变价

矿物中含有变价元素,在高温下发生氧化,由低价元素变为高价元素而放出热量,在差热曲线上表现为放热峰。变价元素不同,以及在晶格结构中的情况不同,则因氧化而产生放热效应的温度也不同。如 Fe^{2+} 在 340℃～450℃变成 Fe^{3+}。

(4) 重结晶

有些非晶态物质在加热过程中伴随重结晶的现象发生,放出热量,在差热曲线上形成放热峰。此外,如果物质在加热过程中晶格结构被破坏,变为非晶态物质后发生晶格重构,则也形成放热峰。

(5) 晶型转变

有些物质在加热过程中由于晶型转变而吸收热量,在差热曲线上形成吸热谷。因而适合对金属或者合金、一些无机矿物进行分析鉴定。

7.1.5.4　元素分析

元素分析是研究被测元素原子的中外层电子由基态向激发态跃迁时吸收或者放出的特征谱线的一种分析手段,通过特征谱线的分析可了解待测材料的元素组成、化学键、原子含量及相对浓度。元素分析针对材料中非常规组分进行前期元素分析,辅助和佐证色谱分析,是材料分析中必不可少的环节[6]。

其基本原理是:将样品置于氧气流中燃烧,用氧化剂使其有机成分充分氧化,令各种元素定量地转化成与其相对应的挥发性氧化物,使这些产物流经硅胶填充柱色谱,用热导池检测器分别测定其浓度,最后用外标法确定每种元素的含量。

7.1.5.5　色谱分析

色谱分析是材料不同组分分子在固定相和流动相之间分配平衡的过程中,不同组分在固定相上相互分离,以达到对材料定性分析、定量的目的。根据分离机制,色谱分析可以分为吸附色谱、分配色谱、离子交换色谱、凝胶色谱、亲和色谱等分析类别,通过各种色谱技术的综合运用,可实现各种材料的组分分离、定量、定性分析[7]。

色谱法,又称层析法。根据其分离原理,有吸附色谱、分配色谱、离子交换色谱与排阻色谱等方法。

(1) 吸附色谱,是利用吸附剂对被分离物质的吸附能力不同,用溶剂或气体洗脱,以使组分分离。常用的吸附剂有氧化铝、硅胶、聚酰胺等有吸附活性的物质。

(2) 分配色谱,是利用溶液中被分离物质在两相中分配系数不同,以使组分分离。其中一相为液体,涂布或使之键合在固体载体上,称固定相;另一相为液体或气体,称流动相。常用的载体有硅胶、硅藻土、硅镁型吸附剂与纤维素粉等。

(3) 离子交换色谱,是利用被分离物质在离子交换树脂上的离子交换势不同而使组分分离。常用的有不同强度的阳、阴离子交换树脂,流动相一般为水或含有有机溶剂的缓冲液。

(4) 排阻色谱,又称凝胶色谱或凝胶渗透色谱,是利用被分离物质分子量大小的不同和在填料上渗透程度的不同,以使组分分离。常用的填料有分子筛、葡聚糖凝胶、微孔聚合物、微孔硅胶或玻璃珠等,可根据载体和试样的性质,选用水或有机溶剂为流动相。

色谱法的分离方法,有柱色谱法、纸色谱法、薄层色谱法、气相色谱法、高效液相色谱法等。色谱所用溶剂应与试样不起化学反应,并应用纯度较高的溶剂。色谱时的温度,除气相色谱法或另有规定外,系指在室温下操作。

分离后各成分的检出,应采用各单体中规定的方法。通常用柱色谱、纸色谱或薄层色谱分离有色物质时,可根据其色带进行区分,对有些无色物质,可在 $245\sim365\,nm$ 的紫外灯下检视。纸色谱或薄层色谱也可喷显色剂使之显色。薄层色谱还可用加有荧光物质的薄层硅胶,采用荧光熄灭法检视。用纸色谱进行定量测定时,可将色谱斑点部分剪下或挖取,用溶剂溶出该成分,再用分光光度法或比色法测定,也可用色谱扫描仪直接在纸或薄层板上测出,也可用色谱扫描仪直接以纸或薄层板上测出。柱色谱、气相色谱和高效液相色谱可用接于色谱柱出口处的各种检测器检测。柱色谱还可分部收集流出液后用适宜方法测定。

1. 柱色谱法

所用色谱管为内径均匀、下端缩口的硬质玻璃管,下端用棉花或玻璃纤维塞住,管内装有吸附剂。色谱柱的大小、吸附剂的品种和用量,以及洗脱时的流速,均按各单体中的规定。吸附剂的颗粒应尽可能保持大小均匀,以保证良好的分离效果,除另有规定外通常多采用直径在 $0.07\sim0.15\,mm$ 的颗粒。吸附剂的活性或吸附力对分离效果有影响,应予注意。

(1) 吸附剂的填装。干法:将吸附剂一次加入色谱管,振动管壁使其均匀下沉,然后沿管壁缓缓加入开始层析时使用的流动相,或将色谱管下端出口加活塞,加入适量的流动相,旋开活塞使流动相缓缓滴出,然后自管顶缓缓加入吸附剂,使其均匀地润湿下沉,在管内形成松紧适度的吸附层。操作过程中应保持有充分的流动相留在吸附层的上面。湿法:将吸附剂与流动相混合,搅拌以除去空气泡,徐徐倾入色谱管中,然后再加入流动相,将附着于管壁的吸附剂洗下,使色谱柱表面平整。待填装吸附剂所用流动相从色谱柱自然流下,液面将柱表面相平时,即加试样溶液。

(2) 试样的加入。除另有规定外,将试样溶于层析时使用的流动相中,再沿色谱管壁缓缓加入。注意勿使吸附剂翻起。或将试样溶于适当的溶剂中。与少量吸附剂混匀,再使溶剂挥发去尽后使呈松散状;将混有试样的吸附剂加在已制备好的色谱柱上面。如试样在常用溶剂中不溶解,可将试样与适量的吸附剂在乳钵中研磨混匀后加入。

(3) 洗脱。除另有规定外,通常按流动相洗脱能力大小,递增变换流动相的品种和比例,分别分部收集流出液,至流出液中所含成分显著减少或不再含有时,再改变流动相的品种和比例。操作过程中应保持有充分的流动相留在吸附层的上面。

2. 纸色谱法

以纸为载体,用单一溶剂或混合溶剂进行分配。亦即以纸上所含水分或其他物质为固定相,用流动相进行展开的分配色谱法。

所用滤纸应质地均匀平整,具有一定机械强度,必须不含会影响色谱效果的杂质,也不应与所用显色剂起作用,以免影响分离和鉴别效果,必要时可作特殊处理后再用。试样经层析后可用比移值(R_f)表示各组成成分的位置(比移值＝原点中心至色谱斑点中心的距离与原点中心至流动相前沿的距离之比),由于影响比移值的因素较多,因此一般采用在相同实验条件下对照物质对比以确定其异同。作为单体鉴别时,试样所显主色谱斑点的颜色(或荧光)与位置,应与对照(标准)样所显主色的谱斑点或供试品-对照品(1：1)混合所显的主色谱斑点相同。作为质量指标(纯度)检查时,可取一定量的试样,经展开后,按各单体的规定,检视其所显杂质色谱斑点的个数或呈色(或荧光)的强度。作为含量测定时,可将色谱斑点剪下洗脱后,再用适宜的方法测定,也可用色谱扫描仪测定。

(1) 下行法。所用色谱缸一般为圆形或长方形玻璃缸,缸上有磨口玻璃盖,应能密闭,盖上有孔,可插入分液漏斗,以加入流动相。在近缸顶端有一用支架架起的玻璃槽作为流动相的容器,槽内有一玻璃棒,用以支持色谱滤纸使其自然下垂,避免流动相沿滤纸与溶剂槽之间发生虹吸现象。

取适当的色谱滤纸按纤维长丝方向切成适当大小的纸条,离纸条上端适当的距离(使色谱纸上端能足够浸入溶剂槽内的流动相中,并使点样基线能在溶剂槽侧的玻璃支持棒下数厘米处)用铅笔画一点样基线,必要时色谱纸下端可切成锯齿形,以便于流动相滴下。将试样溶于适当的溶剂中,制成一定浓度的溶剂。用微量吸管或微量注射器吸取溶剂,点于点样基线上,溶液宜分次点加,每次点加后,待其自然干燥、低温烘干或经温热气流吹干。样点直径一般不超过 0.5 cm,样点通常应为圆形。

将点样后的色谱滤纸上端放在溶剂槽内,并用玻璃棒压住,使色谱纸通过槽侧玻璃支持棒自然下垂,点样基线在支持棒下数厘米处。色谱开始前,色谱缸内用各单体中所规定的溶剂的蒸汽饱和,一般可在色谱缸底部放一装有流动相的平皿,或将浸有流动相的滤纸条附着在色谱缸的内壁上,放置一定时间,待溶剂挥发使缸内充满饱和蒸汽。然后添加流动相,使浸没溶剂槽内滤纸,流动相即经毛细管作用沿滤纸移动进行展开至规定距离后,取出滤纸,标明流动相前沿位置,待流动相挥散后按规定方法检出色谱斑点。

(2) 上行法。色谱缸基本和下行法相似,唯除去溶剂槽和支架,并在色谱缸盖上的孔中加塞,塞中插入玻璃悬钩,以便将点样后的色谱滤纸挂在钩上。色谱滤纸一般长约 25 cm,宽度则视需要而定。必要时可将色谱滤纸卷成筒形。点样基线距底边约 2.5 cm,点样方法与下行法相同。色谱缸内加入适量流动相,放置,待流动相蒸汽饱和后,再下降悬钩,使色谱滤纸浸入流动相约 0.5 cm,流动相即经毛细管作用沿色谱滤纸上升,除另有规定外,一般展开至 15 cm 后,取出晾干,按规定方法检视。

色谱可以向一个方向进行,即单向色谱;也可进行双向色谱,即先向一个方向展开,取出,待流动相完全挥发后,将滤纸转 90°,再用原流动相或另一种流动相进行展开。亦可多次展开,连续展或径向色谱等。

3. 薄层色谱法

按各单体所规定的载体,放入适当容器,加入适量水以配成悬浮液,在厚度均匀一致的 50 mm×200 mm 或 200 mm×200 mm 平滑玻璃板上将此悬浮液均布成 0.25 mm 的厚度,风干后一般在 110℃下干燥 0.5～1 h(或按单体规定)。

以离薄层板一端约 25 mm 的位置作为点样基线,用微量吸管按规定量吸取试样液和对照(标准)液,点于基线上,点与点之间的距离在 10 mm 以上,液点的直径约 3 mm,风干后,基线一端向下,将薄层板放入展开溶剂,溶剂层深 10 mm,并预经开展溶剂的蒸汽饱和。在展开溶剂从基线上升至规定距离(一般为 15 cm)后,取出薄层板,风干,然后按规定的方法,对斑点的位置和颜色进行检查。

4. 气相色谱法

气相色谱法是在以适当的固定相做成的柱管内,利用气体(载气)作为移动相,使试样(气体、液体或固体)在气体状态下展开,在色谱柱内分离后,各种成分先后进入检测器,用记录仪记录色谱谱图。在对装置进行调试后,按各单体的规定条件调整柱管、检测器、温度和载气流量。进样口温度一般应高于柱温 $30℃\sim50℃$。如用火焰电离检测器,其温度应等于或高于柱温,但不得低于 $100℃$,以免水汽凝结。色谱上分析成分的峰的位置,以滞留时间(从注入试样液到出现成分最高峰的时间)和滞留容量(滞留时间×载气流量)来表示。这些在一定条件下,就能反应出物质所具有特殊值,并据此确定试样成分。

根据色谱上出现的物质成分的峰面积或峰高进行定量。峰面积可用面积测定仪测定,按半宽度法求得(即以峰 $1/2$ 处的峰宽×峰高求得)。峰高的测定方法是从峰高的顶点向记录纸横坐标做垂线,找出此垂线与峰的两下端连接线的交点,即以此交点至峰顶点的距离长度为峰高。

定量方法可分以下三种:

(1)内标准法。取标准被测成分,按依次增加或减少的已知阶段量,各自分别加入各单体所规定的定量内标准物质中,调制标准溶液。分别取此标准液的一定量注入色谱柱,根据色谱图取标准被测成分的峰面积和峰高和内标物质的峰面积和峰高的比例为纵坐标,取标准被测成分量和内标物质量之比,或标准被测成分量为横坐标,制成标准曲线。

然后按单体中所规定的方法调制试样液。在调制试样液时,预先加入与调制标准液时等量的内标物质。然后按制作标准曲线时的同样条件下得出的色谱,求出被测成分的峰面积或峰高和内标物质的峰面积或峰高之比,再按标准曲线求出被测成分的含量。

所用的内标物质,应采用其峰面积的位置与被测成分的峰的位置尽可能接近并与被测成分以外的峰位置完全分离的稳定的物质。

(2)绝对标准曲线法。取标准被测成分,按依次增加或减少阶段法,各自调制成标准液,注入一定量后,按色谱图取标准被测成分的峰面积或峰高为纵坐标,而以标准被测成分的含量为横坐标,制成标准曲线。然后按单体中所规定的方法制备试样液。取试样液按制作标准曲线时相同的条件做出色谱,求出被测成分的峰面积和峰高,再按标准曲线求出被测成分的含量。

(3)峰面积百分率法。以色谱中所得各种成分的峰面积的总和为100,按各成分的峰面积总和之比,求出各成分的组成比率。

5. 气液色谱法

这时所指的气液色谱法,主要用于各种香料物质的分析,基本条件和参数主要依照美国精油协会(EOA)于 1979 年所建议的方法。其基本原理、操作、标准状态等均与上述气相色谱法相同。

(1)柱。用 304 号合金所制不锈钢管,长 3m,内径 $2.16\sim2.57mm$,外径 $3.18mm$。底物:极性柱为聚乙二醇 20M(Carbowax 20M),分子量约 2×10^4;非极性柱为气相色谱级甲基硅氧烷(SE-30),或二甲基硅氧烷(OV-1 或 OV-101)。底物浓度:质量的 10^5。固体载体:10 目或 20 目熔融煅烧过的硅藻土,经硅烷化和酸洗后,其自由倾落密度为 $0.2g/cm^3$,最小 120 目,最大 80 目。装填密度每立方厘米应大于 $0.24g$。

(2)载气。氦。最低流量为每分钟 $25\sim50mL$。

分析状态：

极性柱：起始温度，最低 75℃；最终温度，最高 225℃。升温速度，每分钟 2℃～8℃。

非极性柱：起始温度，最低 75℃；最终温度，不超过 275℃；升温速度，每分钟 2℃～8℃。

进样温度：225℃～250℃。试样量：0.1～1μL。

检测器：用热导池。检测器的操作条件应维持恒定。

7.1.5.6 联用(接口)技术

通过不同模式和类型的热分析技术与色谱、光谱、质谱联用(接口)技术实现对多组分复杂样品体系的分析，可完成组分多样性、体系多样性的材料精确、灵敏、快捷的组分、组成测试，是非常规材料剖析过程中不可或缺分析方法[8]。

质谱仪是一种很好的定性鉴定用仪器，对混合物的分析无能为力。色谱仪是一种很好的分离用仪器，但定性能力很差，二者结合起来，则能发挥各自专长，使分离和鉴定同时进行。因此，早在 20 世纪 60 年代就开始了气相色谱-质谱联用技术的研究，并出现了早期的气相色谱-质谱联用仪。在 70 年代末，这种联用仪器已经达到很高的水平。同时开始研究液相色谱-质谱联用技术。在 80 年代后期，大气压电离技术的出现，使液相色谱-质谱联用仪水平提高到一个新的阶段。目前，在有机质谱仪中，除激光解析电离-飞行时间质谱仪和傅立叶变换质谱仪之外，所有质谱仪都是和气相色谱或液相色谱组成联用仪器。这样，使质谱仪无论在定性分析还是在定量分析方面都十分方便。同时，为了增加未知物分析的结构信息，增加分析的选择性，采用串联质谱法(质谱-质谱联用)，也是目前质谱仪发展的一个方向。也就是说，目前的质谱仪是以各种各样的联用方式工作的。因此，本节将介绍各种质谱联用技术。

1. 气相色谱-质谱联用仪(Gas Chromatography-Mass Spectrometer，GC-MS)

GC-MS 主要由三部分组成：色谱部分、质谱部分和数据处理系统。色谱部分和一般的色谱仪基本相同，包括有柱箱、汽化室和载气系统，也带有分流/不分流进样系统，程序升温系统、压力、流量自动控制系统等，一般不再有色谱检测器，而是利用质谱仪作为色谱的检测器。在色谱部分，混合样品在合适的色谱条件下被分离成单个组分，然后进入质谱仪进行鉴定。

色谱仪是在常压下工作，而质谱仪需要高真空，因此，如果色谱仪使用填充柱，必须经过一种接口装置——分子分离器，将色谱载气去除，使样品气进入质谱仪。如果色谱仪使用毛细管柱，则可以将毛细管直接插入质谱仪离子源，因为毛细管载气流量比填充柱小得多，不会破坏质谱仪真空。

GC-MS 的质谱仪部分可以是磁式质谱仪、四极质谱仪，也可以是飞行时间质谱仪和离子阱。目前使用最多的是四极质谱仪。离子源主要是 EI 源和 CI 源。

GC-MS 的另外一个组成部分是计算机系统。由于计算机技术的提高，GC-MS 的主要操作都由计算机控制进行，这些操作包括利用标准样品(一般用 FC-43)校准质谱仪，设置色谱和质谱的工作条件，数据的收集和处理及库检索等。这样，一个混合物样品进入色谱仪后，在合适的色谱条件下，被分离成单一组成并逐一进入质谱仪，经离子源电离得到具有样品信息的离子，再经分析器、检测器即得每个化合物的质谱。这些信息都由计算机储存，根据需要，可以得到混合物的色谱图、单一组分的质谱图和质谱的检索结果等。根据色谱图还可以进行定量分析。因此，GC-MS 是有机物定性、定量分析的有力工具。

作为 GC-MS 联用仪的附件，还可以有直接进样杆和 FAB 源等。但是 FAB 源只能用于磁式双聚焦质谱仪。直接进样杆主要是分析高沸点的纯样品，不经过 GC 进样，而是直接送到离子源，加热汽化后，由 EI 电离。另外，GC-MS 的数据系统可以有几套数据库，主要有 NIST

库、Willey库、农药库、毒品库等。

2. 液相色谱-质谱联用仪(Liquid Chromatography-Mass Spectrometer,LC-MS)

LC-MS联用仪主要由高效液相色谱、接口装置(同时也是电离源)和质谱仪组成。高效液相色谱与一般的液相色谱相同,其作用是将混合物样品分离后进入质谱仪。此处从略,仅介绍接口装置和质谱仪部分。

(1) LC-MS接口装置

LC-MS联用的关键是LC和MS之间的接口装置。接口装置的主要作用是去除溶剂并使样品离子化。早期曾经使用过的接口装置有传送带接口、热喷雾接口、粒子束接口等十余种,这些接口装置都存在一定的缺点,因而都没有得到广泛推广。20世纪80年代,大气压电离源用作LC和MS联用的接口装置和电离装置之后,使得LC-MS联用技术提高了一大步。目前,几乎所有的LC-MS联用仪都使用大气压电离源作为接口装置和离子源。大气压电离源(Atmosphere Pressure Ionization,API)包括电喷雾电离源(Electrospray Ionization,ESI)和大气压化学电离源(Atmospheric Pressure Chemicel Ionization,APCI)两种,二者之中电喷雾源应用最为广泛。

除了电喷雾和大气压化学电离两种接口之外,极少数仪器还使用粒子束喷雾和电子轰击相结合的电离方式,这种接口装置可以得到标准质谱,可以库检索,但只适用于小分子,应用也不普遍,故不详述。以外,还有超声喷雾电离接口。

(2) 质谱仪部分

由于接口装置同时就是离子源,因此质谱仪部分只介绍质量分析器。作为LC-MS联用仪的质量分析器种类很多,最常用的是四极杆分析器(简写为Q),其次是离子阱分析器(Trap)和飞行时间分析器(TOF)。因为LC-MS主要提供分子量信息,为了增加结构信息,LC-MS大多采用具有串联质谱功能的质量分析器,串联方式很多。

(3) 串联质谱法(Tandem Mass Spectrometry)

为了得到更多的有关分子离子和碎片离子的结构信息,早期的质谱工作者把亚稳离子作为一种研究对象。所谓亚稳离子(Metastable Ion)是指离子源出来的离子,由于自身不稳定,在前进过程中发生了分解,丢掉一个中性碎片后生成的新离子,这个新的离子称为亚稳离子。这个过程可以表示为:$m_1 + m_2 + \cdots + m_N$,新生成的离子在质量上和动能上都不同于m_1,由于是在行进中途形成的,它也不处在质谱中m_2的质量位置。研究亚稳离子对搞清离子的母子关系,对进一步研究结构十分有用。于是,在双聚焦质谱仪中设计了各种各样的磁场和电场联动扫描方式,以求得到子离子,母离子和中性碎片丢失。尽管亚稳离子能提供一些结构信息,但是由于亚稳离子形成的概率小,亚稳峰太弱,检测不容易,而且仪器操作也困难,因此,后来发展成在磁场和电场间加碰撞活化室,人为地使离子碎裂,设法检测子离子、母离子,进而得到结构信息。这是早期的质谱-质谱串联方式。随着仪器的发展,串联的方式越来越多。尤其是20世纪80年代以后出现了很多软电离技术,如ESI、APCI、FAB、MALDI等,基本上都只有准分子离子,没有结构信息,更需要串联质谱法得到结构信息。因此,近年来,串联质谱法发展十分迅速。

串联质谱法可以分为两类:空间串联和时间串联。空间串联是两个以上的质量分析器联合使用,两个分析器间有一个碰撞活化室,目的是将前级质谱仪选定的离子打碎,由后一级质谱仪分析。而时间串联质谱仪只有一个分析器,前一时刻选定离子,在分析器内打碎后,后一时刻再进行分析。以下将叙述各种串联方式和操作方式。

1）串联质谱的主要串联方式

质谱-质谱的串联方式很多，既有空间串联型，又有时间串联型。空间串联型又分磁扇型串联、四极杆串联、混合串联等。如果用 B 表示扇形磁场，E 表示扇形电场，Q 表示四极杆，TOF 表示飞行时间分析器，那么串联质谱主要方式有：

（1）空间串联

磁扇型串联方式：BEB、EBE、BEBE 等；

四极杆串联：Q-Q-Q；

混合型串联：BE-Q、Q-TOF、EBE-TOF。

（2）时间串联

离子阱质谱仪；

回旋共振质谱仪。

无论是哪种方式的串联，都必须有碰撞活化室，从第一级 MS 分离出来的特定离子，经过碰撞活化后，再经过第二级 MS 进行质量分析，以便取得更多的信息。

碰撞活化分解：利用软电离技术（如电喷雾和快原子轰击）作为离子源时，所得到的质谱主要是准分子离子峰，碎片离子很少，因而也就没有结构信息。为了得到更多的信息，最好的办法是把准分子离子"打碎"之后测定其碎片离子。在串联质谱中采用碰撞活化分解（Collision Activated Dissociation，CAD）技术把离子"打碎"。碰撞活化分解也称为碰撞诱导分解（Collision Induced Dissociation，CID），碰撞活化分解在碰撞室内进行，带有一定能量的离子进入碰撞室后，与室内惰性气体的分子或原子发生碰撞，离子发生碎裂。为了使离子碰撞碎裂，必须使离子具有一定动能，对于磁式质谱仪，离子加速电压可以超过 1 000 V，而对于四极杆、离子阱等，加速电压不超过 100 V，前者称为高能 CAD，后者称为低能 CID。二者得到的子离子谱是有差别的。

2）串联质谱法工作方式和主要信息

（1）三级四极质谱仪（Q-Q-Q）的工作方式和主要信息

三级四极质谱仪有三组四极杆，第一组四级杆用于质量分离（MS1），第二组四极杆用于碰撞活化（CAD），第三组四极杆用于质量分离（MS2）。主要工作方式有以下四种（图 7-1）。

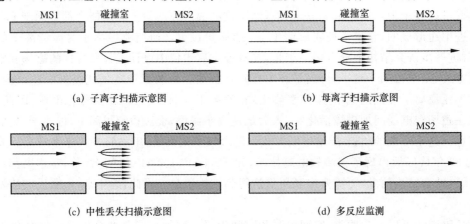

(a) 子离子扫描示意图　　　　　　　　(b) 母离子扫描示意图

(c) 中性丢失扫描示意图　　　　　　　(d) 多反应监测

图 7-1　三级四极质谱仪主要工作方式

图 7-1(a)中为子离子扫描方式，这种工作方式由 MS1 选定质量，CAD 碎裂之后，由 MS2 扫描得子离子谱。图 7-1(b)为母离子扫描方式，在这种工作方式，由 MS2 选定一个子离子，

MS1 扫描,检测器得到的是能产生选定子离子的那些离子,即母离子谱。(c)是中性丢失谱扫描方式,这种方式是 MS1 和 MS2 同时扫描。只是二者始终保持一定固定的质量差(即中性丢失质量),只有满足相差-固定质量的离子才得到检测。(d)是多离子反应监测方式,由 MS1 选择一个或几个特定离子(图中只选一个),经碰撞碎裂之后,由其子离子中选出一特定离子,只有同时满足 MS1 和 MS2 选定的一对离子时,才有信号产生。用这种扫描方式的好处是增加了选择性,即便是两个质量相同的离子同时通过了 MS1,但仍可以依靠其子离子的不同将其分开。这种方式非常适合于从很多复杂的体系中选择某特定质量,经常用于微小成分的定量分析。

(2)离子阱质谱仪(MS-MS)的工作方式和主要信息

离子阱质谱仪(MS-MS)属于时间串联型,它的操作方式见图 7-1,在 A 阶段,打开电子门,此时基础电压置于低质量的截止值,使所有的离子被阱集,然后利用辅助射频电压抛射掉所有高于被分析母离子的离子。进入 B 阶段,增加基频电压,抛射掉所有低于被分析母离子的离子。以阱集即将碰撞活化的离子。在 C 阶段,利用加在端电极上的辅助射频电压激发母离子,使其与阱内本底气体碰撞。在 D 阶段,扫描基频电压,抛射并接收所有 CID 过程形成的子离子,获得子离子谱。以此类推,可以进行多级 MS 分析。由离子阱的工作原理可以知道,它的 MS-MS 功能主要是多级子离子谱,利用计算机处理软件,还可以提供母离子谱、中性丢失谱和多反应监测(MRM)。

(3)傅立叶变换质谱仪的 MS-MS 功能

FTMS 的扫描方式是依据快速扫频脉冲对所有离子"同时"激发。具有 MS-MS 功能的 FTMS,其快速扫频脉冲可以选择性地留下频率"缺口",用频率"缺口"选择性地留下欲分析的母离子,其他离子被激发并抛射到接收极。然后使母离子受激,使其运动半径增大又控制其轨道不要与接收极相撞。此时母离子在室内与本底气体或碰撞气体碰撞产生子离子。然后再改变射频频率接收子离子。还可由子离子谱中选一个离子再做子离子谱。由于离子损失很少。因此,FTMS 可以做到 5～6 级子离子谱。

飞行时间质谱仪的源后裂解:离子在飞行过程中如果发生裂解,新产生的离子仍然以母离子速度飞行。因此在直线型漂移管中观测不到新生成的离子。如果采用带有反射器的漂移管,因为新生成的离子与其母离子动能不同,可在反射器中被分开。这种操作方式称为源后裂解(Post Source Decomposition,PSD)。通过 PSD 操作可以得到结构信息。因此,可以认为反射型 TOFMS 也具有 MS-MS 功能。

7.2　材料的化学性能测试方法

7.2.1　材料性能的定义

材料性能是一种用于表征材料在给定外界条件下的行为的参量,因此,在不同的外界条件下,相同的材料也会有不同的性能[9]。

7.2.2　材料性能的分类

材料的性能可划分为物理性能和化学性能。

物理性能包括：热学性能、声学性能、光学性能、电学性能、磁学性能及辐照性能。

化学性能包括：抗氧化性能、耐腐蚀性能及抗渗入性能[9]。

7.2.3 金属材料的腐蚀与测试

金属及合金材料是目前口腔常用的修复材料，金属及合金材料的腐蚀可对其生物学、功能行驶及美观上产生影响。口腔中的金属修复体发生严重腐蚀，不但会使其力学性能下降，同时还会给人体带来危害。因此，了解金属的腐蚀和采取合理的防腐蚀措施显得非常重要。同时对口腔材料腐蚀性及生物相容性的研究，一直是国内外学者关注的热点课题[10-11]。

7.2.3.1 金属的腐蚀

随着金属材料加工工艺的不断进步和改善，金属材料以其具有的优良的机械力学性能，已经在口腔修复领域得到广泛应用。铸造工艺是口腔修复中常用的加工工艺，但是，合金在铸造时会因铸造缺陷、偏析、研磨不当等导致其耐蚀性下降。有研究报告表明，钛与包埋材料反应会产生污染层，这将导致其耐蚀性的降低。因此即使耐蚀性极好的钛，经过铸造后也不能维持其原有的耐蚀性能[12]。TypeⅡ及12％金银钯铸造合金经热处理后，在口腔环境中比未热处理的腐蚀损失少，可推断为热处理能减少铸造时产生的偏析。由于口腔用修复体形状极其复杂，难以将其表面研磨均匀，不均匀的研磨也会造成耐蚀性能降低。口腔是一个具有弱电解液的复杂环境，修复体长期存于唾液中，一方面，唾液会对合金产生腐蚀作用，导致合金中金属离子及其衍生物的析出，腐蚀过程中产生的金属离子如果不具有生物相容性，在长期与机体的直接接触中，将造成机体的损害，如过敏、组织损害、致癌、细胞毒性和基因毒性等[13]；另一方面，铸造所存在的合金组织不均匀现象还会因点蚀、晶间腐蚀、应力腐蚀[14]等造成修复体的折断，如卡环、支托、腭杆等，既影响修复体的美观，也减少其使用寿命。

贵金属合金材料具有良好的生物相容性，具有极高的耐腐蚀性和好的铸造性。

金属与周围介质相接触时，由于发生化学作用或电化学作用而引起的破坏叫作金属的腐蚀。金属在介质中的腐蚀行为基本上是由金属的化学成分所决定，但是，腐蚀介质对金属材料的腐蚀过程也有重大影响[15]。口腔是一个含流动液体——唾液的环境，除了占 99.4％ 的水以外，还含有氯化钠、氯化钾、碳酸氢钠等无机盐和一些有机物质，而且唾液的成分、数量、浓度及 pH 值等经常改变，加之基本恒定的温度又利于细菌的生存、繁殖与食物的酵解，从而形成一种特殊的环境，有利于其中的金属修复体的腐蚀。研究表明，即使牙科合金发生很小的腐蚀，修复体的机械性能也会受到明显影响。因此，应用于牙科的合金材料除了需具备良好的机械性能外，耐腐蚀性能也应该作为一个重要的考察指标。

金属的腐蚀是指金属与接触的气体或液体发生化学反应而腐蚀损耗的过程。金属的腐蚀主要有两种类型：化学腐蚀和电化学腐蚀。

化学腐蚀是指金属与周围介质直接发生化学反应而引起的腐蚀。化学腐蚀不普遍，只有在特殊的条件下发生。

电化学腐蚀是指金属与电解质溶液相接触，发生原电池反应，比较活泼的金属失去电子而被氧化，进而腐蚀的现象。电化学腐蚀普遍存在，金属材料在潮湿环境下的腐蚀就是电化学腐蚀。金属修复体在口腔中的腐蚀也是电化学腐蚀，因为唾液是弱的电解质溶液。

任意两种金属在电解质中相互接触时，就会产生电化学腐蚀。相对活泼的金属不断被溶解而被腐蚀。即使是同一种金属材料，由于其内部元素分布不均匀（例如偏析、杂质的存在），只要有电解质溶液的存在，就会构成原电池，导致化学腐蚀。

口腔内有以下几种情况可以形成原电池：

摄入的食物含有一些弱酸、弱碱和盐类物质，这些食物残屑停留于牙间，经分解、发酵可产生有机酸等均可构成原电池；

口腔中两种不同组成的金属相并存或相接触，可形成原电池，使相对活泼的金属被腐蚀，而且两种金属的活泼程度差异越大，则腐蚀越快；

口腔内金属表面的裂纹/铸造缺陷及污物的覆盖等，均能降低该处唾液内的氢离子浓度而形成原电池正极，金属为负极，由此构成原电池使金属腐蚀；

因冷加工所致金属内部存在残余应力，有应力部分将构成负极而被腐蚀。

一般来说，影响金属腐蚀的因素很多，主要包括：(1)组织结构的均匀性；(2)材料本身的组成、微结构、物理状态、表面形态以及周围介质的组成和浓度；(3)环境变化如湿度和温度的改变，金属表面接触的介质运动和循环；(4)腐蚀产物的溶解性和其性质等[11]。

合金本身元素成分及其含量的不同、烤瓷过程、溶液 pH 值、口腔环境、刷牙与牙膏均对金属的耐腐蚀性有一定影响。

7.2.3.2　金属的防腐蚀

上述内容详细阐述了金属材料作为口腔材料的腐蚀问题，因此，金属的防腐蚀问题可以从以下几个方面考虑：①使合金组织结构均匀；②避免不同金属的接触；③经过冷加工后所产生的应力需要通过热处理来消除；④修复体表面保持光洁无缺陷；⑤材料进行改性，提高其耐腐蚀能力。例如加入一定量的铬、硅和铝等元素，可以在钢表面形成一层致密、稳定且能与基体结合致密的氧化铬、氧化硅和氧化铝等氧化膜。这些氧化膜稳定性高，能保护内部金属，提高钢的耐化学腐蚀能力[11-15]。

7.2.3.3　金属材料腐蚀性能测试

测试金属腐蚀速度的方法很多，如失重法、滴定法、理化分析法、电化学法等。经典的方法是失重法，但其实验周期长，需要做多组平行实验，费工费时。用电化学方法测试金属的腐蚀性，具有灵敏、准确、快速的优点，其中动电位极化曲线可直观地反映合金材料的耐腐蚀性能，多为研究者所采用。

概括起来，一般材料的耐腐蚀性能的评价方法可以分为两大类：重量法、表面观察法和电化学测试法[16]。

1. 重量法

重量法是材料耐蚀能力的研究中最为基本，同时也是最为有效、可信的定量评价方法。尽管重量法具有无法研究材料腐蚀机理的缺点，但是通过测量材料在腐蚀前后重量的变化，可以较为准确、可信地表征材料的耐蚀性能。也正因为如此，它一直在腐蚀研究中广泛使用，是许多电化学的、物理的、化学的现代分析评价方法鉴定比较的基础[16]。

重量法分为增重法和失重法两种，他们都是以试样腐蚀前后的重量差来表征腐蚀速度的。前者是在腐蚀试验后连同全部腐蚀产物一起称重试样，后者则是清除全部腐蚀产物后称重试样。当采用重量法评价工程材料的耐蚀能力时，应当考虑腐蚀产物在腐蚀过程中是否容易脱落、腐蚀产物的厚度及致密性等因素后，再决定选取哪种方法对材料的耐蚀性能进行表征。对于材料的腐蚀产物疏松、容易脱落且易于清除的情况，通常可以考虑采用失重法。例如，通过盐雾试验评价不同镁合金的耐蚀性能时，就通常采用失重法，如图 7-2 所示。

而对于材料的腐蚀产物致密、附着力好且难于清除的情况，例如材料的高温腐蚀，通常可以考虑采用增重法，如图 7-3 所示。

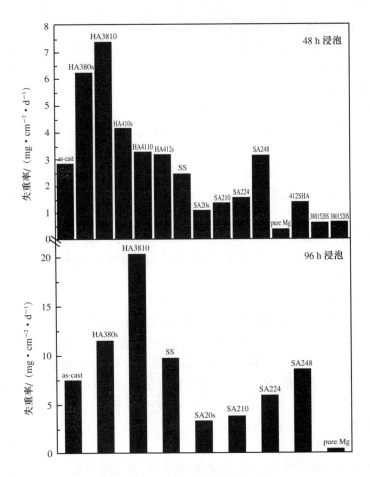

图 7-2 失重法测试镁合金腐蚀速度

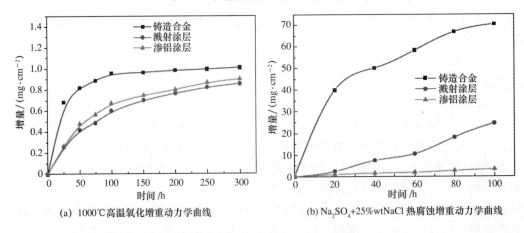

(a) 1000℃高温氧化增重动力学曲线

(b) Na₂SO₄+25%wtNaCl 热腐蚀增重动力学曲线

图 7-3 Ni-30Cr-8Al-0.5Y 铸造合金、溅射涂层、渗铝涂层

为了使各次不同实验及不同种类材料的数据能够互相比较,必须采用电位面积上的重量变化为表示单位,及平均腐蚀速度,如 $g \cdot m^{-2} h^{-1}$。根据金属材料的密度又可以把它换算成单位时间内的平均腐蚀深度,如 m/a。这两类的速度之间的换算公式为

$$B = 8.73 \frac{A}{\rho} \tag{7-2}$$

式中,A 为按重量计算的腐蚀速度($g \cdot m^{-2} h^{-1}$);B 为按深度计算的腐蚀速度(mm/a);ρ 为金属材料密度(g/cm^3)。

从腐蚀实验前后的试样重量变化计算腐蚀速度 V(mm/a),公式为:

$$V = \frac{876\,000 \times \Delta W}{\rho \times A \times t} \tag{7-3}$$

式中,ΔW 为试样失重(g);ρ 为金属材料密度(g/cm^3);A 为试样面积(cm^2);t 为试验周期(h)。

失重法的关键操作之一就是完全清除腐蚀产物,而又不损伤基体金属。常用材料去除表面腐蚀产物的标准方法。

采用失重法对材料进行腐蚀性能评价时,由于不同的研究者会采用不同的试样尺寸、腐蚀介质以及试验温度,导致所获得的数据很难具有可比性。因此,为了解决这个问题,人们规范了一种标准的腐蚀试验方法——盐雾腐蚀试验。目前,工业界普遍通过盐雾试验并结合失重测试来表征材料的耐腐蚀性能。根据 ASTM B117 的要求,试样以 15°～30° 的倾角放置,采用 5% 的 NaCl 溶液进行雾化喷雾,试验温度 35℃。盐雾实验要求盐雾箱内的容积要足够大,不得将盐雾直接喷射到实验的表面。

2. 电化学测试法

电化学测试方法是一种能够快速、准确地用于研究材料腐蚀的现代研究方法。由于材料的腐蚀大多数属于电化学腐蚀,因此电化学测试方法在腐蚀中应用得非常广泛。与重量法和表面观察法相比,电化学测试方法不但能够研究材料的腐蚀速度,还能够深入地研究材料的腐蚀机理[17]。

电化学测试方法经过近 50 年的发展,按外加信号分类大致可以分为直流测试和交流测试;按体系状态分类可以分为稳态测试和暂态测试。直流测试包括动电位极化曲线、线性极化法、循环极化法、循环伏安法、恒电流/恒电位法,等等;而交流测试则包括阻抗测试和电容测试。对于稳态测试方法,通常包括动电位极化曲线、线性极化法、循环极化法、循环伏安、电化学阻抗谱;而暂态测试包括恒电流/恒电位法、电流阶跃/电位阶跃法和电化学噪声法。在诸多的电化学测试方法中,动电位极化曲线法和循环极化法是最基本,也是最常用的方法。

从上一节的内容可以得知,根据材料的腐蚀电化学行为,可以将材料分为两大类:活性溶解材料和钝性材料。对于不同种类的材料,在评价其耐蚀性能时要采用不同的标准。

对于活性溶解行为的材料(镁合金、碳钢、低合金钢等)来说,仅仅采用腐蚀电位(E_{corr})的高低来评价材料的腐蚀性能是不对的。这种错误的认识来源于仅仅关注了材料腐蚀的热力学趋势,而忽略了材料的腐蚀动力学特征。在评价活性溶解材料的耐蚀能力时,首要的参数是腐蚀电流(i_{corr}),腐蚀电流越小,材料的耐蚀性能越好,这是因为腐蚀电流是由材料的溶解所造成的。AZ91E 和 MEZ 两种镁合金的极化曲线如图7-4所示,从图中可以看出:尽管 MEZ 合金的腐蚀电位远远低于 AZ91E 合金,但是考虑到 MEZ 合金的腐蚀电流要明显小于 AZ91E 合金,所以 MEZ 合金的耐蚀性能应当高于 AZ91E 合金,这一点从盐雾腐蚀失重和金相观察结果中都得到了证实。

只要当两种材料的腐蚀电流大体相同时,腐蚀电位才是一个需要考虑的参数,腐蚀电位越高,材料的耐蚀性能越好。举一个例子可以有助

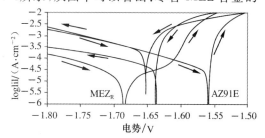

图 7-4　AZ91E 和 MEZ 两种镁合金的极化曲线

于更好的理解,如图 7-5 所示:当电位为 a 时,纯镁处在腐蚀电位,纯镁发生腐蚀;而 AZ91D 镁合金则处在阴极状态,没有发生腐蚀。当电位为 b 时,纯镁处在阳极电位而发生严重的腐蚀;与之对比,AZ91D 镁合金则还处在阴极状态,没有发生腐蚀。当电位为 c 时,纯镁和 AZ91D 镁合金都处在阳极电位下,但是 AZ91D 镁合金的阳极电流则明显小于纯镁,此时 AZ91D 的腐蚀速度低于纯镁。从上述的三种典型的情况来看,AZ91D 合金在各个电位下其溶解电流都小于纯镁,所以可以判断 AZ91D 合金的耐蚀能力优于纯镁。

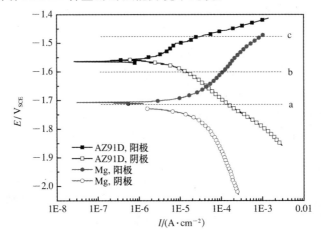

图 7-5　AZ91D 镁合与纯镁的电化学曲线

综合上面的论述,可以对活性溶解材料耐蚀性能的评价标准做一下总结:

(1) 首先要看腐蚀电流的大小,腐蚀电流越小,材料的耐蚀性能越好;

(2) 当材料的腐蚀电流相差不大时,腐蚀电位越高,材料的耐蚀性能越好。

对于钝性材料(铝合金、钛合金、不锈钢、镍合金、锆合金)来说,在评价此类材料的耐蚀性能时,应当评价材料钝化区的性能,而不是去比较材料的腐蚀电流和腐蚀电位。这是因为由于材料能够钝化,所以在工程应用过程中,人们都会将这些材料做钝化处理后才使用。

通过动电位极化曲线可以获得两个表征材料腐蚀性能的参数:击破电位 E_b 和维钝电流 i_{pass}。击破电位越高材料的耐蚀性能越好;维钝电流越低,材料的耐蚀性能越好。例如图 7-6 所示,在 $0.1MH_3BO_3 + 0.025M\ Na_2B_4O_7$ 溶液中,纳米孪晶镍与铸态纯镍相比,击破电位升

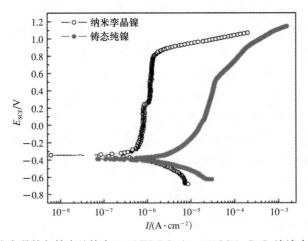

图 7-6　纳米孪晶镍与铸态纯镍在 $0.1MH_3BO_3 + 0.025MNa_2B_4O_7$ 溶液中电化学曲线

高,维钝电流减小,经过纳米孪晶后,镍的耐蚀能力得到了明显的提高。

再比如,经过载波钝化处理之后,A890 双相不锈钢的击破电位变化不大,但是维钝电流却显著下降,如图 7-7 所示。这说明载波后的双相不锈钢耐蚀能力明显增强。

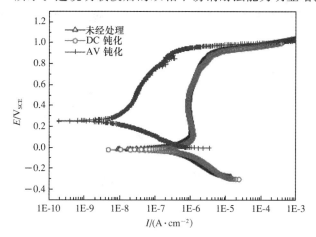

图 7-7　A890 双相不锈钢的电化学曲线

在评价材料的耐蚀能力时,有这样一种非常困扰的现象是经常遇到的,如图 7-8 所示。1Cr17Ni2 不锈钢的击破电位低于 1Cr12Ni2WMoVNb 不锈钢,但是 1Cr12Ni2WMoVNb 不锈钢的维钝电流却高于 1Cr17Ni2 不锈钢。根据上面介绍的评价标准,很难判断哪种材料的耐蚀性能更好。

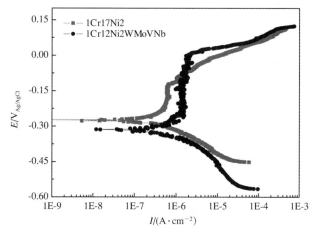

图 7-8　Cr17Ni2 不锈钢与 1Cr12Ni2WMoVNb 不锈钢的电化学曲线

因此,需要引入评价钝性材料耐蚀性能的第三个标准,保护电位 E_p。保护电位通过测试循环极化曲线获得,用于表征材料在发生点蚀之后的自钝化、自修补能力。按照 ASTM 循环极化曲线的测试标准,扫描电位从相对开路电位(OCP)-300 mV 开始,至电流密度达到 1 mA·cm^{-2} 时,开始负方向电位扫描,直至电位达到相对开路电位(OCP)-300 mV 时结束,扫描速度 1 mV/s。负方向扫描曲线与阳极极化曲线的交点即为保护电位。1Cr17Ni2 不锈钢和 1Cr12Ni2WMoVNb 不锈钢的循环极化曲线如图 7-9 所示,可以发现 1Cr17Ni2 不锈钢的负方向扫描曲线与阳极极化曲线相交,而 1Cr12Ni2WMoVNb 不锈钢的负方向扫描曲线则与阴极极化曲线相交,这说明 1Cr17Ni2 不锈钢具有保护电位,而 1Cr12Ni2WMoVNb 不锈钢则没有。也就是说,1Cr17Ni2 不锈钢在点蚀发生后,当电位下降时能够修复点蚀蚀孔,使之发生再钝化;而 1Cr12Ni2WMoVNb 不锈钢发生点蚀以后,点蚀会不断地发展,不能修复。结合循环极化的结果,可以判断:尽管 1Cr17Ni2 不锈钢的击破电位低于 1Cr12Ni2WMoVNb 不锈钢,由于 1Cr17Ni2 不锈钢具有保护电位,1Cr17Ni2 不锈钢耐蚀性能优于 1Cr12Ni2WMoVNb 不锈钢。

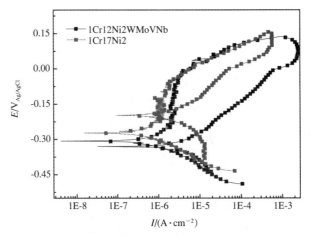

图 7-9　Cr17Ni2 不锈钢与 1Cr12Ni2WMoVNb 不锈钢的电化学曲线

总结上面的论述,如何评价钝性材料的耐蚀性能有三个评价标准:

(1) 击破电位越高,材料的耐蚀性能越好;

(2) 维钝电流越小,材料的耐蚀性能越好;

(3) 保护电位越高,材料的耐蚀性能越好。

综上所述,在口腔医学应用材料当中,金属与合金材料的用量很大,然而,现用的牙科金属与合金材料还存在着一些问题,特别是关于牙科金属与合金腐蚀性、细胞毒性和致敏性的报道引起了口腔医师和患者的普遍不安。正确地认识和掌握口腔医学中常用金属与合金材料的性能特点,对于材料的改性研究和临床上合理地选用金属与合金材料都十分重要。目前,随着各种检测手段的运用以及金属防护措施研究的深入,有望将合金在口腔中的腐蚀现象降到最低程度[18]。

7.3　材料的机械性能测试方法

由于口腔材料包括金属口腔材料、高分子口腔材料和陶瓷口腔材料,所以,对口腔材料的机械性能测试方法有所不同。上文已经对口腔材料的机械性能表征的具体内容做了详细阐述,接下来将对其测试方法进行详细介绍。

7.3.1　金属口腔材料的机械性能测试方法

对于金属口腔材料,用得最多的当属钛合金,钛以其良好的机械性能及生物学性能被作为生物医学材料在人体内广泛应用,随着口腔种植学和钛精密铸造技术的不断提高,焊接粘结和烤瓷技术的发展,钛作为齿科材料应用于整形外科、种植及口腔修复等医学领域日益增多,且前景非常广阔。对金属口腔材料测试的主要是抗拉强度、屈服强度、延伸率和弹性模量和硬度等机械性能。

机械性能测试的主要手段就是拉伸试验,拉伸试验是指在承受轴向拉伸下测定材料特性的试验方法。利用拉伸试验得到的数据可以确定材料的弹性极限、伸长率、弹性模量、比例极限、面积缩减量、拉伸强度、屈服点、屈服强度和其他拉伸性能指标。从高温下进行的拉伸试验可以得到蠕变数据。实验步骤具体如下:

(1)准备试件。用刻线机在原始标距范围内刻画圆周线(或用小钢冲打小冲点),将标距内分为等长的10格。用游标卡尺在试件原始标距内的两端及中间处两个相互垂直的方向上各测一次直径,取其算术平均值作为该处截面的直径,然后选用三处截面直径的最小值来计算试件的原始截面面积A(取三位有效数字),试样如图7-10所示。

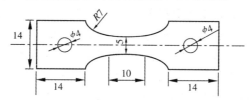

图7-10　国标GB 228—2002设计的非比例拉伸试样(单位:mm)

(2)调整试验机(图7-11)。根据材料的抗拉强度σ_b和原始横截面面积估算试件的最大载荷,配置相应的摆锤,选择合适的测力度盘。开动试验机,使工作台上升10 mm左右,以消除工作台系统自重的影响。调整主动指针对准零点,从动指针与主动指针靠拢,调整好自动绘图装置。

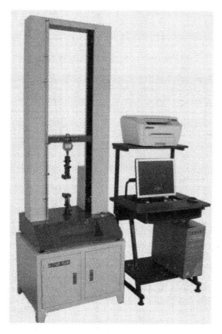

图7-11　电子拉伸试验机

(3)装夹试件。先将试件装夹在上夹头内,再将下夹头移动到合适的夹持位置,最后夹紧试件下端。

(4)检查与试车。完成以上步骤后,开动试验机,预加少量载荷(载荷对应的应力不能超过材料的比例极限),然后卸载到零,以检查试验机工作是否正常。

（5）进行试验。开动试验机，缓慢而均匀地加载，仔细观察测力指针转动和绘图装置绘出图的情况。注意捕捉屈服荷载值，将其记录下来用以计算屈服点应力值 σ_S，屈服阶段注意观察滑移现象。过了屈服阶段，加载速度可以快些。将要达到最大值时，注意观察"缩颈"现象。试件断后立即停车，记录最大荷载值。

（6）取下试件和记录纸。

（7）用游标卡尺测量断后标距。

（8）用游标卡尺测量缩颈处最小直径 d_1。

由试验机绘出的拉伸曲线，实际上是载荷-伸长曲线（图 7-11），如将载荷坐标值和伸长坐标值分别除以试样原截面面积和试样标距，就可得到应力－应变曲线图。图中 Op 部分呈直线，此时应力与应变成正比，其比值为弹性模量，P_p 是呈正比时的最大载荷，p 点应力为比例极限 σ_p。继续加载时，曲线偏离 Op，直到 e 点，这时如卸去载荷，试样仍可恢复到原始状态，若过 e 点试样便不能恢复原始状态。e 点应力为弹性极限 σ_e。工程上由于很难测得真正的 σ_e，常取试样残余伸长达到原始标距的 0.01% 时的应力为弹性极限，以 $\sigma_{0.01}$ 表示。继续加载荷，试样沿 es 曲线变形达到 s 点，此点应力为屈服点 σ_S 或残余伸长为 0.2% 的条件屈服强度 $\sigma_{0.2}$。过 s 点继续增加载荷到拉断前的最大载荷 b 点，这时的载荷除以原始截面面积即为强度极限 σ_b。在 b 点以后，试样继续伸长，而横截面面积减小，承载能力开始下降，直到 k 点断裂。断裂瞬间的载荷与断裂处的截面的比值称断裂强度。

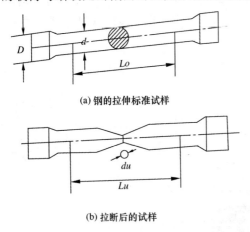

(a) 钢的拉伸标准试样

(b) 拉断后的试样

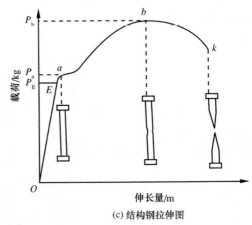

(c) 结构钢拉伸图

图 7-12　载荷-伸长曲线

金属的硬度可以认为是金属材料表面在接触应力作用下抵抗塑性变形的一种能力。硬度测量能够给出金属材料软硬程度的数量概念。硬度值越高，表明金属抵抗塑性变形的能力越大，材料产生塑性变形就越困难。另外硬度与其他机械性能（如强度指标 σ_b 及塑性指标 ψ 和 δ）之间有着一定的内在联系。所以从某种意义上说硬度的大小对口腔材料的使用性能及寿命具有决定性的意义。

测量硬度的方法很多，在机械工业中广泛采用压入法来测定硬度，压入法又分为布氏硬度、洛氏硬度、维氏硬度等。

压入法硬度试验的主要特点是：

（1）实验时应力状态最软（即最大切应力远远大于最大正应力），因而不论是塑性材料还是脆性材料均能发生塑性变形。

（2）金属的硬度与强度指标之间存在如下近似关系：

$$\sigma_{b}=K\times HB \tag{7-4}$$

式中，σ_{b} 为材料的抗拉强度值；HB 为布氏硬度值；K 为系数；退火状态的碳钢，$K=0.34\sim0.36$；合金调质钢，$K=0.33\sim0.35$；有色金属合金，$K=0.33\sim0.53$。

（3）硬度值对材料的耐磨性、疲劳强度等性能也有一定的参考价值，通常硬度值高，这些性能也就好。在机械零件设计图纸上对机械性能的技术要求，往往只标注硬度值，其原因就在于此。

（4）硬度测量后由于仅在金属表面局部体积内产生很小的压痕，并不损坏零件，因而适合于成品检验。

（5）设备简单，操作迅速方便。

1. 布氏硬度测试试验方法

（1）操作前的准备工作

① 根据表 7-1 选择压头，且将压头擦拭干净，装入主轴衬套中。

表 7-1 布氏硬度试验规范

材料	硬度范围/HB	试样厚度/mm	P/D^2	钢球直径 D/mm	载荷 P/kgf*	载荷保持时间/s
黑色金属	140～450	6～3	30	10	3000	10
		4～2		5	750	
		<2		2.5	187.5	
	140	>6	10	10	1000	10
		6～3		5	250	
		<3		2.5	62.5	
铜合金及镁合金	36～130	>6	10	10	1000	30
		6～3		5	250	
		<3		2.5	62.5	
铝合金及轴承合金	8～35	>6	2.5	10	250	60
		6～3		5	62.5	
		<3		2.5	15.6	

* 1 kgf＝9.80665 N

② 根据表 7-1 选定载荷，加上相应的砝码。

③ 安装工作台。当试样高度<120 mm 时，应将立柱安装在升降螺杆上，然后安装好工作台进行试验。

④根据表 7-1 确定持续时间 T，然后将压紧螺钉拧松，把圆盘上的时间定位器（红色指示点）转到与持续时间相符的位置上。

⑤ 接通电源，打开指示灯，证明通电正常。

（2）操作程序

① 将试样放在工作台上，顺时针方向旋转手轮，工作台上升，使压头压向试样表面直到手轮与下面螺母产生相对滑动为止。硬度试验机如图 7-13 所示。

② 按动加载按钮，启动电动机，即开始加载荷。此时因压紧螺钉已拧松，圆盘并不转动，当红色指示灯闪亮时，迅速拧紧压紧螺钉，使圆盘转动。达到所要求的持续时间后，转动自动停止。

③ 逆时针方向旋转手轮，使工作台降下。取下试样用读数显微镜测量压痕直径 d 值，并查表确定硬度 HB 数值。

（3）注意事项

① 安装砝码时，一定将吊杆的本身质量 187.5 kg 加进去。

② 试样厚度应不小于压痕直径的 10 倍。试验后，试样背面及边缘呈现变形痕迹时，则试验无效。

③ 压痕直径 d 应在以下范围内，否则无效：$0.24D < d < 0.6D$。

④ 压痕中心至试样边缘应大于 D，两压痕中心大于 $2D$。

⑤ 试样表面必须平整光洁无氧化皮，以使压痕边缘清晰，保证精确测量压痕直径 d。

⑥ 用显微镜测量压痕直径 d 时，应从相互垂直的两个方向上读取，取其平均值。

2. 洛氏硬度测试试验方法

洛氏硬度同布氏硬度一样也属于压入硬度法，但它不是测定压痕面积，而是根据压痕深度来确定硬度值指标。洛氏硬度测定时，需要先后两次施加载荷（初载荷及主载荷），预加载荷的目的是使压头与试样表面接触良好，以保证测量结果准确。其试验机结构如图 7-14 所示。

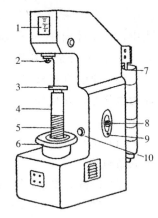

1—指示灯；2—压头；
3—工作台；4—立柱；5—丝杠；
6—手轮；7—载荷砝码；
8—压紧螺钉；9—时间定位器；
10—加载按钮

图 7-13 HB-3000 布氏硬度试验机外形结构图

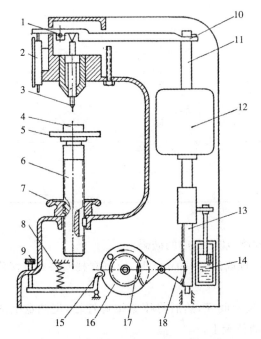

1—支点；2—指示器；3—压头；4—试样；5—试样台；6—螺杆；7—手轮；
8—弹簧；9—按钮；10—杠杆；11—纵杆；12—重锤；13—齿轮；14—油压缓冲器；
15—插销；16—转盘；17—小齿轮；18—扇齿轮

图 7-14 H-100 型洛氏硬度试验机结构图

（1）操作规程

① 根据试样预期硬度按表 7-2 确定压头和载荷，并装入试样机。

② 将试样置于工作台上,顺时针旋转手轮,使试样与压头缓慢接触,直到表盘小指针指在"3"或"小红点"处,此时即已预加载荷 10 kgf。然后将表盘大指针调整至零点(HRA、HRC 零点为 0,HRB 零点为 30),稍差一些可转动读数盘调整对准。

③ 向前拉动右侧下方水平方向的手柄,以施加主载荷。

④ 当指示器指针停稳后,将右后方弧形手柄向后推,卸除主载荷。

⑤ 读数。采用金刚石压头(HRA、HRC)时读外圈黑字,采用钢球压头(HRB)时读内圈红字。

⑥ 逆时针旋转手轮,使工作台下降,取下试样,测试完毕。

表 7-2　　　　　　　　　　常见洛氏硬度的试验规范及使用范围

标尺所用 符号/压头	总负荷 /kgf	表盘上 刻度颜色	测量 范围	相当维氏 硬度值	应用范围
HRA 金刚石圆锥	60	黑色	70～85	390～900	碳化物、硬质合金、淬火工具钢、浅层表面硬化层
HRB 1/16″钢球	100	红色	25～100	60～240	软钢(退火态、低碳钢正火态)、铝合金
HRC 金刚石圆锥	150	黑色	20～67	249～900	淬火钢、调质钢、深层表面硬化层

(2) 注意事项

① 试样表面需平整光洁,不得带有油、氧化皮、裂缝、凹坑等。可用细砂轮或砂纸将工件表面磨平,磨制过程中工件表面温度不得超过 150℃。

② 根据工件的大小与形状选择适当的工作台,以保证试件能平稳地安放在工作台上,并使被测表面与压头保持垂直。

③ 根据被测金属材料的硬度高低,按表 7-2 选择压头、载荷。

④ 试样厚度应不小于压痕深度的 10 倍。两相邻压痕中心距离及压痕中心至试样边缘的距离不应小于 3 mm。

⑤ 加载时力的作用线必须垂直于试样表面。

(3) 洛氏硬度计的校验与调试

① 先检查硬度计(图 7-15)安装是否平稳,把水平仪放在大工作台上检查水平(0.3/1000 mm 以内)。

② 检查与调试加载速度,在 100 kg 载荷空程(即未接触工件)时,行程时间规定为 4～6 s。如果发现太快或太慢,可将缓冲器油的螺母旋出或旋入一些。

③ 调试:按标准块检查硬度示值超差时,可以调整测量杠杆的放大倍数。

将调整螺母松开,向后移动调整板,增加放大倍数,会使硬度值变低;反之,向前移动调整板,减少放大倍数,硬度值变高,再把螺钉拧紧,再用标准块检查,直到合格为止。

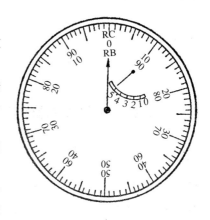

图 7-15　洛氏硬度指示盘

3. 维氏硬度测试试验方法

维氏硬度检测的原理是,用面角136°的正四棱锥体金刚石压头,在一定的静检测力作用下压入试样的表面,保持规定时间后,卸除检测力,测量试样表面压痕对角线的长度,根据压痕对角线的长度计算出压痕的凹印面积,维氏硬度是检测力除以压痕表面积所得的商,压痕被视为具有正方形基面并与压头角度相同的理想形状。

依据维氏硬度的检测中,检测大小差别,可应用到三种类型的维氏硬度检测仪器,分别是:金属维氏硬度试验方法、金属小负荷维氏硬度试验方法、金属显微维氏硬度试验方法。维氏硬度检测方法因其只有一个统一的标尺,所以更加适合于检测同一金属材料经过各种处理后硬度值的变化。

检测前注意事项:

(1) 用于进行维氏硬度检测的硬度计和压头应符合 GB/T4340.2 的规定。

(2) 检测时的环境温度应控制在10℃~35℃范围内,对精密度要求较高的检测,应控制在(23±5)℃内。

(3) 被检测的试样表面应平坦光洁。具体要求是:维氏硬度试样的表面粗糙度应小于0.4(Ra)/μm;小负荷维氏硬度试样表面粗糙度应小于0.2(Ra)/μm;显微维氏硬度试样表面粗糙度应小于0.1(Ra)/μm。

(4) 试样或检测层厚度至少应为压痕对角线长度的1.5倍。

(5) 用小负荷和显微维氏检测时,如试样特小或不规则时,应将试样镶嵌或用专用夹具夹持后测试。

(6) 在对试样进行维氏硬度检测时检测力的选择要根据试样硬度、厚薄、大小等情况进行合理选择。

(7) 检测时从加力开始至全部检测力施加完毕的时间应在2~10 s之间,对于小负荷维氏和显微维氏硬度检测,压头下降速度应不大于0.2 mm/s。检测时力保持的时间为10~15 s,对于特别软的材料保持时间可以延长,但误差应在2 s之内。

(8) 对于钢、铜及铜合金试样来说在进行维氏硬度检测时压痕中心至试样边缘距离应不小于压痕对角线长度的2.5倍,轻金属、铅、锡及其合金至少应为压痕对角线的3倍以上。两相邻压痕中心之间距离,对于钢、铜及铜合金至少应为压痕对角线的3倍,对于轻金属、铅、锡及其合金至少应为压痕对角线长度的6倍。

(9) 在平面上压痕两对角线长度之差不应超过对角线平均值的5%,如果超出请在检测报告中注明。

(10) 在曲面试样上检测,其结果应参照相关标准中的修正值予以修正。

(11) 在一般情况下,建议对每个试样检测三个点的硬度值。

7.3.2 陶瓷口腔材料的机械性能测试方法

陶瓷材料通常来说在弹性变形后立即发生脆性断裂,不出现塑性变形或很难发生塑性变形,因此对陶瓷口腔材料而言,人们对其机械性能的分析主要集中在弯曲强度、断裂韧性和硬度上,下文在此基础上对其机械性能检测方法做了简单介绍。

7.3.2.1 弯曲强度

抗弯强度(或称抗折强度)是陶瓷口腔材料机械性能的指标之一。弯曲实验一般分三点弯曲和四点弯曲两种,如图7-16所示。四点弯曲的试样中部受到的是纯弯曲,弯曲应力计算公式就是在这种条件下建立起来的,因此四点弯曲得到的结果比较精确。而三点弯曲时梁各个部位受到的横力弯曲,所以计算的结果是近似的。但是这种近似满足大多数工程要求,并且三点弯曲的夹具简单,测试方便,因而也得到广泛应用。

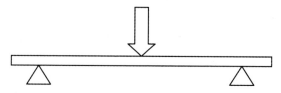

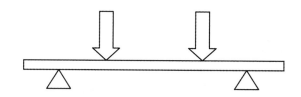

图 7-16　三点弯曲和四点弯曲示意图

由材料力学得到,在纯弯曲且弹性变形范围内,如果指定截面的弯矩为 M,该截面对中性轴的惯性矩为 I_z,那么距中性轴距离为 y 点的应力大小为:

$$\sigma = \frac{My}{I_z} \tag{7-5}$$

在图 7-16 的四点弯曲中,最大应力出现在两加载点之间的截面上离中性轴最远的点,其大小为:

$$\sigma_{max} = \frac{\frac{1}{2} P \cdot a \cdot y_{max}}{I_z} = \begin{cases} \dfrac{3Pa}{bh^2} & \text{矩形截面} \\[2mm] \dfrac{16Pa}{\pi D^3} & \text{圆形截面} \end{cases} \tag{7-6}$$

式中,P 为载荷的大小,a 为两个加载点中的任何一个点距支点的距离,b 和 h 分别为矩形截面试样的宽度和高度,而 D 为圆形截面试样的直径。因此当材料断裂时所施加载荷所对应的应力就是材料的抗弯强度。

而对于三点弯曲,最大应力出现在梁的中间,也就是与加载点重合的截面上离中性轴最远的点。其大小为:

$$\sigma_{max} = \frac{\frac{l}{4} P \cdot a \cdot y_{max}}{I_z} = \begin{cases} \dfrac{3Pl}{2bh^2} & \text{矩形截面} \\[2mm] \dfrac{8Pl}{\pi D^3} & \text{圆形截面} \end{cases} \tag{7-7}$$

式中,l 为两个支点之间的距离(也称为试样的跨度)。

上述的应力计算公式仅适用于线弹性变形阶段。脆性材料一般塑性变形非常小,同弹性变形比较可以忽略不计,因此在断裂前都遵循上述公式。断裂载荷所对应的应力即为试样的弯曲强度。

三点弯曲情况原理如下:

把条形试样横放在支架上,用压头由上向下施加负荷(图 7-17),根据试样断裂时的应力值计算强度。此种情况下,材料的抗弯强度 σ_t 为

$$\sigma_{\mathrm{f}} = \frac{M}{Z} \qquad (7\text{-}8)$$

式中，M 为断裂负荷 P 所产生的最大弯矩；Z 为试样断裂模数。

对于矩形截面的试样有：

$$M = \frac{1}{4}PL \qquad (7\text{-}9)$$

$$Z = \frac{1}{6}bh^2 \qquad (7\text{-}10)$$

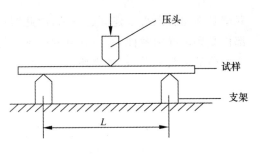

图 7-17　抗弯强度测试示意图

式中，P 为试样断裂时读到的负荷值（N）；L 为支架两支点间的跨矩（m）；b 为试样横截面宽（m）；h 为试样高度（m）。

因此对于矩形截面的试样，抗弯强度为：

$$\sigma_{\mathrm{f}} = \frac{3}{2}\frac{Pl}{bh^2} \times 10^{-6} \quad (\mathrm{MN/m^2}) \qquad (7\text{-}11)$$

（1）三点弯曲试验设备：LJ-500 拉力试验机。

（2）试验步骤：

① 试样制备：将烧成的陶瓷试块用外圆切割机割成矩形截面的长条状试条。试条尺寸为截面 4 mm×4 mm 左右，长度 50 mm 左右。将切割好的试条表面磨光。因为粗糙表面的微裂纹很多，会大大影响强度的测试值。

② 按所需的测量范围，在拉力试验机背面装相应的平衡砣，将刻度盘上的主动针调到零点，并将被动针转到主动针附近，调节两支架的间距为 40 mm，并使压头位于两支点的中线上。

③ 将试条放在支架上，开动电动机，选择给定速度，按下操纵手柄，使压头下移时对试条加载。

④ 当试条断裂时，立即将操纵手柄扳回中间位置，以停止压头运行。

⑤ 读取刻度盘上被动针所指定数位。（换算成国际单位制）将测量断面的宽和高(b，h)代入公式(7-7)计算。

需要注意的是，一般我们要求试样的长度和直径比约为 10，并且在支点的外伸部分留足够的长度，否则可能影响测试精度。另外，弯曲试样下表面的光洁度对结果可能也会产生显著的影响。粗糙表面可能成为应力集中源而产生早期断裂。所以一般要求表面要进行磨抛处理。当采用矩形试样时，也必须注意试样的放置方向，避免使计算中 b，h 换位得到错误的结果。

7.3.2.2　断裂韧性

应力集中是导致材料脆性断裂的主要原因之一，而反映材料抵抗应力集中而发生断裂的指标是断裂韧性，用应力强度因子(K)表示。尖端呈张开型（Ⅰ型）的裂纹最危险，其应力强度因子用 K_{I} 表示，恰好使材料产生脆性断裂的 K_{I} 称为临界应力强度因子，用 K_{IC} 表示。金属材料的 K_{IC} 一般用带边裂纹的三点弯曲实验测定，但在陶瓷材料中由于试样中预制裂纹比较困难，因此人们通常用维氏硬度法来测量陶瓷材料的断裂韧性。

陶瓷等脆性材料在断裂前几乎不产生塑性变形，因此当外界的压力达到断裂应力时，就会产生裂纹。以维氏硬度压头压入这些材料时，在足够大的外力下，压痕的对角线的方向上就会产生裂纹,如图 7-18 所示。裂纹的扩展长度与材料的断裂韧性 K_{IC} 存在一定的关系,因此可以通过测量裂纹的长度来测定 K_{IC}。其突出的优点在于快速、简单,可使用非常小的试样。如果以 P_C 作为可使压痕产生裂纹的临界负荷,那么图 7-18 中显示了不同负荷下的裂纹情况。

由于硬度法突出的优点,人们对它进行了大量的理论和实验研究。推导出了各种半经验的理论公式。其中 Blendell 结合理论分析和实验数据拟合,给出下列方程:

$$\left[\frac{K_{IC}\phi}{Ha^{\frac{1}{2}}}\right]\left(\frac{H}{E\phi}\right)^{\frac{2}{5}}=0.055 \cdot \lg\left(8.4\,\frac{a}{c}\right) \tag{7-12}$$

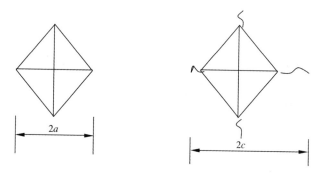

图 7-18　$P<P_C$(左)和 $P>P_C$(右)时压痕

K_{IC} 是Ⅰ型应力强度因子,也就是断裂韧性;ϕ 为一常数,约等于 3;HV 是维氏硬度;a 为压痕对角线长度的一半;c 为表面裂纹长度的一半,见图 7-18。经过大量的研究表明,该公式至少在下列范围内是适用的:硬度(HV)$=1\sim30\,GPa$,断裂韧性(K_{IC})$=0.9\sim16\,MPa \cdot m^{1/2}$ 及泊松比(μ)$=0.2\sim0.3$。

一系列的实验发现,这一公式和实验数据具有非常好的吻合。当使用这一方程时,一般所加的负荷要足够大,使 c/a 大于 3 左右。但是在某些时候,这意味着要加很高的负荷,在一般的显微硬度计上无法实现,并且使压头极易损坏,增加测试费用。后来 Niihara 等发现,当所加负荷较小时,上述的公式经过修正后仍旧适用。在脆性材料中,压痕下材料的断裂方式根据所加负荷的不同呈现两种形式,如图 7-19 所示。当负荷小时,所出现的裂纹称 Palmqvist 裂纹(图 7-19(a)),而在负荷较高时,出现的裂纹称为 Median 裂纹(图 7-19(b))。

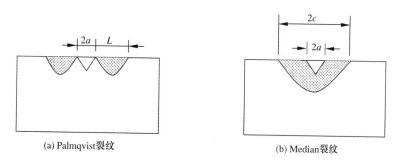

(a) Palmqvist裂纹　　　　　　　(b) Median裂纹

图 7-19　压痕下材料的断裂方式
(阴影部分为裂纹扩展区)

理论分析和实验结果拟合表明,对于 Palmqvist 裂纹($0.25\leqslant L/a\leqslant25$ 或 $1.25\leqslant c/a\leqslant3.5$),用下列公式计算断裂韧性:

$$\left(\frac{K_{IC}\phi}{Ha^{\frac{1}{2}}}\right)\left(\frac{H}{E\phi}\right)^{\frac{2}{5}}=0.035\left(\frac{L}{a}\right)^{-\frac{1}{2}} \tag{7-13}$$

而对于 Median 裂纹($c/a \leqslant 2.5$),用下列公式计算:

$$\left(\frac{K_{IC}\phi}{Ha^{\frac{1}{2}}}\right)\left(\frac{H}{E\phi}\right)^{\frac{2}{5}}=0.129\left(\frac{c}{a}\right)^{-\frac{3}{2}} \tag{7-14}$$

也就是说只要能确定裂纹的形式,就可以用这些公式计算断裂韧性,并且曲线同实验数据吻合得非常好。因而可以使用小负荷测断裂韧性,避免高负荷所带来的一系列技术上的困难。目前当确定裂纹的扩展方式困难或麻烦时,依旧倾向于使用高的负荷,使裂纹呈 Median 扩展形式。

7.3.2.3 硬度

陶瓷材料中,通常采用的是维氏硬度与莫氏硬度。维氏硬度的测量是将一个相对夹角为136°的正四棱锥金刚石压头在一定的负荷下压入试样表面,经过一定时间的保持后卸载,测定压痕两对角线的长度并取其平均值(d)计算压痕的实际面积,负荷和所测面积的比值就是维氏硬度,用 HV 表示。经几何换算后得到:

$$HV=0.1891 \cdot \frac{P}{d^2} \tag{7-15}$$

式中,P 的单位为 N,d 的单位为 mm。

压痕的对角线长度一般通过显微镜测量,工作面要和底面平行,粗糙度分别在 $R^a0.1$ 和 $R^a0.8$ 以下,而实验力根据试样的厚度和硬度一般在 $9.8 \sim 980\,N$。一般要求试样的最小厚度至少为压痕对角线长度的 1.5 倍,否则结果会有误差。为了保证所测数值的准确性,要求两对角线长度相差较小,加压保持时间在 $10 \sim 30\,s$ 之间。

另外,在陶瓷材料中经常使用到的硬度还有莫氏硬度。莫氏硬度是应用划痕法将棱锥形金刚钻针刻划所试试样的表面而发生划痕,其硬度值并非绝对硬度值,而是按硬度的顺序表示的值。莫氏硬度现在一般认定有 15 级,其中 1 级滑石最软,15 级金刚石最硬,各级代表材料如表 7-3 所示。

表 7-3　　　　　　　　　　　　　莫氏硬度表

分级	代表材料	分级	代表材料	分级	代表材料
1	滑石	2	石膏	3	方解石
4	萤石	5	磷灰石	6	正长石
7	石英玻璃	8	石英	9	黄玉
10	石榴石	11	熔融氧化铝	12	刚玉
13	碳化硅	14	碳化硼	15	金刚石

7.3.2.4 切削性能

曾有个别学者[19]提出以硬度 H 和断裂韧性 K_{IC} 的比值的平方(H/K_{IC})^{2}来衡量切削性能,不过大多数学者[20]还是以实际的钻孔实验或实际应用条件[21]来定量评估。分析原因,单纯(H/K_{IC})^{2}指标对于切削性能的评估并不理想。例如,当 K_{IC} 较高时,被加工件表面的光洁度较好[22]。这从一个方面表明材料的切削性能好。但另一方面,如前所述,材料的韧性较高时,从刀具耐用度、切削力和切削功率消耗量及切屑控制或断屑的难易程度这三个切削性的主要标准看,均提示切削性能较差。另外,如前所述,除了硬度、断裂韧性以外,切削性能还受到强度、导热性、化学成分、显微结构等因素的影响。因而,此指标的可信性尚需作进一步的研究。

采用大多数研究者使用的钻孔方法,在恒定轴向力与恒定钻速下,每个试件均换用新钻头,使得测试结果具有可比性。另外,在钻孔实验中,为避免陶瓷材料表面光洁度对钻头引导的影响,均用砂纸打磨;为避免切屑堆积的影响,不断吹去粉屑。这些都使实验的结果具有较高的可信性。具体实验步骤如下:

(1)试样的准备。陶瓷材料一组 6 个试件,机械切割成 10 mm×4 mm×3 mm 大小,SiC砂纸研磨表面。

(2)钻孔实验测试切削性能。试件夹持固定在工业用台式钻床上,测试面与钻头垂直。采用高速钢钻头(成都量具刃具厂,直径 2.3 mm),在恒定钻速为 600 r/min 和恒定轴向压力 39.2 N(牛顿)下,钻孔 600 s(时间误差小于 0.40 s),测定钻孔深度(精度 0.02 mm)。为避免钻出材料粉屑的影响,每隔 20~30 s 吹除粉屑一次。

此外,还有另外一种测试切削性能的方法,采用 CAD/CAM 工业铣床尝试切割切削陶瓷,调试主轴转速,切削深度和铣刀前进速度,选择最佳的切削条件和结果[23]。

7.3.3 高分子口腔材料的机械性能测试方法

高分子口腔材料主要是复合树脂,复合树脂具有较高的机械强度和优良的化学稳定性,并且色泽度与牙体相近,目前在口腔临床修复治疗中已广泛应用[24]。复合树脂组分包括树脂基质、偶联剂、无机填料、引发剂等,新研制的复合树脂的机械性能尤为重要。常测的高分子口腔材料机械性能主要是弯曲强度和弯曲模量、拉伸强度、硬度和压缩强度。

7.3.3.1 弯曲强度和弯曲模量

将树脂充填到 2 mm×2 mm×25 mm 的不锈钢模具中,光固化后,将试样连同模具一起放入 37℃恒温水浴内 15min,然后从模具中取出试样放在 37℃蒸馏水中,于 23h45min 时测量试样的尺寸。把试样放在加载台上,以(0.75±0.25)mm/min 的速度进行加载,直至试样断裂,记录最大的加载值[25],这样得到弯曲强度。在电子万能试验机上进行三点弯曲加载,测量试样断裂瞬间的负荷。跨距为 40 mm,压头速度为 1 mm/min。测试环境温度为(23±1)℃,湿度为(50±10)%RH,无尘,无振动,无磁场。弯曲强度计算公式:

$$F_S = 3fL/2BH^2 \tag{7-16}$$

弯曲模量计算公式:

$$F_M = fL^3/4BH^3D \tag{7-17}$$

式中,f 为试样断裂时承受的最大负荷(N);L 为跨距(mm);B 为试样的宽度(mm);H 为试样的厚度(mm);D 为试样承受最大负荷时的位移(mm)。

7.3.3.2 拉伸强度

同法制作 60.0 mm×4.0 mm×2.5 mm 的试样,微波加热组和水浴加热组各 10 个,用电子万能试验机测试试样断裂瞬间的负荷,两夹持器之间的距离为 20 mm,移动速度为 1 mm/min。测试环境温度为(23±1)℃,湿度为(50±10)%RH,无尘,无振动、无磁场。

拉伸强度的计算:

$$\sigma_t = f/BH \tag{7-18}$$

式中,σ_t 为拉伸强度(MPa);f 为试样断裂时的最大负荷(N);B 为试样的宽度(mm);H 为试样的厚度(mm)[26]。

7.3.3.3 硬度

按照树脂使用说明书中所推荐的光照时间对试样进行光固化照射 20 s,且每次光照射部分与前次光照射部分局部重叠,使试样的各部分均按规定的时间照射。然后,对试样另一面进行同样的操作。将试样取出后浸入 37℃ 恒温水浴内 24h,然后用 H-V5 型小负荷维氏硬度计在试样表面任意取 3 点进行测试[27]。

7.3.3.4 压缩强度

压缩强度测试:制备 6 mm×3 mm 的圆柱形试件,将试件置于万能材料试验机上进行压缩强度测试,加载速率 0.5 mm/min,传感器量程为 10 kN。每组 5 个试样,取平均值,计算压缩强度[28]。

7.4 材料的粘结性能测试方法

胶粘主要是在基材上涂覆一层粘着剂,使之可以粘住物品表面,可通过粘结使两个或多个不相连的物体连接在一起。粘结性能是表征口腔材料粘性质量的一个重要指标,初始粘力大小是否合适、保持时间是否达标、剥离强度是否适中,都是质量监督检测的重要指标。

7.4.1 初粘力,初粘性能测试

初粘性测试是表征胶粘剂粘性的重要指标之一。目前国内外测试初粘性有三种,一种是滚球法,另外两种分别是环形法和 V 斜坡 V 型道轨滚球法。

滚球法:通过钢球和测试试样粘性面之间以微小压力发生短暂接触时,胶粘带、标签等产品对钢球的附着力作用来测试试样初粘性。将一钢球滚过平放在倾斜板上的胶粘带粘性面。根据规定长度的粘性面能够粘住的最大钢球尺寸,评价其初粘性大小。

FINAT 环形初粘法:环形初粘力测试方法来检测胶粘制品的初粘性,利用一种拉力测试仪来检测初粘性力值的大小,这种方法操作起来更直观,较之国内的斜面滚球法,其数据更具有科学性,更接近实际应用。

试验设备:剥离力实验机、环形初粘夹具。

试样制备:截取宽度 25 mm,长度至少 175 mm 的试样五条进行测试。

测试条件:温度 23℃±2℃,50%RH±5%RH,测试试样在测试前应至少放置 4 h。

测试步骤:

(1) 在测试前移除胶带背材,胶面向外,握住胶条两末端将它组成环形。环形末端 10 mm 夹入剥离试验机(环形初粘夹具)上夹具,环形垂直向下(注意:夹具不要直接接触胶面)。

(2) 环形初粘夹具的下夹具上的玻璃擦拭干净,剥离实验机以 300 mm/min 速度工作使环形与玻璃板接触,当完全接触后(接触面积 25 mm×25 mm),立即反向以 300 mm/min 速度分离。重要的一点是要让反向分离滞后时间尽可能短,记录完全分离环形与玻璃板的最大力值。

测试结果:环形初粘用 N 表示,取五条胶带的平均值(忽略首峰);如果力值大于纸张强度,结果应取撕裂前的最大值,并附上 PT(纸张撕裂);如果胶有转移,应用 AT 表示,并用百分数表明转移程度。

V 型道轨滚球粘性测试方法:斜坡 V 型道轨滚球法,并与斜坡平面滚球法进行比较,指出了 V 型道轨滚球法的优点。测试压敏胶粘带初粘性的常见标准有《压敏胶粘带初粘性测试方法》(GB 4852—84)等斜坡平面滚球法。这种方法所采用的滚球是直径为 1/32~1 in(1 in = 0.0254 m)的 32 种钢球,国内难以购买,且其尺寸不符合国家计量标准化的要求,若换算成 SI 制单位,则无论直径,还是质量均为无穷小数,既不便于制造,又无直观概念,难以推广;此外, GB 4852 规定,每次测试时必须用聚酯薄膜复贴助跑段和调节倾斜角度,既麻烦,又会因复贴不引起阻力不等而造成较大的系统误差,因此,国内压敏胶生产厂家较少采用此法。我们在编制《ATN 铝箔胶粘带》企业标准时,参考美国 PSTC 标准,采用了新的测试仪器和测试方法。此法以 V 型道轨作助跑段,滚球的直径以 mm 为单位,采用整数值,测试时不需每次贴复聚酯薄膜衬纸,也不需每次调整倾斜角度,因此避免了斜坡平面滚球法存在的问题[29],如图 7-20 所示。

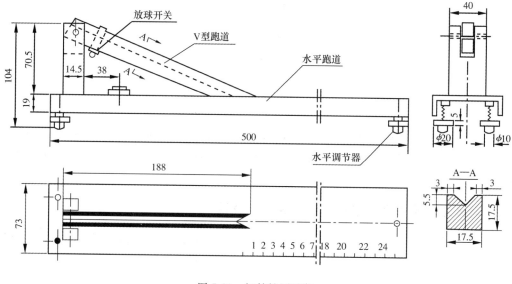

图 7-20　初粘性测试仪

7.4.2　保持力,持粘性测试方法

　　胶粘带的持粘性能也直接决定了产品的质量,随着胶粘带应用能力的不断发掘,这种粘性的要求越来越严格,持粘性的能力可以通过胶粘带保持力试验机进行能力测试将胶带粘于试验板上,下端悬挂标准荷重,经一段时间后,测量胶带下滑距离或胶带粘着时间用来评定胶带粘着的持久性。

　　测试方法例如,取样品长 100 mm,宽 25 mm,数量 3pcs,一端贴紧在试验钢片(70 mm×50 mm)定位线下方,并用推轮推压 4~5 次,另一端穿过带方形孔的钢片(35 mm×25 mm)并反贴粘牢,其反贴长度为 25 mm,将带圆孔钢片(70 mm×50 mm)连同样品挂在试验机内之持钩上,然后取 1kg 砝码,分别吊挂于试验钢片(35 mm×25 mm)下端。吊挂之同时计时器则开始计时。测试过程中则对照每类材料所对应时间,如在规定时间内,所测试材料不脱落则保持力合格,否则如在规定时间内,材料脱落,则保持力不合格。注意每次测试前,计时器归零,并检查计时器是否有显示,试验钢片必须使用无尘布擦拭干净,方可粘结测试样品。

　　随着胶粘带应用能力的不断发掘,胶黏产品涉及的行业也越来越多,对其耐热性和耐湿性也要求越来越高,对胶黏产品的耐热测试和耐湿测试也是必不可少的测试,在不同的温度条件下,胶粘产品的持粘保持效果也不一样。通过高温恒温保持力实验的测试,可以检测出胶粘产

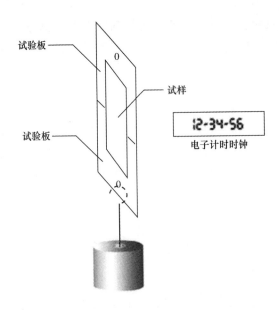

图 7-21　保持力测试示意图

品在不同高温环境下的持粘性能。在不同的温度和湿度条件下,胶粘产品的持粘保持效果也不一样,通过恒温恒湿保持力实验的测试,可以检测出胶粘产品在不同温度湿度环境下的持粘性能。

7.4.3　剥离力,剥离强度测试方法(90°剥离,180°剥离)

剥离强度(Peel Strength):在规定的剥离条件下,使胶接试样分离时单位宽度所能承受的载荷。用 kN/m 表示剥离时角度有 90°或 180°,它反应材料的粘结强度。如安全膜与玻璃、手机贴膜。

7.4.3.1　90°剥离方法

装置:拉伸试验装置,拉伸试验装置具有适宜的负荷范围,夹头能以恒定的速率分离并施加拉伸力。该装置应配备有效的测量系统和指示记录系统,力值精确至±2%。该装置应配置适当的自校准型夹头,夹头应能牢固地夹在挠性被粘物外端部 25 mm 处。夹头和剥离试验夹具应能在受力时与试样同时移动校直,以便试样中的挠性体与通过剥离夹具装置中心线所施加的拉力的方向一致。所有装置应定期校验,推荐用无惯性拉伸试验装置进行此项试验。剥离试验夹具:支承试样的夹具如图 7-22 所示。夹具上端与试验机上夹头相连。剥离试验夹具上辊轴的直径为 25 mm。辊轴两端应由轴承组成,并可自由转动。

试样准备:试样尺寸见图 7-21。试样可单独制备或从试板上切取。试板与单个试样均由两块被粘物经适当处理后胶接在一起组成。要进行表面处理以获得胶接件最佳强度。应按胶粘剂制造者推荐的方法使用胶粘剂,以便获得最佳的胶接效果并且偏差最小。

注意:只有当试样的结构,被粘物的材料与尺寸及试验条件都相同时,才能对不同的胶粘剂进行直接对比。挠性被粘物的厚度为(0.5±0.02)mm;刚性被粘物的厚度为(2.0±0.1)mm。试样如从胶接试板上切下时应尽可能减少切削热及机械力对试验结果的影响。

试样宽度为:

(1) 25 mm(优选定度);

(2) 试验装置可以采用的其他合适的宽度。

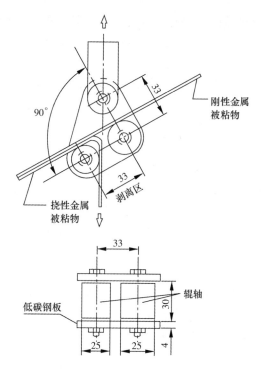

图 7-22　支承试样的剥离试验夹具(单位:mm)

切取试样的方法取决于被粘物和胶粘剂的成分,铣和锯是两种通常采用的方法。挠性被粘物的未胶接端应能弯曲至垂直于刚性被粘物,以便试验机的夹头夹牢。试样应在 GB 2918 中规定的标准环境中进行状态调节和试验。试样进行状态调节的时间不少于 0.5h。

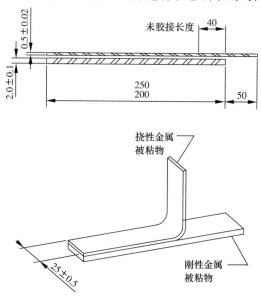

图 7-23　剥离试样(单位:mm)

试验步骤:把试样插入剥离夹具中。将挠性被粘物未胶接的端部夹入试验机的下夹头中。除另有规定外,夹头的分离速率为(100±5)mm/min。如果试验过程中刚性被粘物弯曲或变形,建议重新设计试样,使刚性被粘物有足够刚度以保证剥离试验顺利进行。剥离试验中,自动记录力与试验机夹头移动距离的关系曲线(力与剥离长度的关系曲线)。不计最初剥开的25mm的长度,至少要剥开115mm的长度。如果破坏发生在图7-22所表示的剥离区域外,则结果不计。

试验结果处理:从自动记录曲线中,在有效剥离长度至少为115mm(除去首先被剥开的25mm和末端的20mm)的范围内,算出试样单位宽度的平均剥离力,用kN/m表示。从曲线中测定平均剥离力可采用下列方法中的一种:

(1)求积仪。

(2)称量法:从记录纸上剪下剥离曲线和基线(横坐标)所围绕的部分并称出质量,用此值除以事先测得的每单位面积记录纸的质量,得出剪下部分的面积。用剪下部分的面积去除以剪下部分的基线长度就可得出曲线的平均高度,以此计算出平均剥离力。

(3)用直尺划一条通过剥离曲线的估计的等高线。此外还要记录每个试样的最大和最小剥离力。

7.4.3.2 180°剥离方法

测试仪器:拉力测试仪或类似仪器,其夹具能以180°剥离玻璃压敏材料,剥离速度300mm/min,精度+2%。测试板用玻璃制成。一只标准FINAT测试压辊。

测试样品:应是从有代表性的材料上取下来的测试条,测试条宽25mm,沿仪器方向至少长175mm,切口应干净、平直。每种材料至少应取3条进行测试。

测试条件:温度$23℃\pm2℃$,$50\%RH\pm5\%RH$。测试样在测试前应至少放置4h。

测试步骤:从测试条上移除背材,胶面向下,用轻微指压将胶条贴于清洁的测试板上。用FINAT测试压辊以大约10mm/s的速度每方向各压2次,使胶面与测试板表面紧密接触。

在测试条贴合于测试板以后,放置20min再测试。重复上述步骤,将另一测试条贴合于另一测试板上,放置24h再测试。将测试条与测试板固定在仪器的合适位置使得剥离角度为180°,设置夹具分离速度为30mm/min。在测试条中部每10mm读取数据,至少读取5个数据。对所读取数据取平均值[30]。

测试结果:剥离力用N/25mm表示,对各测试条取平均值。贴合时间为20min或24h。

破坏类型:

(1)CP:洁净试板——试板上无污痕。

(2)PS:试板污染——测试区域有色变,但无胶残留。

(3)CF:内聚破坏——胶膜在测试过程中撕裂,胶残留在试板和基材上。

(4)AT:胶转移——胶膜干净地从基材转移到试板上。用百分数描述胶转移程度。

(5)PT:纸撕裂——粘合力大于纸基材的强度。读数应是纸撕裂前的最大值。

注意:

(1)测试板应彻底洗净,表面应无残胶、油脂、硅油或水。下述溶剂可用于清洁测试板:双丙酮醇,无残渣,工业级或更高级别。甲乙酮(MEK)、丙酮、95%甲醇、正庚烷、乙酸乙酯。清洁材料必须是吸收剂,如医用纱布、棉线或绵纸。合适的材料应在使用过程中不掉绒、易吸收、不含可溶于上述溶剂的添加剂,并且完全由原生材料制得。将上述一种溶剂分布于测试板上,用未使用过的易吸收清洁材料擦干溶剂。用溶剂重复清洗3次。最后一次用甲乙酮或丙酮清洗。也可采用其他正确的清洗污物的方法,如超声波清洗。使用前,测试板应在标准测试条件下放置4h以上。必须小心拿清洁试板的边缘。

(2)也可以是其他材质的测试板,如不锈钢、铝或聚酯膜。但必须在结果旁清楚注明。

（3）如果需要纸撕裂时的剥离力，可在略低的夹具分离速度下重新测试，结果旁注明夹具分离速度[31-32]。

（4）单位换算 1kg＝9.81N。

剥离强度测试影响因素：

（1）安全膜厚度：当安全膜的厚度达到 0.2mm 及以上时，剥离强度反而变小，其实这是因为由于膜的厚度增加，无法实现 90°或 180°的角度而造成测量条件的不一致。

（2）安全膜粘结树脂：①树脂熔融指数（MI）对剥离强度的影响。熔融指数（MI）是树脂流动性的一种指标，一般来说，树脂的熔融指数（MI）越高，则其流动性越好，熔融薄膜的粘度越低，粘合力越大。树脂的熔融指数（MI）偏小，其分子量较大，则融合性比较差，不能与被涂布基材很好地粘合，致使剥离牢度有所下降。②树脂密度对剥离强度的影响。树脂的密度越小，支链含量越高，表面越容易被活化，粘合力就越大，对剥离强度的提高也就越有利。③树脂中助剂及水分含量对剥离强度的影响[32-33]。

7.4.4　离型力，离型强度测试方法

离型力是指当底纸同面纸上的粘合剂表面分离时所需的力。离型力的检测方法同剥离强度相似，在专门的试验机上进行。（YL-1109 离型力试验机）具体方法是在标准温湿度环境下，将一标准尺寸的试样面材朝下，用双面胶带固定在试验平台上；揭下一端底纸并将其固定在测试头上，然后测试头垂直于试样（90°），以一定的速度和拉力向上揭下底纸，此时试验机上显示的数据即为离型力。离型力是不干胶材料的重要指标，其大小直接影响标签的印刷加工和应用，离型力的大小受五个方面因素的影响：①涂布技术，涂布设备及工艺的先进与否直接影响涂硅量和均匀度；②硅油情况，硅油质量、成分、干燥原理；③原纸情况，原纸的表面平滑度、密度均匀性和厚度都对涂硅有影响；④涂布量，硅油涂布量同离型力成正比；⑤粘合剂，粘合剂的粘结力同离型力成正比。

常用试验仪器有：海达检测仪器专业生离型力试验机，剥离力试验机，剥离强度试验机，拉力机，不干胶测试仪器，保持力试验机，初粘性试验机，环形初粘性试验机，胶带解卷力试验机，烘箱型保持力试验机，恒温恒湿试验机，冷热冲击试验机，高低温试验箱，耐黄变试验机，老化试验机等。

7.4.5　剪切力，拉伸剪切强度测试（刚性材料对刚性材料）

试验原理：试样为单搭接结构，在试样的搭接面上施加纵向拉伸剪切力，测定试样能承受的最大负荷。搭接面上的平均剪应力为胶粘剂的金属对金属搭接的拉伸剪切强度，单位为 MPa。

试验装置及试样：

（1）试验机。使用的试验机应使试样的破坏负荷在满标负荷的 15%～85%之间。试验机的力值示值误差不应大于 1%。试验机应配备一副自动调心的试样夹持器，使力线与试样中心线保持一致。试验机应保证试样夹持器的移动速度在（5±1）mm/min 内保持稳定。

（2）量具。测量试样搭接面长度和宽度的量具精度不低于 0.05mm。

（3）夹具。胶接试样的夹具应能保证胶接的试样符合要求。在保证金属片不破坏的情况下，试样与试样夹持器也可用销、孔连接的方法。但不能用于仲裁试验。

（4）试样。标准试样的搭接长度是（12.5±0.5）mm，金属片的厚度是（2.0±0.1）mm，试

样的搭接长度或金属片的厚度不同对试验结果会有影响。

（5）建议使用 LY12-CZ 铝合金、1Cr18Ni9Ti 不锈钢、45 碳钢、T2 铜等金属材料。

（6）常规试验,试样数量不应少于 5 个。仲裁试验试样数量不应少于 10 个。

对于高强度胶粘剂,测试时如出现金属材料屈服或破坏的情况,则可适当增加金属片厚度或减少搭接长度。两者中选择前者较好。

测试时金属片所受的应力不要超过其屈服强度 σ_S,金属片的厚度 δ 可按下式计算:

$$\delta = (L \cdot \tau)/\sigma_S \qquad (7\text{-}16)$$

式中,δ 为金属片厚度;L 为试样搭接长度;τ 为胶粘剂拉伸剪切强度;σ_S 为金属材料屈服强度（MPa）。

试样制备:

（1）试样可用不带槽或带槽的平板制备,也可单片制备。

（2）胶接用的金属片表面应平整,不应有弯曲、翘曲、歪斜等变形。金属片应无毛刺,边缘保持直角。

（3）胶接时,金属片的表面处理、胶粘剂的配比、涂胶量、涂胶次数、晾置时间等胶接工艺及胶粘剂的固化温度、压力、时间等均按胶粘剂的使用要求进行[34-35]。

（4）制备试样都应使用夹具,以保证试样正确地搭接和精确地定位。

（5）切割已胶接的平板时,要防止试样过热,应尽量避免损伤胶接缝。

试验条件:

（1）试样制备后到试验的最短时间为 16 h,最长时间为 30 d。

（2）试验应在温度为(23±2)℃、相对湿度为 45%～55% 的环境中进行。

（3）对仅有温度要求的测试,测试前试样在试验温度下停放时间不应少于 0.5 h;对有温度、湿度要求的测试,测试前试样在试验温度下停放时间一般不应少于 16 h。

试验步骤:

（1）用量具测量试样搭接面的长度和宽度,精确到 0.05 mm。

（2）把试样对称地夹在上、下夹持器中,夹持处到搭接端的距离为(50±1)mm。

（3）开动试验机,在(5±1) mm/min 内,以稳定速度加载。记录试样剪切破坏的最大负荷,记录胶接破坏的类型（内聚破坏、黏附破坏、金属破坏）。

试验结果:

对金属搭接的胶粘剂拉伸剪切强度 τ 按下式计算,单位为 MPa。

$$\tau = F/(b \cdot l) \qquad (7\text{-}17)$$

式中,F 为试样剪切破坏的最大负荷;b 为试样搭接面宽度;l 为试样搭接面长度。

试验结果以剪切强度的算术平均值、最高值、最低值表示,取 3 位有效数字。

7.4.6　解卷力,低速解卷强度测试方法

试验原理:

把胶粘带试样装在一个可以自由转动的解卷夹具上,把该夹具放置于一个恒速试验机上,当试验机夹具以规定的速率移动时,把胶粘带试样解卷大约 150 mm 长所测得的最大载荷作为胶粘带的解卷强度,用 N /mm 表示。

试验设备:

（1）试验机:使试样的解卷载荷在试验机满标负荷的范围内,试验机力值的示值误差不应

大于 100,试验机夹持器的移动速率为（300±30）mm/min,并附有能自动记录载荷的绘图装置。

（2）解卷夹具:它的结构如图 7-22 所示,并且锥形夹头的轴产生旋转力应小于 0.2N。

注:旋转力的检验方法是把解卷夹具按图 7-21 组装并悬挂起来,用一小条胶粘带把一根头发状细丝的一端固定在轴的中部,然后把它在轴上密缠数圈,把一个重 20 g 砝码悬系在另一端,若砝码能带动轴旋转即符合要求。

（3）量具:游标卡尺,最小分度值不大于 0.05 mm。

试样和试样条件:

试样宽度不大于 80 mm,并无明显变形和损坏;试验室温度为（23±2）℃,相对湿度为（50±10）;若试样仅对温度有要求,其应除去包装材料,在规定条件下至少放置 2h 以上;若试样对温度、湿度均有要求时,则应在规定条件下放置 24 h 以上。

试验步骤:

在试样上大致等分地取三处测量宽度,取其算术平均值作为试样的宽度;除去试样最外层 3～6 圈胶粘带;把解卷夹具的轴架固定在试验机夹持器内,把试样套在轴上,从两侧旋紧锥型夹头,使试样夹持在轴的中央,然后把其装入轴架内;用手从试样上剥下约 200 mm 长度胶粘带,把它起始端固定在上夹持器内;启动试验机,以（300±30）mm/min 的速率解开约 150 mm 长度的胶粘带;按规定重复测试 5 个试样,试验中应仔细观察并记录试样在解卷时产生的异常现象,如胶粘剂迁移、撕裂或基材分层等现象。

试样结果式中按记录曲线上获得最大数值作为试样的解卷载荷。

$$J = F/b \tag{7-18}$$

式中,J 为解卷强度（N/mm）;F 为解卷载荷（N）;b 为试样宽度（mm）。

记录 5 个试样测得解卷强度的平均值和最大值。

参考文献

[1] 左演声,陈文哲,梁伟. 材料现代分析方法[M]. 北京:北京工业大学出版社,2000.

[2] 陆婉珍. 现代近红外光谱分析技术[M].北京:中国石化出版社,2007.

[3] 朱国威,杨晓红,陈丽娅,等. 非贵金属烤瓷冠修复后牙龈组织和血液中镍铬元素含量分析[J]. 华西口腔医学杂志,2004,22(4):284-286.

[4] 瑶兴,玉详. 光谱解析与有机结构鉴定[M].合肥:中国科技大学出版社,1992.

[5] 黄伯龄. 矿物差热分析鉴定手册[M].北京:科学出版社,1987.

[6] 江祖成,蔡汝秀,张华山. 稀土元素分析化学[M].北京:科学出版社,2000.

[7] 孙传经. 气相色谱分析原理与技术[M].北京:化学工业出版社,1979.

[8] 正范. 色谱联用技术[M].北京:化学工业出版社,2001.

[9] 胡赓祥,蔡珣,戎咏华. 材料科学基础[M].上海:上海交通大学出版社,2000.

[10] 于福洲. 金属材料的耐腐蚀性[M].北京:科学出版社,1982.

[11] 治清. 口腔材料学[M].北京:人民卫生出版社,2003.

[12] HUANG H H,LIN M C,LEE T H,et al. Effect of chemical composition of Ni-Cr dental casting alloys on the bonding characterization between porcelain and metal[J]. Journal of Oral Rehabilitation,2005,32(3):206-212.

[13] 胡滨,张富强. 表面涂层技术对镍铬合金耐蚀性能的影响[J]. 上海口腔医学,2003,12(2):132-135.

[14] 崔振铎,杨贤金,朱胜利,等. 激光表面重熔 NiTi 形状记忆合金组织及腐蚀性能[J]. 材料热处理学报, 2003,24(3):66-69.

[15] 吴继勋. 金属防腐蚀技术[M].北京:冶金工业出版社,1998.

[16] 张敏,黄红军,李志广,等. 金属腐蚀监测技术[J]. 腐蚀科学与防护技术,2007,19(5):354-357.

[17] 曹楚南. 腐蚀电化学原理[J]. 腐蚀科学与防护技术,2008,3:026.

[18] 胡欣,张连云,李长义. 口腔金属及合金材料的腐蚀性能研究进展[J]. 国际口腔医学杂志,2006,33 (01):42-44.

[19] BAIK D S,NO K S,CHUN J S S,et al. Mechanical properties of mica glass-ceramics[J]. Journal of the American Ceramic Society,1995,78(5):1217-1222.

[20] UNO T, KASUGA T, NAKAYAMA S. Preparation of high-strength calcium-mica-containing machinable glass-ceramics[J]. Journal of the Ceramic Society of Japan,1992,100(5):703-707.

[21] TANAKA N,TAIRA M,WAKASA K,et al. Cutting effectiveness and wear of carbide burs on eight machinable ceramics and bovine dentin[J]. Dental Materials,1991,7(4):247-253.

[22] 荣第,机械,启勋,等. 难加工材料切削加工[M].北京:机械工业出版社,1996.

[23] 刘梅,殷雪萌,章非敏,等. 牙科可切削硅藻土全瓷材料的初步研究[J]. 口腔医学研究,2011,27(2): 105-108.

[24] ALTIERI J V, BURSTONE C J, GOLDBERG A J, et al. Longitudinal clinical evaluation of fiber-reinforced composite fixed partial dentures:a pilot study[J]. The Journal of Prosthetic Dentistry,1994, 71(1):16-22.

[25] 雷鸣. 不同含量涤纶对口腔复合树脂性能的影响[J]. 北华大学学报:自然科学版,2013,14(5): 585-587.

[26] 王鹏远,李丽,孙雁,等. 微波聚合法对义齿基托树脂力学性能影响的研究[J]. 广东牙病防治,2011,19 (3):118-121.

[27] 李海鹰,奚凤华,王怀洲,等. 玻璃纤维桩和纳米复合树脂直接修复儿童冠折前牙的临床观察[J]. 中国 实验诊断学,2011,15(8):1359-1360.

[28] 郭永锦,余婧爽,林燕,等. 氧化锌晶须增韧复合树脂的制备及机械性能的研究[J]. 口腔医学研究, 2014,12:005.

[29] 刘祖贻,鲍惠琴. V型道转滚球粘性测试方法[J]. 粘结,1995,16(2):29-30.

[30] 曾宪家,段卫东. 影响压敏胶粘带 180° 剥离强度因素的研究[J]. 化学与粘合,2002,3:103-105.

[31] KRECKEL K W, HAGER P J, RICKERT J H. High tensile strength backing and layer of pressure sensitive adhesive [M]. Google Patents. 1996.

[32] VALLI J. A review of adhesion test methods for thin hard coatings[J]. Journal of Vacuum Science & Technology A,1986,4(6):3007-3014.

[33] DAHLQUIST C A. Pressure-sensitive adhesives[J]. Treatise on Adhesion and Adhesives,1969,2: 219-260.

[34] 郭恒. 粘结技术在生命科学和医学中的应用[J]. 粘结,2004,25(4):36-37.

[35] 李强,常录. 表面粘涂技术及其应甩[J].煤碳技术,2002,21(1):40-42.

第8章

口腔材料现状与展望

8.1 口腔临床修复材料研究现状

　　口腔材料学是口腔医学的一个重要分支,也是推动口腔医学发展的重要因素。从某种意义上讲,口腔材料自始至终贯穿在口腔医学的发展过程中,也不断地推动着口腔医学的发展。早期的口腔材料学并未形成一个独立的专业,而是分散于口腔内科、口腔修复及口腔外科等学科中。在我国,随着口腔医学的发展,人们也愈来愈认识到口腔材料的重要性,对口腔材料的研究也愈来愈多,因而,一些院校早在20世纪60年代就开始成立了口腔材料研究室,如上海第二医科大学。20世纪七八十年代是我国口腔材料研究的一个高潮时期,全国成立了几个联合研究协作组,进行了复合树脂、防龋涂料等方面的联合研究,取得了很好的效果。一些院校也相继了口腔材料教研室或研究室,配备了专门从事口腔材料教学、科研方面的人员,多数人员是从口腔正畸、修复专业转向而来的。进入90年代以后,随着改革开放的深入进行,院校也开始了减人增效的改革,作为非临床的材料科室自然首当其冲,再加上非临床科室个人收入与临床科室个人收入差距的拉大,从事口腔材料教学及研究的人员的内心失去平衡,一些人员不再安心搞研究,甚至转向临床。在这样的大环境下,口腔材料学的教学与研究进入了一个低潮阶段。目前,口腔材料专业的发展可以说是机遇与挑战并存。一方面,口腔材料的研究越来越受到口腔医学各分支专业的重视,从事口腔材料研究的人员不再局限于专门从事口腔材料的人员,口腔修复专业、口腔内科专业、口腔外科专业的人员也开始涉足口腔材料的研究与开发,研究课题的覆盖面也不断扩大,这为在新世纪口腔材料专业的发展提供了广阔的前景。另一方面,我国口腔材料专业的发展也面临许多困难。首先,口腔材料专业的人员数量近年来呈下降趋势,原因有二,一是院校的减员增效措施所致,二是口腔材料专业人员的个人收入与临床科室的个人收入差距拉大,致使人心失去平衡,不再安心搞教学及研究。因为同样的原因,口腔材料专业的研究生招生也面临报考人数下降的情况,口腔材料专业的研究生毕业后也面临找工作困难的局面。所有这些导致了我国口腔材料专业队伍的缩小。其次,口腔材料专业人员脱离临床工作也带来了不利的影响。在过去脱离临床工作是为了更好的研究,但在新的形势下,脱离临床工作也带来了个人收入下降、人员面临裁减等情况。再次,我国院校的口腔材料研究单位因受计划经济条块分割的影响,与口腔材料生产企业之间缺乏紧密的联系与合作,而我国的院校又聚集了相对较多的、高素质的研究人员和较齐全的仪器、设备。但是,作为高等学校,大多以获奖成果、发表论文来衡量研究人员所取得的成绩,缺乏产业化的政策和机制。而从事口腔材料生产的企业,大多是小型企业,缺乏自主的研发能力,只能生产一些传统产品。即使一些合资企业,由于外资方大多垄断技术,不允许合资企业建立研发机构,因而也没有研发能力。由此可见,我国的口腔材料教研机构与企业间缺乏紧密的联系,缺少必要的成果转化。

8.2　新型口腔临床修复材料的展望

8.2.1　口腔材料的研制和改性

目前口腔材料主要有金属口腔材料、高分子材料、陶瓷材料,口腔材料中的贵金属材料、钛合金及玻璃陶瓷等,虽然研究广泛,同时性能较为优异,但是却存在着成本高、难以大规模推广的缺点。另外一些高分子不锈钢、高分子的材料,虽然相较贵金属、钛合金等成本下降,但却存在着具有微毒性或生物相容性差等缺点。同时,牙本质粘合剂也存在着大的改进空间,虽然近年来牙本质粘结剂已明显改进,但用于牙本质的粘结剂由于其组成成分(有机的和无机的)、润湿剂和矿物质而存在许多缺陷。矿化的牙本质胶原蛋白基质的亲水性也同样是个问题。由于牙本质小管和其中的成牙本质细胞与牙髓相连,所以用于牙本质的粘结剂也应具备组织的生物相容性。

在这种情况下,研发具有生物相容性、优异机械性能,同时成本低廉的口腔材料至关重要。例如,在高分子材料方面,对传统的复合树脂在使用过程中逐渐显露出的弊端,研究者们已致力于研究现有产品的改性产品或者替代物,如合成粘度更小的新单体,在侧链引入不同的官能团,或者引入纳米无机填料;同时,对相关使用仪器的改进和新型的材料性能研究方法的探索也日益增多,如突破传统表(界)面性能研究方法,引入激光共聚焦显微镜法研究材料的纳米渗漏现象等,更好地解决口腔材料在使用过程中所暴露出的问题。临床使用中凸显的问题是重点研究内容,如关于继发龋、材料的边缘适应性以及抗疲劳性能,需要重点研究;关于氟释放材料,需要着重考虑氟释放材料对继发龋的产生和增长的影响,尤其是针对无法进行有效预防的病患群体;关于如何减小界面裂缝的形成,改善材料的边缘适应性,以及如何提高材料的抗疲劳性能,延长材料的使用寿命等问题尚需解决。

在金属材料方面,可以改进元素的含量,添加新的元素,调整相结构,调整制备方法等手段,增强合金的机械性能。

同时,还可以选择表面改性以提高口腔材料的性能。例如,在传统镍铬合金表面用金泥涂层,经烧结抛光后,可明显提高表面的光洁度和耐磨性,在镍铬合金、钴铬合金表面进行氮化钛膜改性,可增加两种合金材料的疏水性,而对材料表面粗糙度没有影响,同时还可使合金的机械性能和细菌黏附性得到很大改善;若对烤瓷用镍铬合金表面氧化膜进行阳极钝化处理,则可提高镍铬合金与烤瓷的熔附性。还有研究者采用微弧氧化技术,在钛表面形成一层厚度小于$10\mu m$的粗糙多孔的氧化陶瓷膜,可作为钛与瓷间的中间层,增强钛瓷结合强度;也可以在钛表面形成含有钙磷的梯度复合氧化陶瓷层,从而促进成骨细胞的早期附着和功能表达,进一步增强种植体早期骨结合强度;而对表面进行钛氟离子注入,可将氟元素引入纯钛表面形成含有金属氟化物的表面改性层,该层可起到有效的抗菌性。

目前,有众多新兴技术面世,并在多领域取得了良好的效果,口腔材料的制备也可以参考这些新兴的材料制备方法。例如 3D 打印技术、微波烧结技术等技术,目前已有学者利用这些新的制备技术制备出性能优异的新型口腔材料。例如有学者运用微波烧结新技术制备纳米氧化铝-氧化锆全瓷材料,该材料晶粒排列致密细小,分布均匀,颗粒间无明显界限、相互融合。该微波烧结技术升温快,能在较大程度上改善陶瓷材料的显微结构和均匀性,是一种新型的纳米陶瓷研制技术。

8.2.2 仿生材料的制备

仿生材料方面的研究为材料科学技术的发展开辟了一个新的天地,在自然界中有许多天然生物材料的形成及其性能是如此优异,以致让人难以置信和理解,如人类的牙齿釉质是非常耐磨的,研究结果表明,这是因为它是由具有定向生长能力的纳米微粒构成。有一些海洋动物(如藤壶、贻贝等)黏附能力极强黏附在船底或岩石上,常年受海浪冲击均安然无恙。这类生物所分泌的物质不仅具有水下粘结的特殊能力,而且其粘结力极强、耐水性极好。研究表明其粘结机理是通过其体内分泌粘性聚酚蛋白在体外经酚氧化酶等一系列酶催化反应,形成坚韧耐水的蛋白,牢牢黏附于附着物上;研究还发现这种海洋生物分泌的在潮湿环境具有良好粘结性的生物粘合剂蛋白质为一种 130000 道尔顿的羟基化蛋白质,且该蛋白可以通过生物技术制备、克隆与表达;目前已有美国、日本及新西兰等国科学家正在进行研究,在不久的将来这种生物粘合剂一定会研制成功,它不仅可解决潮湿环境的粘结,还将极大地改善耐水性,是一类向往已久的理想粘结材料。

诸如此类的生物材料还有许多,仿生材料的制备也将会成为今后口腔材料制备的重要内容。

8.3 口腔材料学与其他学科的交叉与相互作用

随着新兴学科的发展,学科间的交叉与相互作用也随之加强,口腔材料学不仅与材料科学以及各分支科学紧密结合,而且与生物力学和信息科学联系起来。口腔材料学的发展,不仅是从材料到口腔医学的应用,而且是在生物医学的基础上,对生物信息测量、记录和处理、储存转录和复制,利用计算机按生物数学的处理方法获得活体的动态的准确数据来研究人体。将人体的结构和功能与材料的结构和功能结合起来,才能建立新的理论基础和丰富的学科知识。口腔材料学是建立在颅、面、颌、牙、关节、肌肉、神经系统、效应系统等信息的基础上,又按其生物体结构与力学设计,为口腔临床提供与人体解剖生理和功能相互适应的材料,其概念和内容得到全面更新。它所培养的口腔医学专家,能掌握这些知识,进行材料的选择和临床治疗设计,从而达到恢复患者健康的目的。

口腔材料学的研究,必将朝着生物医学工程方向发展,最终将工程技术与生命科学结合起来,形成一门多元化知识结构的基础应用学科。例如:20 世纪 80 年代组织工程技术在口腔临床已开始应用,主要是膜引导组织再生技术和牙周外科治疗,利用惰性材料或可吸收的材料制成的膜保护手术创面,对组织生长起到机械屏障作用,能选择性引导细胞向指定部位附着、增生,促进失去的牙周组织获得新生。近 10 年来,口腔材料的基础研究和研制开发已取得了很大的进展。

今后的工作主要是对现有材料和技术进一步完善提高,使其性能更适合临床治疗或美观修复的需要。例如,可切削高强度陶瓷材料、高性能复合树脂、复合体、与牙体组织具有良好粘结力的修复材料、生物活性与生物降解陶瓷植入材料、组织工程人体替换材料与技术及相应的种植材料与技术等。另外,口腔材料的生物化、功能材料的研制也已起步,新材料也会不断推出,这必将极大地促进口腔医学的发展。